Walter Michael Strobl / Martina Hübner /
Franz Landauer / Claudia Abel

Kinderorthopädie und Neuroorthopädie verstehen

Algorithmen zur Diagnostik und Behandlung

Autorenverzeichnis

Walter Michael Strobl
Prof. h. c. Dr. med. univ., MBA, FA für Orthopädie, Zusatzfach Kinderorthopädie, Neuroorthopädie, Wien

Martina Hübner
Dr. med. univ., FÄ für Orthopädie und Traumalogie, Kinder- und Neuroorthopädie, Salzburg

Franz Landauer
Dr. med. univ. OTM, FA für Orthopädie, Kinder-, Neuroorthopädie und Orthopädietechnik, Salzburg

Claudia Abel
MSc, PhD Advanced, Physiotherapeutin mit Spezialgebiet Kinder- und Neuroorthopädie, Neumarkt/Oberpfalz

Walter Michael Strobl / Martina Hübner /
Franz Landauer / Claudia Abel

Kinderorthopädie und Neuroorthopädie verstehen

Algorithmen zur Diagnostik und Behandlung

Lektorat: Dr. Ina Niedermaier, Heidelberg

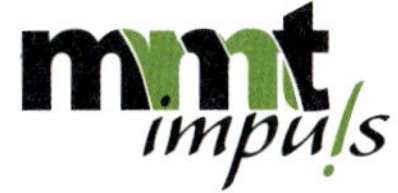

Um die Lesbarkeit dieses kurzgefassten Fachbuches zu verbessern, wird prinzipiell das generische Maskulinum verwendet.

Die Medizin ist ständigen Neuentwicklungen unterworfen, was auch Therapieempfehlungen beeinflusst. Die Autoren und Herausgeber haben mit großer Sorgfalt etwaige Angaben zu Dosierung und Therapie gemäß dem aktuellen Wissensstand bei Fertigstellung des Werkes angegeben. Der Verlag kann jedoch keine Gewähr für die Angabe von Applikationsformen und Dosierungsempfehlungen übernehmen. Jede Dosierung oder Applikation erfolgt auf eigene Verantwortung des Anwenders oder Benutzers.

Externe Links
Der Verlag weist ausdrücklich darauf hin, dass eventuell im Text enthaltene externe Links vom Verlag nur bis zum Zeitpunkt der Buchveröffentlichung eingesehen werden konnten. Auf spätere Veränderungen hat der Verlag keinerlei Einfluss. Eine Haftung des Verlages ist daher ausgeschlossen.

Dieses Buch ist auch als epub und ePDF erhältlich.

Gesamtherstellung in Deutschland: Löer Druck GmbH, Dortmund

Covergestaltung unter Verwendung von:
© Christoph Burgstedt – Depositphotos; © Pikovit – Depositphotos

Lektorat: Dr. Ina Niedermaier, Heidelberg

Bestell-Nr. 1001 ISBN 978-3-911285-00-1

Vorwort der Autoren

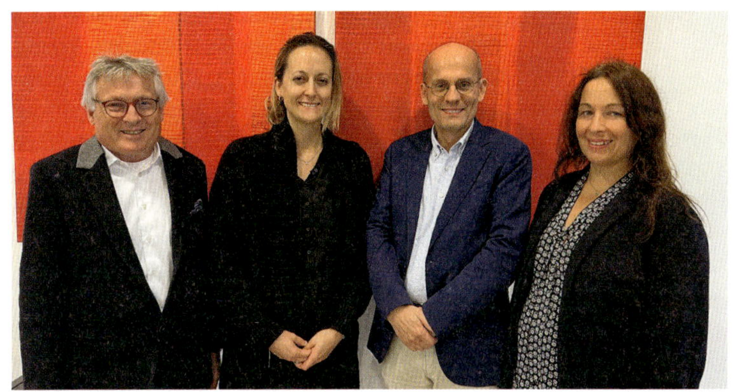

Von links nach rechts: Dr. F. Landauer, Dr. M. Hübner, Prof. Dr. W. Strobl, C. Abel MSc.

Kinderorthopädie und Neuroorthopädie werden wegen komplexer Krankheitsbilder und häufig niedriger Fallzahlen als schwierig zu erlernende Spezialgebiete der Orthopädie und Unfallchirurgie wahrgenommen. Das vorliegende Taschenbuch soll durch eine stichwortartige und tabellarische Kurzdarstellung der wichtigsten Inhalte den Einstieg in diese Fachgebiete erleichtern und einen raschen Überblick für den Alltag in Klinik und Praxis, Ambulanz und Operationssaal bieten. Es soll Ärztinnen und Ärzten in Ausbildung zum Facharzt für Orthopädie und Traumatologie ebenso dienen wie Schulärzten, Kinderärzten sowie spezialisierten Therapeuten und Orthopädietechnikern. Dieses Buch für die Kitteltasche erhebt keinen Anspruch auf Vollständigkeit und ersetzt keines der gängigen Nachschlagewerke, auf die mehrfach verwiesen wird. Die Autoren haben jedoch aktuelle grundlegende Werke der Kinder- und Neuroorthopädie systematisch aufgearbeitet, inhaltlich stark gekürzt und ein innovatives Buch mit Algorithmen und Rastern zur raschen Diagnostik sowie mit Entscheidungshilfen für die richtige Indikation therapeutischer, operativer und orthopädietechnischer Behandlungsverfahren erstellt. Im Sinne unserer kleinen und großen Patientinnen und Patienten wünschen wir dem Taschenbuch eine weite Verbreitung unter vielen interessierten Berufsgruppen.

W. Strobl, M. Hübner, F. Landauer und C. Abel

Vorwort Prof. Dr. med. Reinald Brunner, FRCS

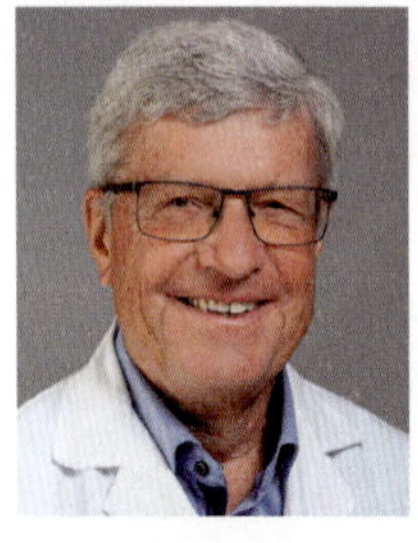

Das medizinische Wissen wächst rasant und immer mehr Details werden bekannt, was neue Behandlungsmöglichkeiten eröffnet. Die Anzahl der Publikationen steigt exponentiell, da immer mehr Fachzeitschriften auf den Markt drängen. Obwohl Handbücher und Übersichtswerke das umfangreiche Wissen zusammenfassen, sind sie für schnelle Übersichten weniger geeignet. Kinderorthopädie bezieht sich auf die Orthopädie des wachsenden Bewegungsapparates. Es ist wichtig, zwischen Gesundheit und Krankheit zu unterscheiden – insbesondere in jungen Jahren, wenn der Bereich „gesund" noch sehr breit ist. Das Zusammenspiel von Wachstum und Entwicklung beeinflusst die Form und Funktion des Bewegungsapparates. Immer häufiger können genetische und metabolische Erkrankungen diagnostiziert werden, die sich auf den Bewegungsapparat auswirken können. Dadurch ergeben sich neue spezifische Behandlungsmöglichkeiten. Es ist schwierig, hier den Überblick zu behalten – insbesondere für Ärzte mit wenig Erfahrung in der Kinderorthopädie, aber auch für alle Beteiligten mit anderem Fachhintergrund. Ein einfaches und übersichtliches Nachschlagewerk, wie das vorliegende kinderorthopädische Fachbuch für die Kitteltasche, ist im klinischen Alltag dabei eine große Hilfe. Von Symptomen zur Diagnose: Übersichtliche Algorithmen helfen dabei, ausgehend von einem Problem über zusätzliche Befunde und Untersuchungsergebnisse schnell zu einer möglichen Diagnose zu gelangen. Die wichtigsten kinderorthopädischen Krankheiten und Veränderungen werden dabei kurz dargestellt. Der Autor Walter Strobl hat mit seinem Autorenteam Martina Hübner, Franz Landauer und Claudia Abel mit klarem und strukturiertem Denken das Wesentliche in handlicher Form kompakt dargestellt. Sie setzen sich seit vielen Jahren für Aus-, Fort- und Weiterbildung ein und schöpfen aus ihrem reichen didaktischen Repertoire. Sie kennen die Bedürfnisse im klinischen Alltag auch aus der Perspektive des Lernenden und wissen, dass der Erwerb von Wissen und beruflicher Erfahrung zunehmend schwieriger und zeitaufwändiger wird. Randgebiete wie die Kinder- und insbesondere die Neuroorthopädie sind davon besonders betroffen. Das vorliegende Buch hilft auf einfache Weise Personen aus allen Berufsgruppen und medizinischen Gebieten, sich in der Kinder- und Neuroorthopädie zurechtzufinden: jungen Kollegen mit wenig Erfahrung, Therapeuten und Orthopädietechnikern, aber auch erfahrenen medizinischen Fachpersonen zur Absicherung bei Zweifeln. So können (kleine und große) Patientinnen und Patienten kompetent betreut werden.

R. Brunner

Farbcode

Zur anschaulichen Darstellung der Zusammenhänge und zum noch einfacheren Auffinden der Auffälligkeiten, Symptome, Diagnosen und deren Behandlungsmöglichkeiten finden Sie durchgängig einheitliche Farbmarkierungen der Kapitel sowie von Textstellen und Grafiken.

Farbe	Bedeutung
Grün	Normale Entwicklung der Bewegungsorgane
Gelb	Abweichungen, Auffälligkeiten, Screeningbedarf
Hellrot	Symptome, Red Flags, dringender Abklärungsbedarf, Diagnostik
Dunkelrot	Diagnosen, Erkrankungen
Violett	Behandlungsprinzipien
Dunkelblau	Bewegungstherapie
Hellblau	Hilfsmittel und Orthopädietechnik
Türkis	Interventionen und Operationen

Inhalt

1. Auffälligkeiten der Bewegungsentwicklung und -kontrolle (W. Strobl)

In diesem Kapitel finden Sie Zeitskalen, in denen die normale kindliche Bewegungsentwicklung häufigen Auffälligkeiten gegenübergestellt werden. Meilensteine und Grenzsteine sind ebenso abgebildet wie ein Schema der sensomotorischen Bewegungssteuerung. Auch hier wird die physiologische Funktion den Auffälligkeiten bei Bewegungserkrankungen gegenübergestellt, um das Verständnis für die Prävention und Frühbehandlung von sekundären Muskel-Skelett-Veränderungen in Klinik und Praxis zu wecken.

1.1 Normale und auffällige Bewegungsentwicklung

Etwa 80% der kinderorthopädischen Erkrankungen können anhand der Anamnese und des Alters diagnostiziert werden. Die unten angegebene Legende (Abb. 1.1.1) gibt Hinweise für die Interpretation der folgenden vier Zeitskalen (Abb. 1.1.2–1.1.5). Diese veranschaulichen die sensiblen Phasen (gelb) einzelner Bewegungsorgane während der normalen kindlichen Bewegungsentwicklung (grün), unter der diese eingetragen sind. In dieser Zeit bedürfen die einzelnen Bewegungsorgane spezieller Aufmerksamkeit und eines gezielten Screenings, um die in der untersten Zeile gelisteten Erkrankungen (dunkelrot) rechtzeitig diagnostizieren und behandeln zu können.

Abb. 1.1.1: Legende zu den vier Zeitskalen der kritischen Phasen

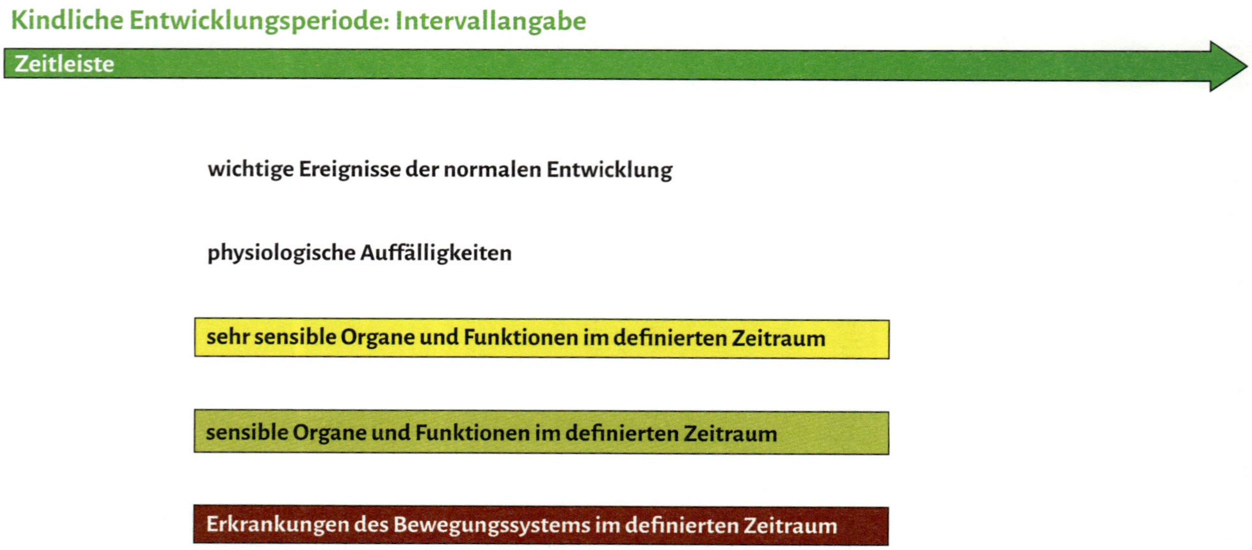

Kindliche Entwicklungsperiode: Intervallangabe

Zeitleiste

wichtige Ereignisse der normalen Entwicklung

physiologische Auffälligkeiten

sehr sensible Organe und Funktionen im definierten Zeitraum

sensible Organe und Funktionen im definierten Zeitraum

Erkrankungen des Bewegungssystems im definierten Zeitraum

Abb. 1.1.2: Kritische Phasen der Bewegungsentwicklung

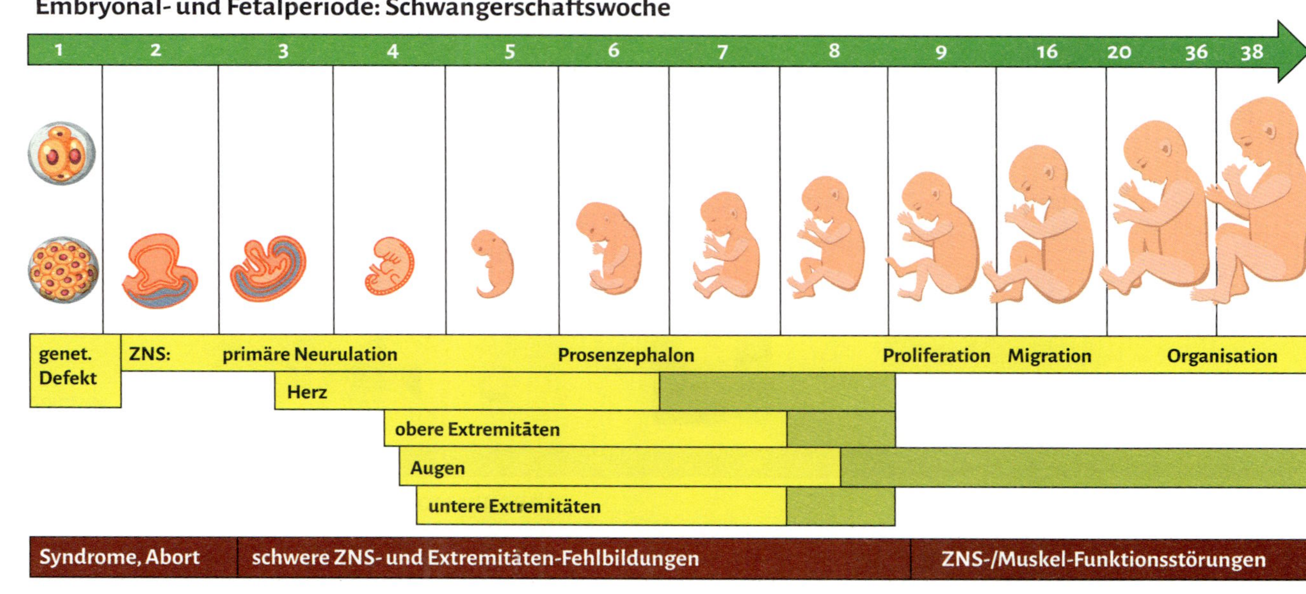

Abb. 1.1.3: Kritische Phasen der Bewegungsentwicklung

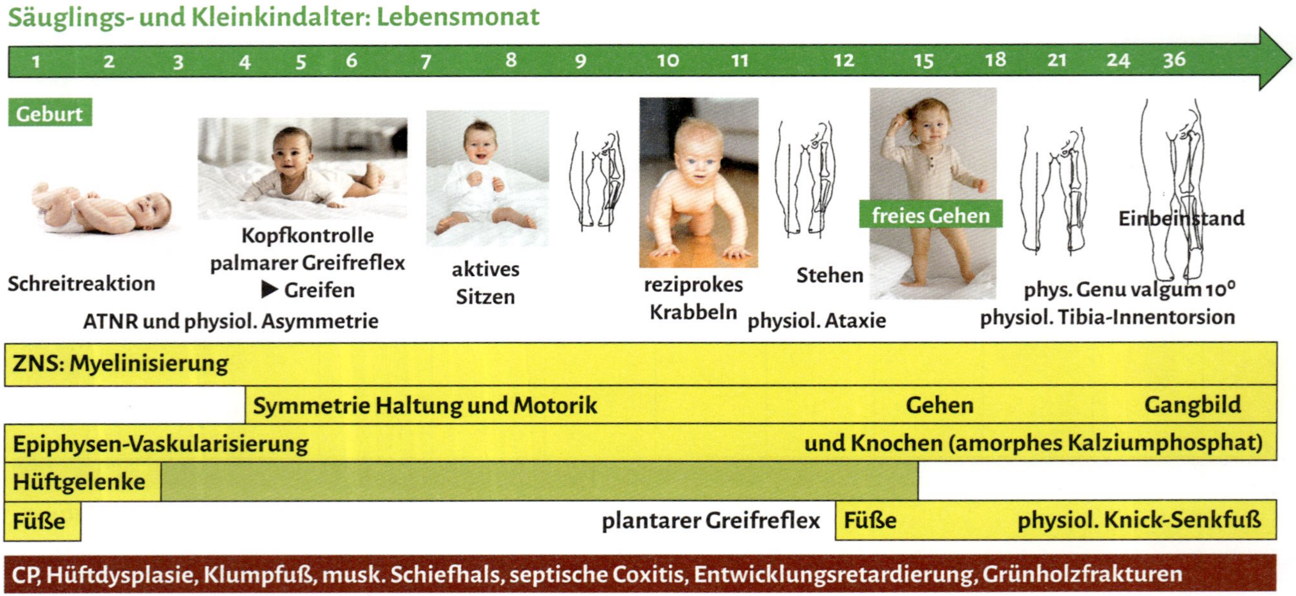

Säuglings- und Kleinkindalter: Lebensmonat

1 2 3 4 5 6 7 8 9 10 11 12 15 18 21 24 36

Geburt

Schreitreaktion

Kopfkontrolle
palmarer Greifreflex
▶ Greifen

ATNR und physiol. Asymmetrie

aktives
Sitzen

reziprokes
Krabbeln

Stehen

physiol. Ataxie

freies Gehen

Einbeinstand

phys. Genu valgum 10°
physiol. Tibia-Innentorsion

ZNS: Myelinisierung

Symmetrie Haltung und Motorik — Gehen — Gangbild

Epiphysen-Vaskularisierung und Knochen (amorphes Kalziumphosphat)

Hüftgelenke

Füße — plantarer Greifreflex — Füße — physiol. Knick-Senkfuß

CP, Hüftdysplasie, Klumpfuß, musk. Schiefhals, septische Coxitis, Entwicklungsretardierung, Grünholzfrakturen

Abb. 1.1.4: Kritische Phasen der Bewegungsentwicklung

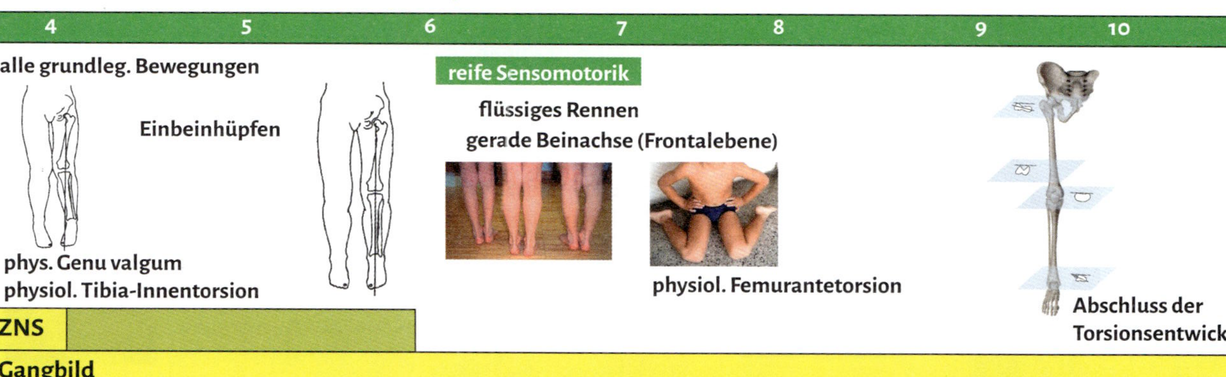

Abb. 1.1.5: Kritische Phasen der Bewegungsentwicklung

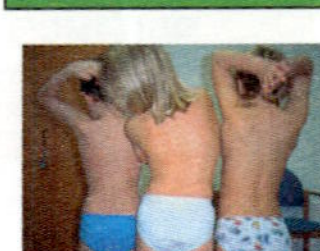

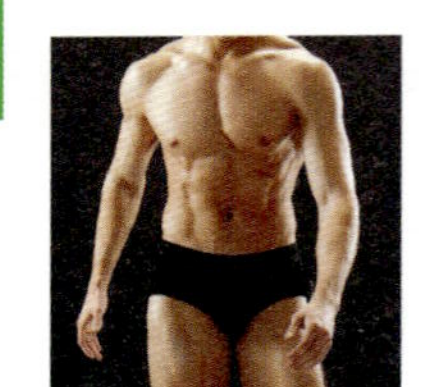

1.2 Meilensteine und Grenzsteine der Bewegungsentwicklung

Zur Beurteilung der normalen und auffälligen Funktion der kindlichen Bewegungsorgane ist die Kenntnis der sensomotorischen Entwicklung hilfreich, die im Erreichen von Meilensteinen bzw. Grenzsteinen der Grobmotorik (Abb. 1.2.1), Feinmotorik (Abb. 1.2.2), des Spielverhaltens (Abb. 1.2.3) und der sozioemotionalen Entwicklung (Abb. 1.2.4) beurteilt werden kann. Trotz äußerst großer Variabilität können Zeitpunkte definiert werden, zu denen die Hälfte der Kinder (Meilensteine) und 90% der Kinder (Grenzsteine) einen konkreten Entwicklungsschritt erreicht haben.

Literatur: Entwicklungstabellen nach Jenni O. 2021

Abb. 1.2.1: Meilensteine und Grenzsteine der Bewegungsentwicklung

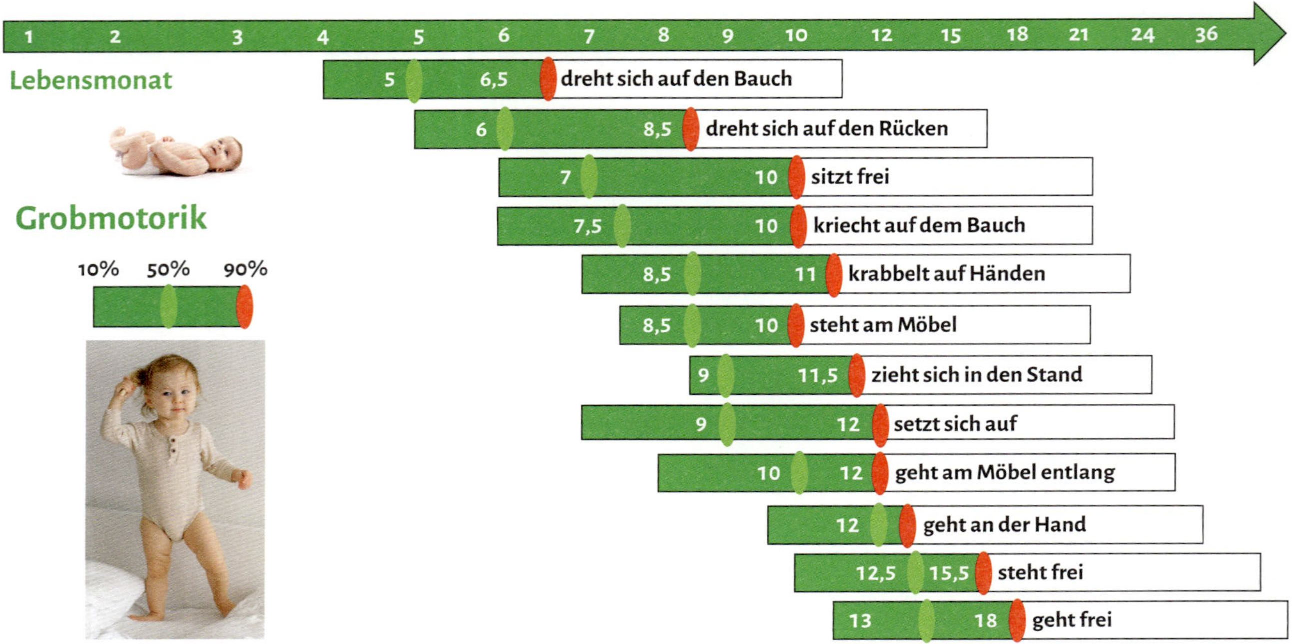

1 2 3 4 5 6 7 8 9 10 12 15 18 21 24 36

Lebensmonat

Grobmotorik

10% 50% 90%

10%	50%	90%	
	5	6,5	dreht sich auf den Bauch
	6	8,5	dreht sich auf den Rücken
	7	10	sitzt frei
	7,5	10	kriecht auf dem Bauch
	8,5	11	krabbelt auf Händen
	8,5	10	steht am Möbel
	9	11,5	zieht sich in den Stand
	9	12	setzt sich auf
	10	12	geht am Möbel entlang
	12		geht an der Hand
	12,5	15,5	steht frei
	13	18	geht frei

Abb. 1.2.2: Meilensteine und Grenzsteine der Bewegungsentwicklung

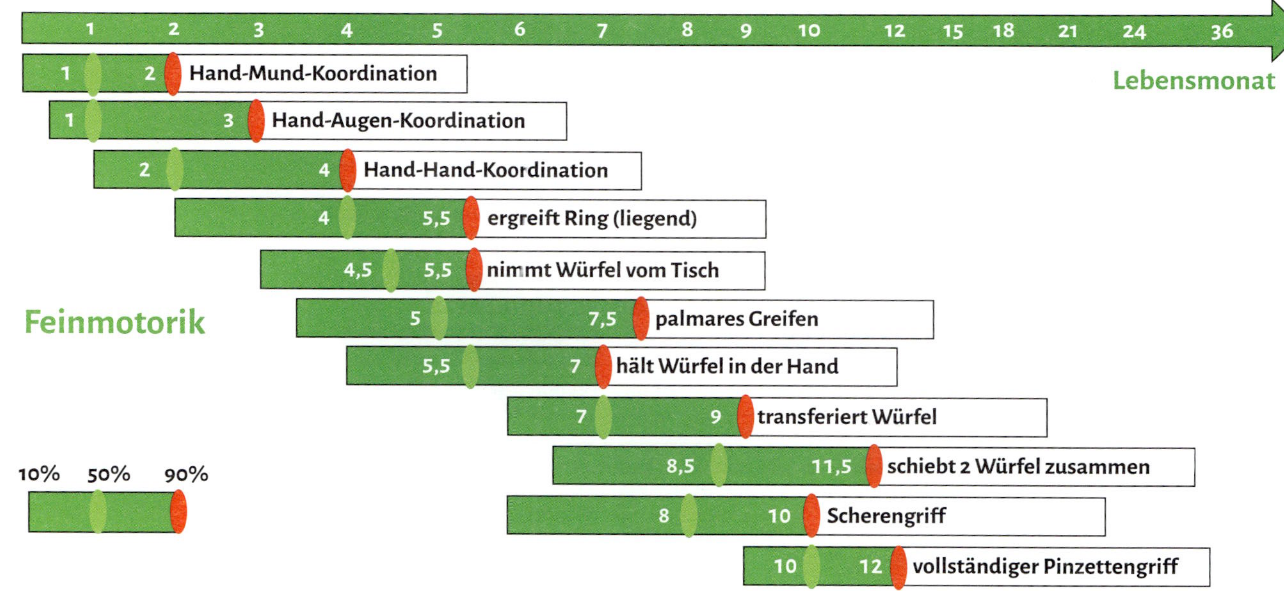

Abb. 1.2.3: Meilensteine und Grenzsteine der Bewegungsentwicklung

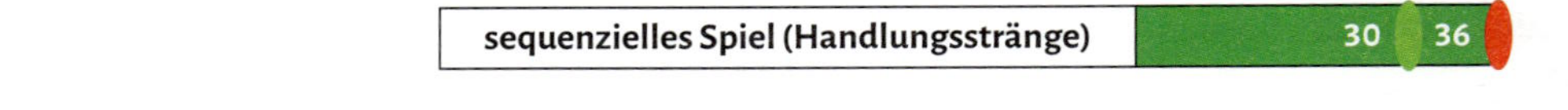

Abb. 1.2.4: Meilensteine und Grenzsteine der Bewegungsentwicklung

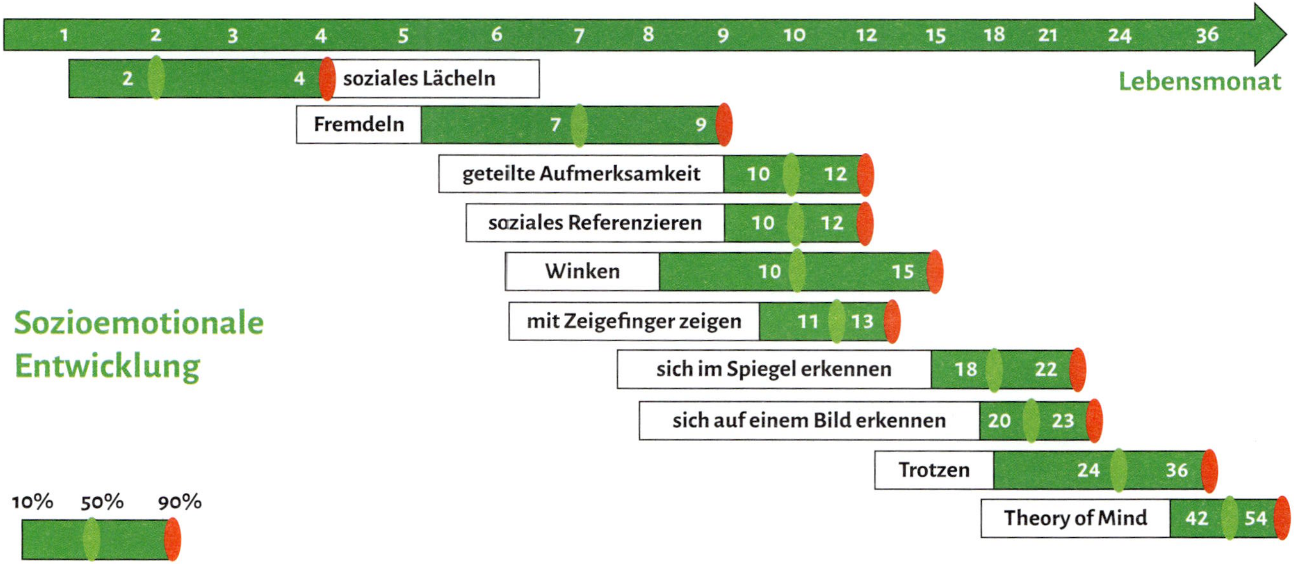

Lebensmonat

1 2 3 4 5 6 7 8 9 10 12 15 18 21 24 36

Sozioemotionale Entwicklung

soziales Lächeln: 2 – 4

Fremdeln: 7 – 9

geteilte Aufmerksamkeit: 10 – 12

soziales Referenzieren: 10 – 12

Winken: 10 – 15

mit Zeigefinger zeigen: 11 – 13

sich im Spiegel erkennen: 18 – 22

sich auf einem Bild erkennen: 20 – 23

Trotzen: 24 – 36

Theory of Mind: 42 – 54

10% 50% 90%

1.3 Das sensomotorische System

Zielgerichtete und effiziente Bewegungen bedürfen einer reifen Sensorik und Motorik durch optimale Koordination der Afferenzen und Efferenzen des Nervensystems, einer ausreichend trainierten Muskulatur und belastbarer Gelenke und Skelettabschnitte. Entnehmen Sie das Zusammenspiel der Komponenten der Haltungs- und Bewegungssteuerung der Abb. 1.3.

Abb. 1.3

STATIK – SENSORIK – KOGNITION

- VERSTEHEN
- ERKENNEN
- KOORDINATION
- WAHRNEHMUNG
- ZENTR. LEITUNG
- UMSCHALTUNG
- PERIPH. LEITUNG
- PROPRIOZEPTION
- REZEPTOREN
- POSITION
- DRUCK

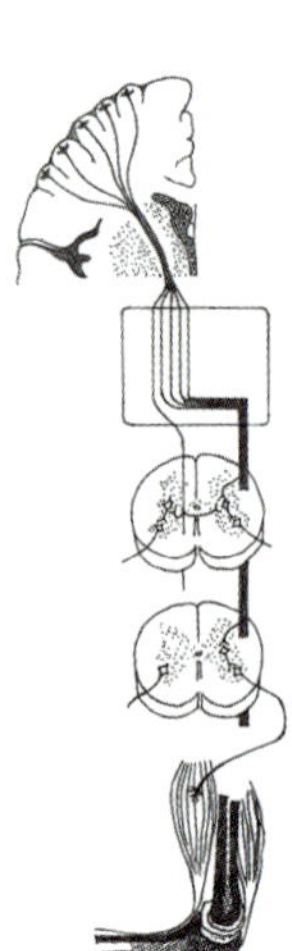

PSYCHE – MOTORIK – MECHANIK

- ANTRIEB
- ENTWURF
- KOORDINATION
- VERARBEITUNG
- ZENTR. LEITUNG
- UMSCHALTUNG
- PERIPH. LEITUNG
- AKT. AUSFÜHRUNG
- PASS. BEWEGUNG
- FÜHRUNG
- HEBEL

1.4 Störungen der Sensomotorik

Auf allen Ebenen können Erkrankungen Veränderungen des sensomotorischen Systems verursachen. Beispielsweise führen schwere Gelenkerkrankungen ebenso wie neurologische Ausfälle zur Abschwächung oder Lähmung einzelner Muskelgruppen mit Bewegungseinschränkungen und einer „Non-Use"-Problematik von Teilen oder des gesamten sensomotorischen Systems. Andererseits können andere Muskelgruppen deren Aufgaben übernehmen, wobei Folge dieser Kompensationsvorgänge Überaktivität, Hypertrophie, Überlastungssyndrome und Schmerz mit weiteren Folgeerscheinungen sein können. Abb. 1.4 zeigt die Veränderungen auf allen Ebenen der Sensomotorik am Beispiel einer zentralen Wahrnehmungsverarbeitungsstörung bei einer Kognitionsstörung.

Abb. 1.4

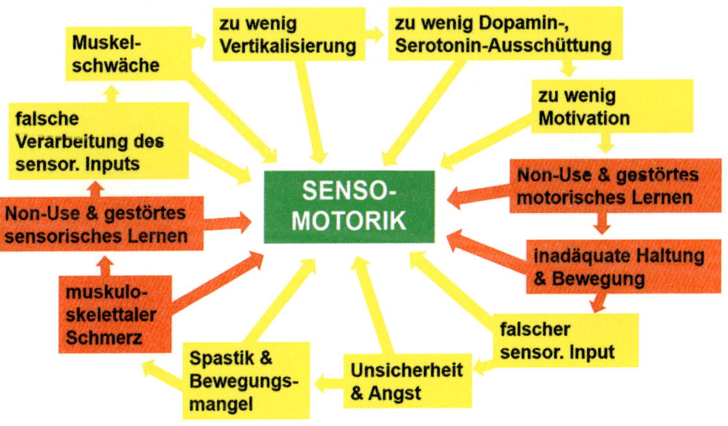

1.5 Entwicklung von Muskel-Skelett-Veränderungen

Die Folge von anhaltenden Bewegungseinschränkungen und Kompensationsmechanismen ist die Entwicklung von Bewegungsstörungen, die umso früher und auffälliger auftreten, je schwerer die Grunderkrankung ist. Veränderungen der Muskelfunktion sind zunächst reversibel, entwickeln sich jedoch beispielsweise durch dauerhafte Fehlstellungen allmählich zu irreversiblen Formveränderung der Bewegungsorgane. Abb. 1.5 zeigt die zunehmende Entwicklung einer zunächst reversiblen, später irreversiblen Pathologie bei schweren (oben) und leichten (unten) neuromotorischen Erkrankungen, die das Erreichen des bestmöglichen Bewegungspotenzials (siehe rechte Spalte) bei einem definierten grobmotorischen Funktionslevel am Beispiel der Cerebralparesen (Gross Motor Function Classification System - GMFCS Level I–V) verhindern können.

Abb. 1.5

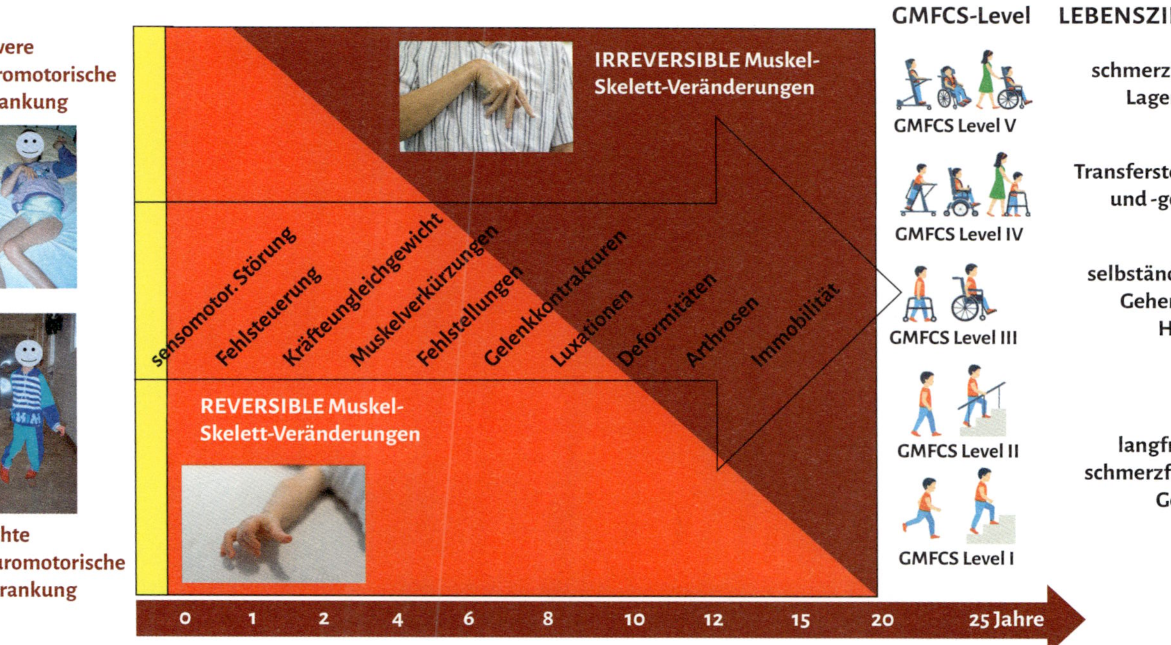

schwere
neuromotorische
Erkrankung
leichte
neuromotorische
Erkrankung
IRREVERSIBLE Muskel-
Skelett-Veränderungen
REVERSIBLE Muskel-
Skelett-Veränderungen
Sensomotor. Störung
Fehlsteuerung
Kräfteungleichgewicht
Muskelverkürzungen
Fehlstellungen
Gelenkkontrakturen
Luxationen
Deformitäten
Arthrosen
Immobilität
0
1
2
4
6
8
10
12
15
20
25 Jahre
GMFCS-Level
GMFCS Level V
GMFCS Level IV
GMFCS Level III
GMFCS Level II
GMFCS Level I
LEBENSZIELE
schmerzfreie
Lagerung
Transferstehen
und -gehen
selbständiges
Gehen mit
Hilfen
langfristig
schmerzfreies
Gehen

1.6 Form Follows Function – Muskel-Skelett-Veränderungen

Dauerhafte Fehlstellungen verursachen eine Veränderung der Hebelarme der aktiven Muskelgruppen und können eine zunächst allmähliche und später sehr rasch verlaufende Entwicklung von Formveränderungen der Bewegungsorgane verursachen, die auf der Grundlage physikalisch-biomechanischer Gesetze zuletzt auch zu schweren knöchernen Veränderungen führen (Abb. 1.6).

Abb. 1.6: „Form follows function“ – sekundäre Muskel-Skelett-Veränderungen

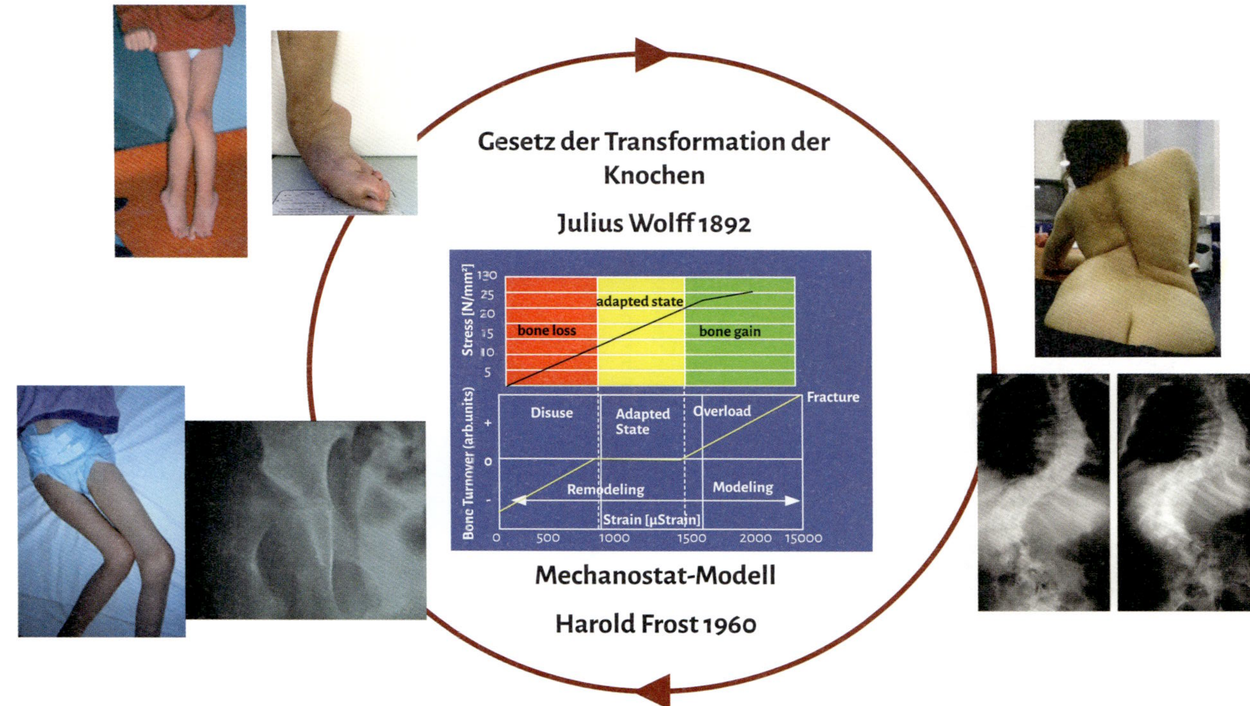

2. Vom Symptom zur Diagnose (W. Strobl)

In diesem Kapitel finden Sie einige allgemeine Hinweise zur kinder- und neuroorthopädischen Untersuchung, Beurteilung von Schmerzen, segmentalen Störungen sowie syndromalen Symptomen. Für die häufigsten Symptome in der kinder- und neuroorthopädischen Sprechstunde in Klinik und Praxis erleichtern jeweils ganzseitige Algorithmen die Entscheidungsfindung und richtige Vorgehensweise betreffend weiterführender Diagnostik. Querverweise bzw. Links führen Sie zu den wichtigsten Krankheitsbildern, die in Kapitel 3 „Erkrankungen" beschrieben werden.

2.1 Kinder- und neuroorthopädisches Assessment

Gemeinsam mit der Anamnese bildet die klinische Untersuchung der Sensorik, Motorik, Haltung und Bewegung die Grundlage für die Diagnostik und Behandlung der Bewegungsorgane von Kindern und Menschen jeden Alters mit neuromotorischen Erkrankungen. Zeit, Ruhe und eine ausreichend lange Gehstrecke sind unabdingbare Voraussetzungen, um die spontane aktive und passive Beweglichkeit samt deren Kompensationen ohne Verfälschungen, beispielsweise durch situationsabhängige Muskeltonuserhöhung, umfassend beurteilen zu können. Eine Checkliste bietet Abb. 2.1.1.

Abb. 2.1.1 Die kinder- und neuroorthopädische Anamnese und Untersuchung

Themen der Anamnese

- Erkrankungen/Auffälligkeiten in der Familie
- Schwangerschaft und Geburt
- bisheriger motorischer Entwicklungsverlauf
- bisherige Erkrankungen & Behandlungen
- motorische und kognitive Fähigkeiten
- Auffälligkeiten der Sensorik und Propriozeption
- Alltagsaktivitäten inkl. Schule & Beruf
- sportliche Aktivitäten
- bei Kindern: Beachte die mütterliche Intuition!

Voraussetzungen für die Untersuchung

- Ruhe
- Zeit
- Platz (Gehstrecke mind. 6 m, ideal > 8 m)
- wenige (keine) Zuseher
- Raumtemperatur 23°C (Fußbodenheizung)
- weitgehend entkleideter Patient für die Beurteilung der Muskelaktivität
- für Kleinkinder: Spielecke für unbeobachtetes Spielen

Der folgende Assessmentbogen dient als Beispiel für eine effiziente körperliche Untersuchung, die bei den einzelnen Körperregionen beliebig vertieft oder in Kurzversion beispielsweise als Schulreihenuntersuchung verwendet werden kann (Abb. 2.1.2).

Abb. 2.1.2 Die kinderorthopädische Untersuchung

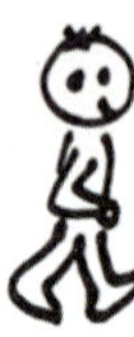

GEH!

- Schmerz? Motivation?
- Seh-, Hörstörung?
- Hinken? Zu langsam?
- Funktionsstörung der Beine oder Füße in Stand-/Schwungphase?
- Innen-/Außen-Rotationsfehler?
- Oberkörper- /OE-Pendeln?
- Spastik/Dystonie?
- Koordinationsstörung/ Ataxie?

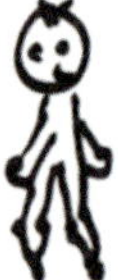

GEH AUF DEN ZEHEN!

- Triceps-surae-Schwäche?
- abgeflachtes Fußgewölbe?
- assoziierte OE-Bewegungen?

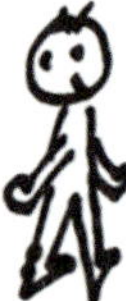

GEH AUF DEN FERSEN!

- Fußheberschwäche?
- Gleichgewichtsstörung?
- Calcaneus-Schmerzen?

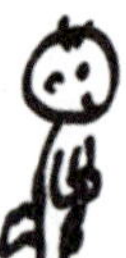

HÜPF AUF EINEM BEIN!

- Motorische Entwicklungsretardierung?
- Muskelschwäche?
- Koordinationsstörung?

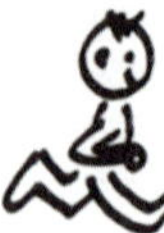

LAUF!

- Muskelschwäche?
- Koordinationsstörung?
- Muskelüberaktivität/ Spastik?

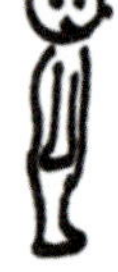

STEH GERADE!

- Haltungsschwäche? Haltungsinsuffizienz?
- Fehlform von Kopf, Hals, Thorax, Becken, Beinachsen, Füßen?
- Asymmetrie?
- Beinlängendifferenz?
- Gleichgewichtsstörung?

DREH DICH UM!

- Fehlhaltung?
- knöcherne Fehlform von Wirbelsäule, Thorax, Becken, Beinachsen?
- Asymmetrie?
- Beinlängendifferenz?
- Hüftabduktoreninsuffizienz?
- Rückfuß – Varus/Valgus?

BEUG DICH NACH VORNE!

- WS-Bewegungseinschränkung?
- Flachrücken?
- WS-Rotationsfehlform?
- fixierte Kyphose?
- lokaler Druckschmerz?

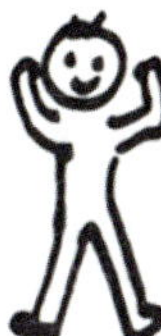

LEG DICH AUF DEN RÜCKEN!

- Muskelatrophie?
- Beinlängendifferenz liegend?
- Sensibilitätsstörung?
- lokaler Druckschmerz?

FAHR IN DER LUFT FAHRRAD!

- Koordinationsstörung
- UE-Bewegungseinschränkung
- Muskelverkürzung?

ZIEH DEIN KNIE ZUM BAUCH!

- Hüftbewegungseinschränkung?
- proximale Muskelschwäche?

MACH EINEN SPAGAT!

- Adduktorenverkürzung?

STRECK DEIN KNIE!

- Quadricepsschwäche?

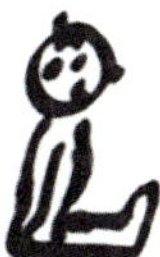

SETZ DICH AUF!

- Bauchmuskelschwäche?
- Beinlängendifferenz sitzend?

ZIEH DEINE FÜSSE RICHTUNG NASE!

- Fußheberschwäche?
- Koordinationsstörung?
- lokaler Druckschmerz?

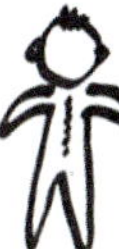

LEG DICH AUF DEN BAUCH!

- Muskelatrophie?
- Muskelverkürzung?
- Femurantetorsionssyndrom?
- Tibiatorsionssyndrom?
- Poplitealzyste?

SPRING AUF!

- Muskelschwäche?
- Koordinationsstörung?

STRECK DEINE ARME!

- OE-Bewegungseinschränkung?
- Fehlform von Ober-/Unterarm/Hand
- Muskelatrophie?
- Tremor? Faszikulationen?

MACH EINE FAUST!

- Finger-Streckkontraktur?
- Muskelschwäche?

STRECK DEINE FINGER!

- Finger-Beugekontraktur?
- Schwanenhalsdeformität?
- Tremor? Faszikulationen?

DREH DEINEN ARM!

- Dysdiadochokinese?
- Pro-/Supinationskontraktur?

2.2 Erkennen von Schmerzen

Gerade von Kleinkindern und Menschen mit kognitiven Einschränkungen können Schmerzen nicht klar beschrieben, lokalisiert oder überhaupt als solche erkannt werden. Diese sind jedoch charakteristisch für viele Krankheitsbilder, treten bei vielen Systemerkrankungen, wie bilaterale spastische Cerebralparesen (BSCP) (s. Kapitel 3.59), altersunabhängig auf und werden als die häufigste Ursache für eine reduzierte Lebensqualität angegeben. Von Betreuungspersonen wie Behandlern werden Schmerzen jedoch oft unterschätzt. Hinweise zum Erkennen von Schmerzen bietet Abb. 2.2.

Abb. 2.2 Schmerzen erkennen

Ruheschmerz:

Schlafen

Liegen

Sitzen

Stehen

Bewegungsschmerz:

aktiv-willkürliche Bewegung

unwillkürliche Bewegung (Spastik, Dystonie)

passive Bewegung

Stufen der Schmerzäußerung

1. Reflexion über Schmerzen
2. Angabe von Lokalisation und Intensität
3. sprachliche Kommunikation
4. Gestik
5. Mimik
6. Motivation
7. Alltagsfunktionen
8. physischer und psychischer Allgemeinzustand
9. Nahrungsaufnahme
10. (Auto-)Aggression

Visulle Analog-Skala:

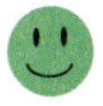 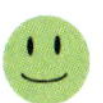  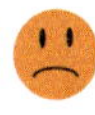 

Kindliche Unbehagen- und Schmerzskala nach Büttner/KUS-Skala oder: KUSS

Ziel = nonverbale Schmerzmessung bei Kindern vom Neugeborenenalter bis zur Vollendung des vierten Lebensjahres. Explizit auch geeignet für mehrfachbehinderte Patienten.

Skala mit fünf Beobachtungskategorien: Weinen, Gesichtsausdruck, Rumpfhaltung, Beinhaltung und motorische Unruhe.

Dauer der Beobachtung: 15 Sekunden, max. 10 Punkte, Cut-off-Punkt: 4.

Mit steigender Punktzahl nimmt die Dringlichkeit zu.

(siehe Büttner et al. 1998)

2.3 Segmentale Kennmuskeln

Bei neuromotorischen Erkrankungen können segmental auftretende Schmerzen sowie sensorische und motorische Störungen wertvolle Hinweise auf die Ursache und das Krankheitsbild geben (Abb. 2.3).

Segment	Kennmuskel	Reflex
C3/C4	Zwerchfell	
C5	M. biceps brachii	Bizepssehnenreflex
C6	M. brachioradialis	Radius-Periost-Reflex
C7	M. triceps brachii, Thenar, M. pronator teres	Trizepssehnenreflex
C8	Hypothenar, Mm. flexor digitorum superfic./prof.	Fingerbeugerreflex (Trömner)
Th1	Mm. interossei, Mm. lumbricales	Fingerbeugerreflex (Trömner)
Th7–12	Bauchmuskeln	Bauchmuskelreflex
L1/L2	Hüftabduktoren	Kremasterreflex
L3	M. quadriceps	Patellarsehnenreflex
L4	M. vastus med. quadr., M. tibialis ant.	
L5	M. extens. hall. longus, M. extens. digit. brevis	Tibialis-posterior-Reflex
S1	M. fibularis brevis, M. gastrocnemius med.	
S1/S2	M. triceps surae, Mm. flexor digitorum	Achillessehnenreflex
S3–S5		Analreflex

Abb. 2.3

2.4 Hilfe für die Syndrom-Suche

Bei den meisten Syndromen handelt es sich um seltene, genetisch bedingte Erkrankungen, für die zwar verhältnismäßig wenige, aber immer mehr Informationen verfügbar sind. Vertrauenswürdige Daten erhalten Sie bei Recherchen:

1. Online: Orphanet – www.orpha.net
2. Online: National Organization for Rare Disorders (NORD) – https://rarediseases.org
3. Online: Genetic and Rare Diseases (GARD) – https://rarediseases.info.nih.gov
4. Medizinische Online-Datenbanken wie PubMed – https://www.pubmed.de/
5. Ärzte und Kliniken, die auf seltene Erkrankungen spezialisiert sind
6. Patientenorganisationen und Selbsthilfegruppen

Als Überblick soll die nachfolgende Grafik Abb. 2.4 helfen, bei Vorliegen typischer Symptome gezielter nach phänotypisch ähnlichen Syndromen suchen zu können (siehe Staheli, 2001).

Abb. 2.4: Vom Symptom zum Syndrom

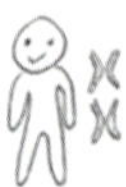

Chromosomen-Anomalien

- Trisomie 21 = Down-Syn.
- Trisomie 18 = Edwards-Syn.
- Trisomie 13 = Pätau-Syn.
- Trisomie 8
- Duplikations- und Deletionsstörungen

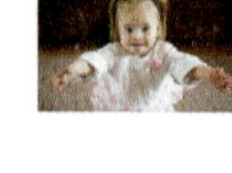

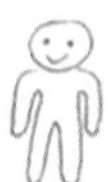

Speichererkrankungen

- MPS I = Pfaundler-Hurler-Syn.
- Hunter-Syn.
- Sanfilippo-Syn.
- MPS IV = Morquio-Brailsford-Syn.
- Maroteaux-Lamy-Syn.
- Mannosidose
- Mukolipidosen

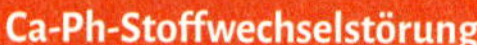

Ca-Ph-Stoffwechselstörung

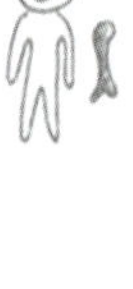

- Vit. D-Mangel-Rachitis
- Vit. D-resistente Rachitis
- Frühgeborenen-Osteopenie
- renale Osteopathien
- Hypophosphatämie = Ph-Diabetes
- Hyperparathyreoidismus
- Pseudohypoparathyreoidismus

Frakturen

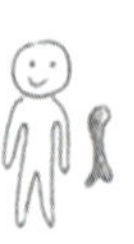

- Osteogenesis imperfecta
- Rachitis
- Hypophosphatämie
- Maffucci-Syn.
- Osteopetrose = M. Albers-Schönberg
- McCune-Albright-Syn.
- Amyoplasie (Geburt)

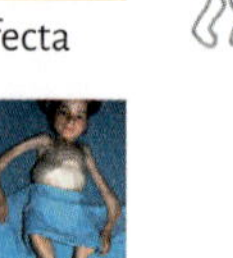

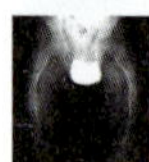

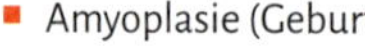

Gelenkhypermobilität

- Ehlers-Danlos-Syn.

Muskelschwäche

- progressive Muskeldystrophien
- kongenitale Myopathien
- Spinale Muskelatrophie
- hereditäre motorisch-sensor. Neuropathien

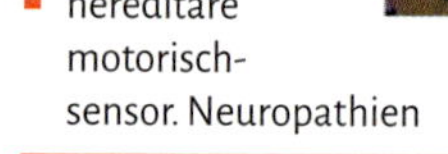

Angeborene Kontrakturen

- Amyoplasie
- distale Arthrogrypose
- Freeman-Sheldon-Syn.
- Larsen-Syn.
- Pterygium-Syn.
- Schwartz-Syn.
- Möbius-Syn.

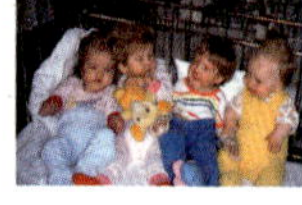

Neurologische Symptome

- Cerebralparesen
- cerebrale Fehlbildungs-Syndrome
- Myelodysplasien: MMC
- kaudales Agenesie-Syn.
- Postpolio-Syn.
- hereditäre motorisch-sensor. Neuropathien

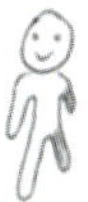

Asymmetrischer Kleinwuchs

- Russell-Silver-Syn.
- Chondrodysplasie punctata
- Sturge-Weber-Syn.
- Hemiparese

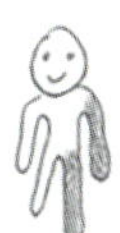

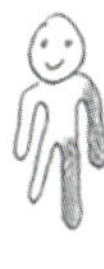

Asymmetrischer Riesenwuchs

- Neurofibromatose Recklinghausen
- Klippel-Trenaunay-Syn.
- Proteus-Syn.
- Kongenitale Makrodaktylie
- Lipomatose
- Lymphangiomatose

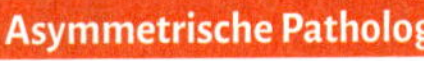

Asymmetrische Pathologie

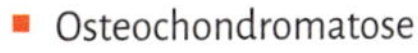

- Osteochondromatose
- M. Ollier = halbseit. Enchondromatose
- Dysplasia epiphysialis hemimelica
- Polyostotische fibröse Dysplasie
- Maffucci-Syn.
- Neurofibromatose Recklinghausen
- Fibrodysplasia ossificans progressiva

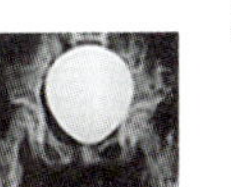

Lokale Dysostosen

- kranial = Apert-Syn.
- axial = WK-Fehlbildungen
- Klippel-Feil-Syn.
- Sprengel-Deformität
- long./transvers. Extremitäten-Fehlbild.
- radioulnare Synostose
- Poland-Syn.

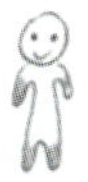

Kleinwuchs Extremitäten

- Achondroplasie
- Hypochondroplasie

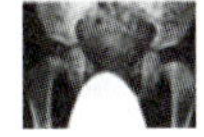

- Diastrophischer Dwarfismus
- Pseudoachondroplasie
- Metaphysäre Chondroplasie
- Chondrodysplasie punctata
- Chondroektodermale Dysplasie
- multiple epiphysäre Dysplasie

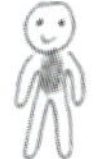

Kleinwuchs Rumpf

- Spondyloepiphysäre Dysplasie
- Spondylocostale Dysostose
- Kyggve-Melchior-Clawsen-Dysplasie
- Kniest-Dysplasie

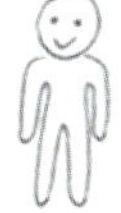

Riesenwuchs

- Konstitution
- Prader-Willi-Syn.
- Beckwith-Widemann-Syn.
- Laurence-Moon-Biedl-Bardet-Syn.

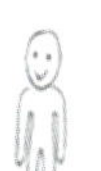

Marfan-Habitus

- Marfan-Syn.
- Camurati-Engelmann-Syn.
- Homocystinurie
- Stickler-Syn.
- Klinefelter-Syn.

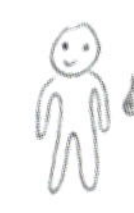

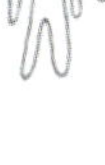

Hämatogene Störungen

- Sichelzell-Anämie
- Hämophilie
- Hämoglobinopathien
- Leukämien

Abb. 2.5

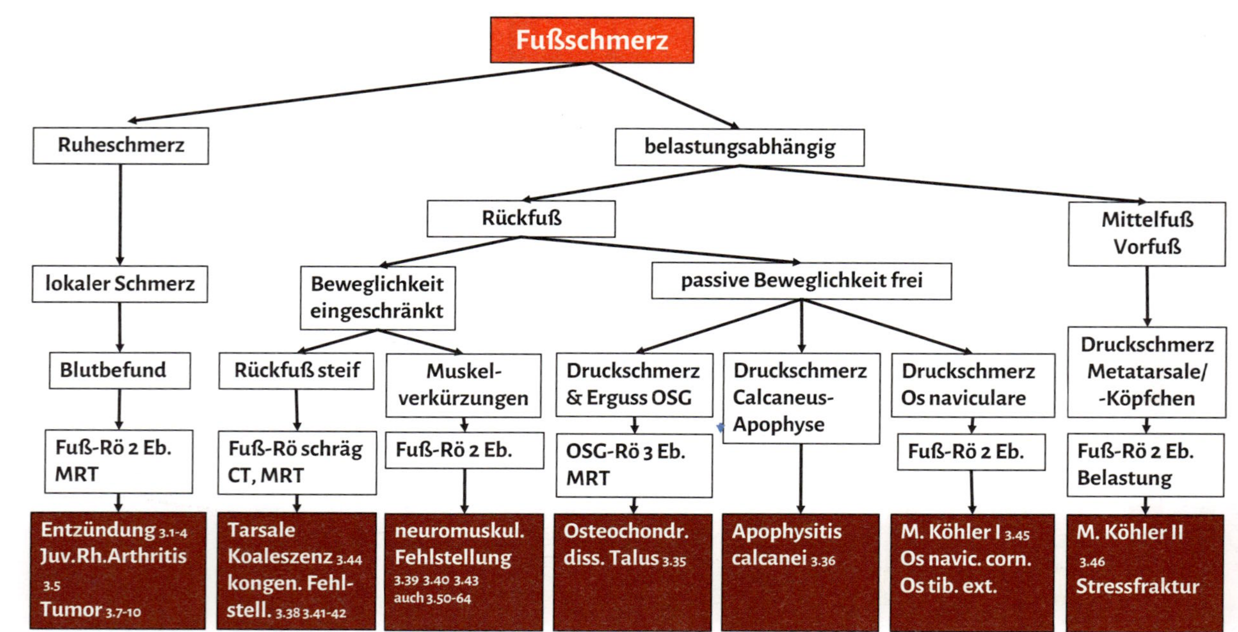
Fußschmerz
Ruheschmerz
belastungsabhängig
Rückfuß
Mittelfuß Vorfuß
lokaler Schmerz
Beweglichkeit eingeschränkt
passive Beweglichkeit frei
Blutbefund
Rückfuß steif
Muskel-verkürzungen
Druckschmerz & Erguss OSG
Druckschmerz Calcaneus-Apophyse
Druckschmerz Os naviculare
Druckschmerz Metatarsale/-Köpfchen
Fuß-Rö 2 Eb. MRT
Fuß-Rö schräg CT, MRT
Fuß-Rö 2 Eb.
OSG-Rö 3 Eb. MRT
Fuß-Rö 2 Eb.
Fuß-Rö 2 Eb. Belastung
Entzündung 3.1-4
Juv.Rh.Arthritis 3.5
Tumor 3.7-10
Tarsale Koaleszenz 3.44
kongen. Fehl-stell. 3.38 3.41-42
neuromuskul. Fehlstellung
3.39 3.40 3.43
auch 3.50-64
Osteochondr. diss. Talus 3.35
Apophysitis calcanei 3.36
M. Köhler I 3.45
Os navic. corn.
Os tib. ext.
M. Köhler II 3.46
Stressfraktur

Abb. 2.6

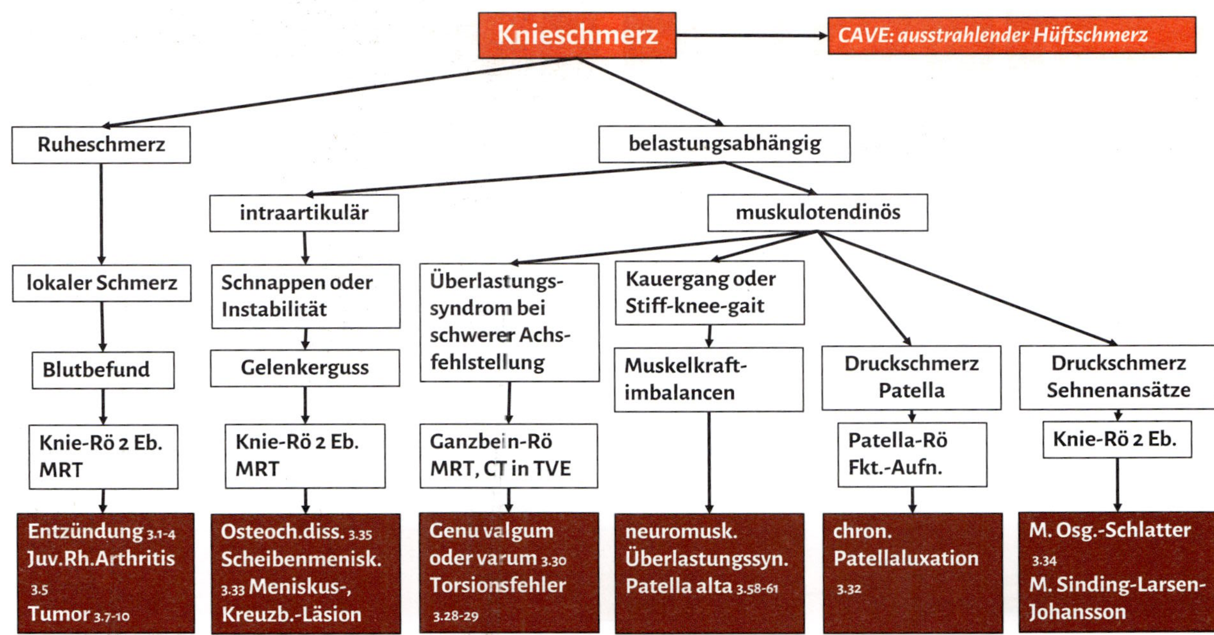
Knieschmerz
CAVE: ausstrahlender Hüftschmerz
Ruheschmerz
belastungsabhängig
intraartikulär
muskulotendinös
lokaler Schmerz
Schnappen oder Instabilität
Überlastungs-syndrom bei schwerer Achs-fehlstellung
Kauergang oder Stiff-knee-gait
Blutbefund
Gelenkerguss
Muskelkraft-imbalancen
Druckschmerz Patella
Druckschmerz Sehnenansätze
Knie-Rö 2 Eb. MRT
Knie-Rö 2 Eb. MRT
Ganzbein-Rö MRT, CT in TVE
Patella-Rö Fkt.-Aufn.
Knie-Rö 2 Eb.
Entzündung 3.1-4 Juv.Rh.Arthritis 3.5 Tumor 3.7-10
Osteoch.diss. 3.35 Scheibenmenisk. 3.33 Meniskus-, Kreuzb.-Läsion
Genu valgum oder varum 3.30 Torsionsfehler 3.28-29
neuromusk. Überlastungssyn. Patella alta 3.58-61
chron. Patellaluxation 3.32
M. Osg.-Schlatter 3.34 M. Sinding-Larsen-Johansson

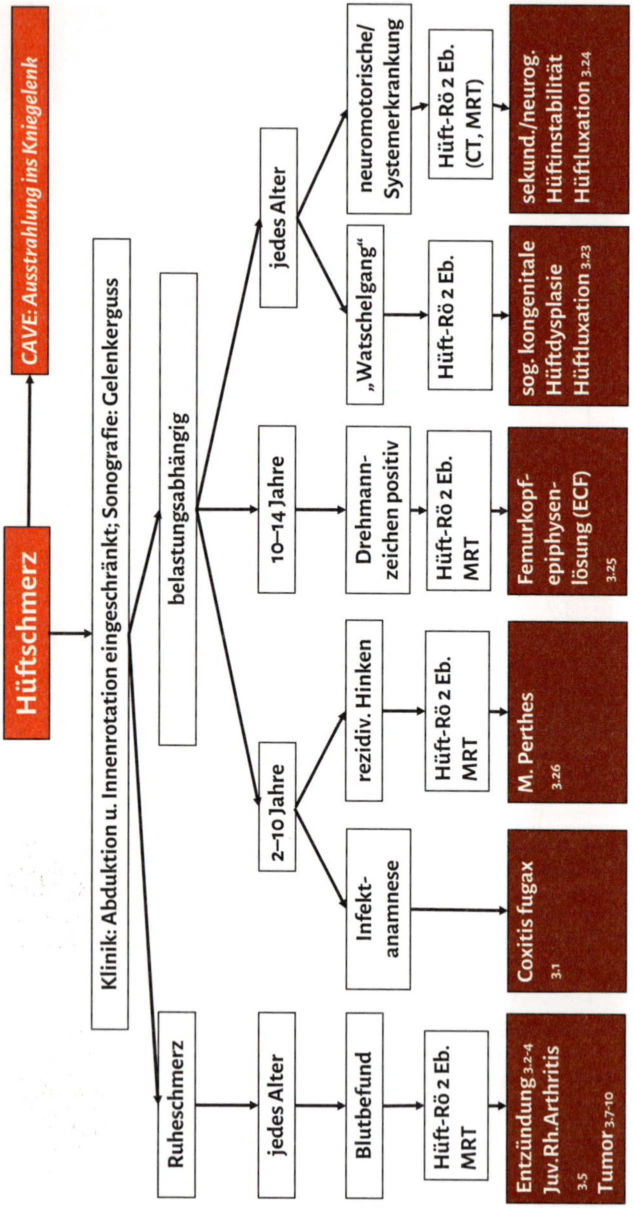

Abb. 2.7

Hüftschmerz → CAVE: *Ausstrahlung ins Kniegelenk*

Klinik: Abduktion u. Innenrotation eingeschränkt; Sonografie: Gelenkerguss

Ruheschmerz

jedes Alter

Blutbefund

Hüft-Rö 2 Eb.
MRT

Entzündung 3.2-4
Juv.Rh.Arthritis 3.5
Tumor 3.7-10

belastungsabhängig

2–10 Jahre

Infekt-anamnese

Coxitis fugax 3.1

rezidiv. Hinken

Hüft-Rö 2 Eb.
MRT

M. Perthes 3.26

10–14 Jahre

Drehmann-zeichen positiv

Hüft-Rö 2 Eb.
MRT

Femurkopf-epiphysen-lösung (ECF) 3.25

jedes Alter

„Watschelgang“

Hüft-Rö 2 Eb.

sog. kongenitale
Hüftdysplasie
Hüftluxation 3.23

neuromotorische/
Systemerkrankung

Hüft-Rö 2 Eb.
(CT, MRT)

sekund./neurog.
Hüftinstabilität
Hüftluxation 3.24

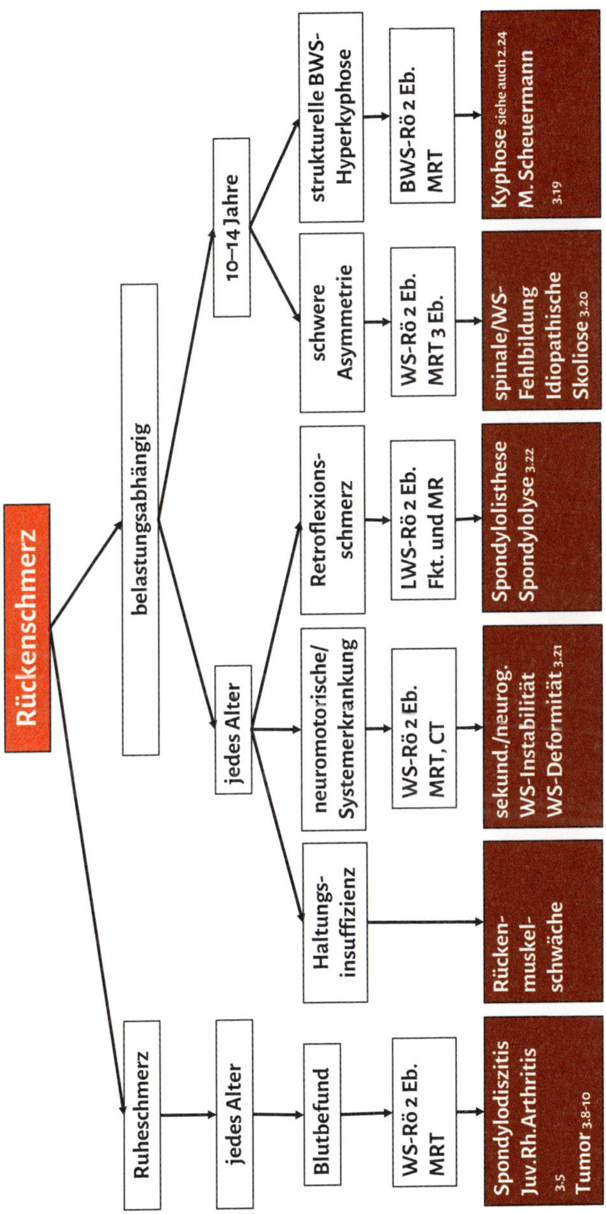

Abb. 2.8

Rückenschmerz

- Ruheschmerz
  - jedes Alter
    - Blutbefund
      - WS-Rö 2 Eb. MRT
        - **Spondylodiszitis Juv.Rh.Arthritis 3.5 Tumor 3.8-10**
- belastungsabhängig
  - jedes Alter
    - Haltungsinsuffizienz
      - **Rückenmuskelschwäche**
    - neuromotorische/Systemerkrankung
      - WS-Rö 2 Eb. MRT, CT
        - **sekund./neurog. WS-Instabilität WS-Deformität 3.21**
    - Retroflexionsschmerz
      - LWS-Rö 2 Eb. Fkt. und MR
        - **Spondylolisthese Spondylolyse 3.22**
  - 10–14 Jahre
    - schwere Asymmetrie
      - WS-Rö 2 Eb. MRT 3 Eb.
        - **spinale/WS-Fehlbildung Idiopathische Skoliose 3.20**
    - strukturelle BWS-Hyperkyphose
      - BWS-Rö 2 Eb. MRT
        - **Kyphose** siehe auch 2.24 **M. Scheuermann 3.19**

Abb. 2.9

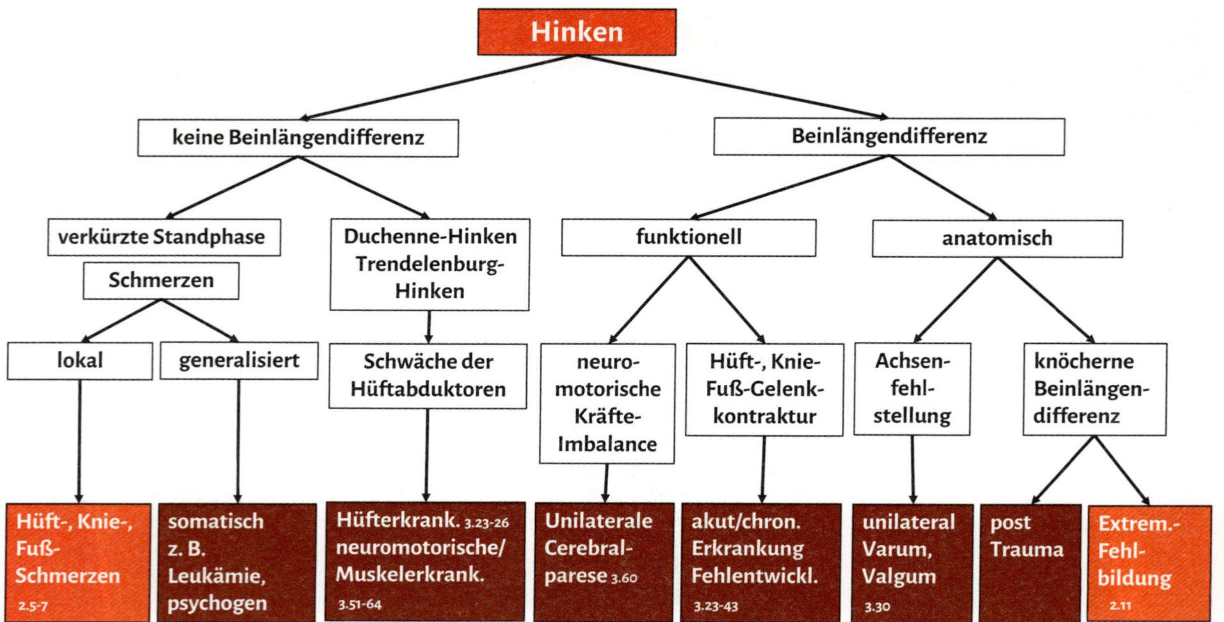
Hinken
keine Beinlängendifferenz
Beinlängendifferenz
verkürzte Standphase
Schmerzen
Duchenne-Hinken Trendelenburg-Hinken
funktionell
anatomisch
lokal
generalisiert
Schwäche der Hüftabduktoren
neuro-motorische Kräfte-Imbalance
Hüft-, Knie-Fuß-Gelenk-kontraktur
Achsen-fehl-stellung
knöcherne Beinlängen-differenz
Hüft-, Knie-, Fuß-Schmerzen 2.5-7
somatisch z. B. Leukämie, psychogen
Hüfterkrank. 3.23-26 neuromotorische/Muskelerkrank. 3.51-64
Unilaterale Cerebral-parese 3.60
akut/chron. Erkrankung Fehlentwickl. 3.23-43
unilateral Varum, Valgum 3.30
post Trauma
Extrem.-Fehl-bildung 2.11

2.10 Beinlängendifferenz

Abb. 2.10

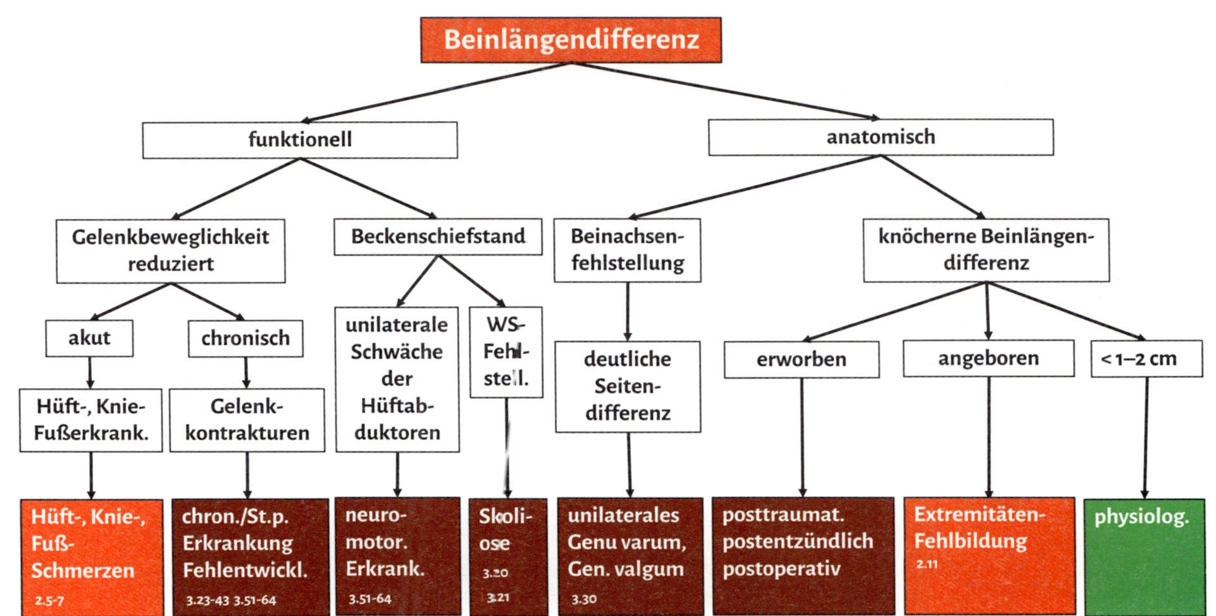

Abb. 2.11

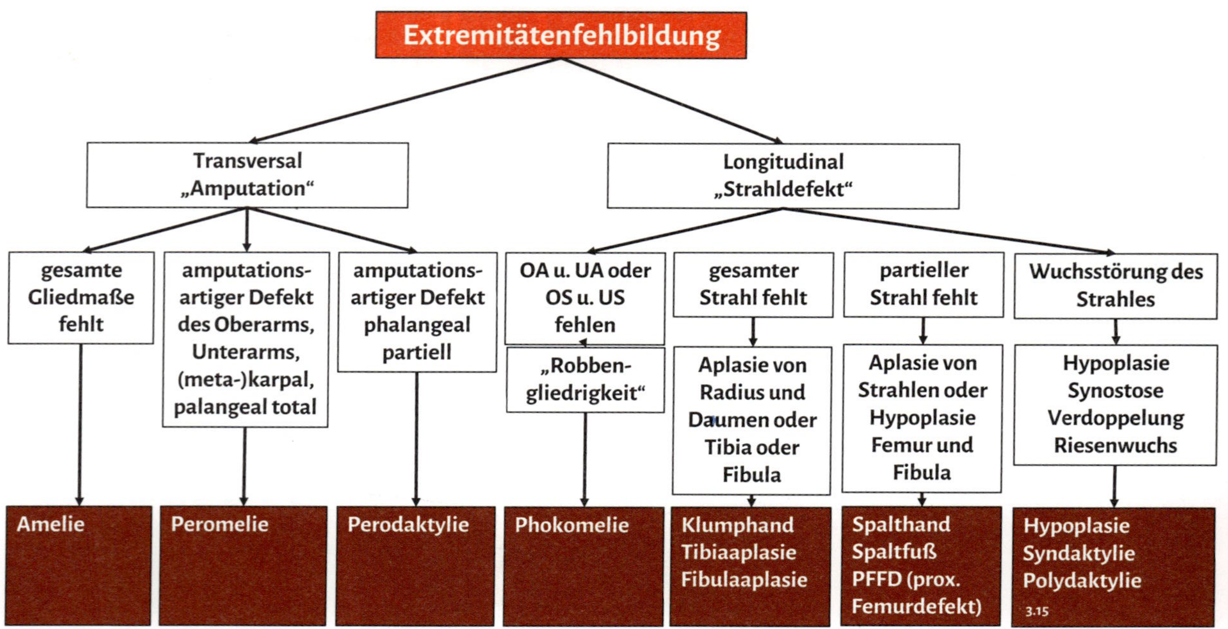
Extremitätenfehlbildung
Transversal „Amputation“
Longitudinal „Strahldefekt“
gesamte Gliedmaße fehlt
amputations-artiger Defekt des Oberarms, Unterarms, (meta-)karpal, palangeal total
amputations-artiger Defekt phalangeal partiell
OA u. UA oder OS u. US fehlen
„Robben-gliedrigkeit“
gesamter Strahl fehlt
partieller Strahl fehlt
Wuchsstörung des Strahles
Aplasie von Radius und Daumen oder Tibia oder Fibula
Aplasie von Strahlen oder Hypoplasie Femur und Fibula
Hypoplasie Synostose Verdoppelung Riesenwuchs
Amelie
Peromelie
Perodaktylie
Phokomelie
Klumphand Tibiaaplasie Fibulaaplasie
Spalthand Spaltfuß PFFD (prox. Femurdefekt)
Hypoplasie Syndaktylie Polydaktylie
3.15

2.12 Beinachsenfehlstellung in der Frontalebene (O- und X-Bein)

Abb. 2.12

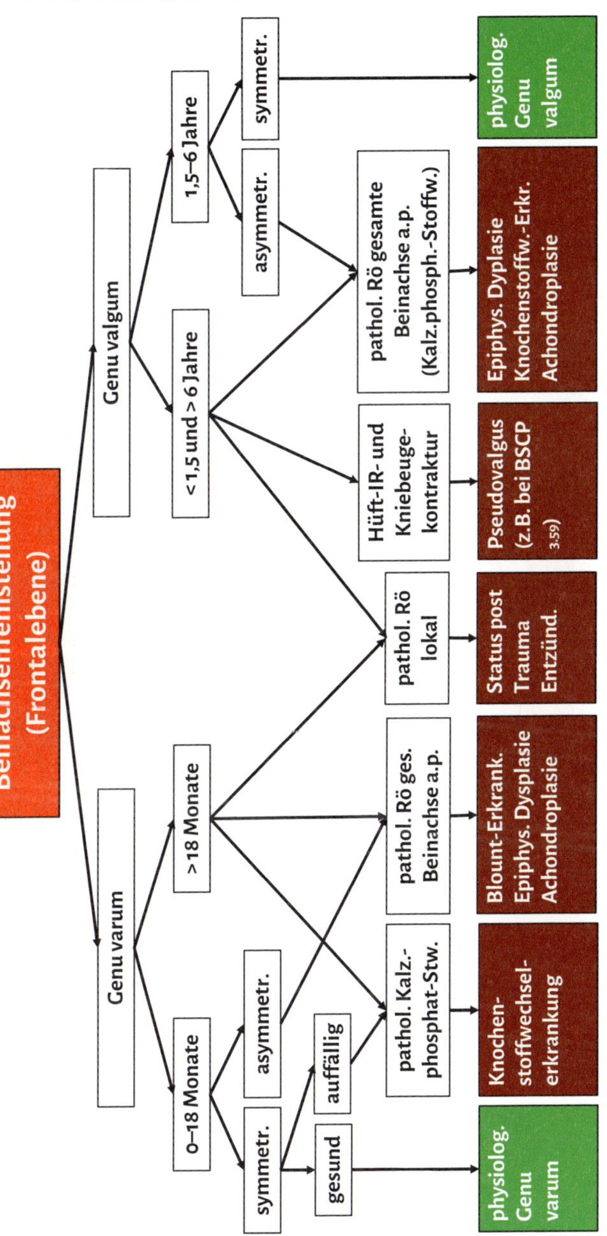

2.13 Einwärtsgang

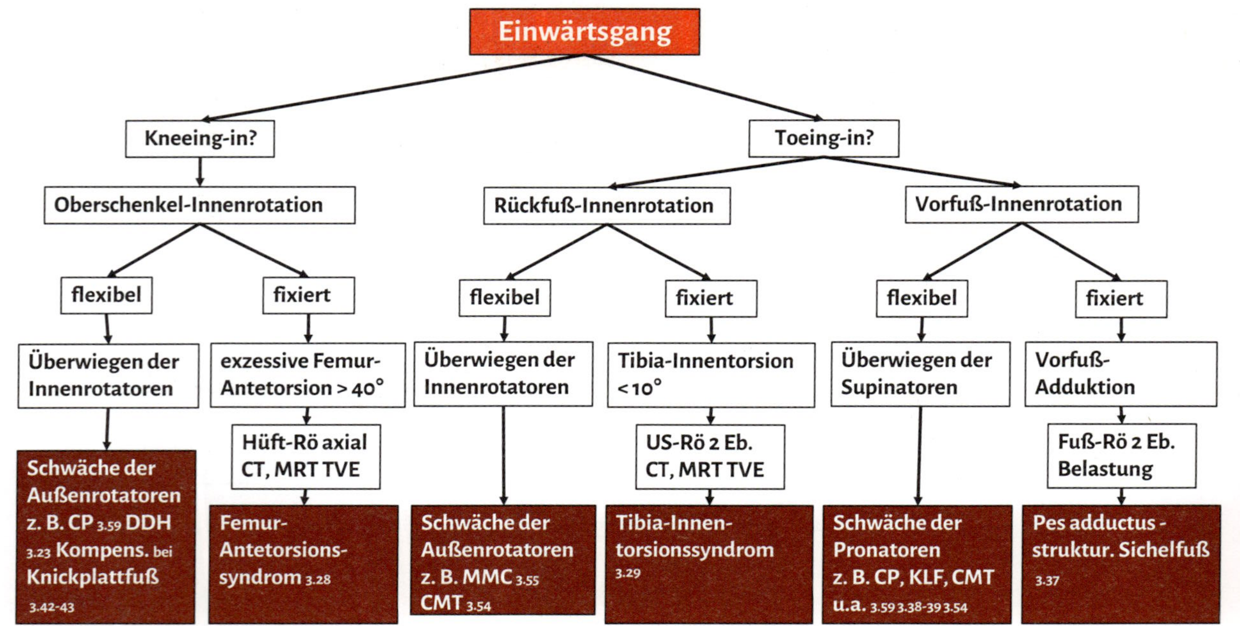

Abb. 2.13

2.14 Auswärtsgang

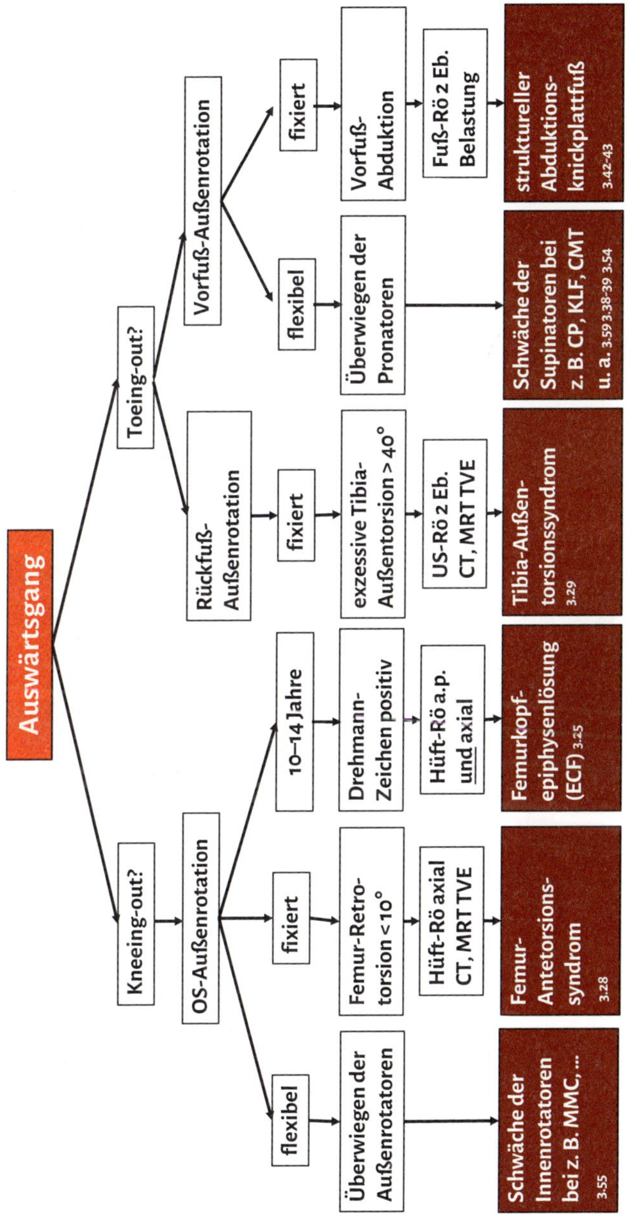

Abb. 2.14

- **Auswärtsgang**
  - Kneeing-out?
    - OS-Außenrotation
      - flexibel → Überwiegen der Außenrotatoren → **Schwäche der Innenrotatoren bei z. B. MMC, ...** 3.55
      - fixiert → Femur-Retrotorsion < 10° → Hüft-Rö axial CT, MRT TVE → **Femur-Antetorsions-syndrom** 3.28
      - 10–14 Jahre → Drehmann-Zeichen positiv → Hüft-Rö a.p. und axial → **Femurkopf-epiphysenlösung (ECF)** 3.25
  - Toeing-out?
    - Rückfuß-Außenrotation → fixiert → exzessive Tibia-Außentorsion > 40° → US-Rö 2 Eb. CT, MRT TVE → **Tibia-Außen-torsionssyndrom** 3.29
    - Vorfuß-Außenrotation
      - flexibel → Überwiegen der Pronatoren → **Schwäche der Supinatoren bei z. B. CP, KLF, CMT u. a.** 3.59 3.38-39 3.54
      - fixiert → Vorfuß-Abduktion → Fuß-Rö 2 Eb. Belastung → **struktureller Abduktions-knickplattfuß** 3.42-43

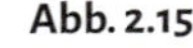

Abb. 2.15

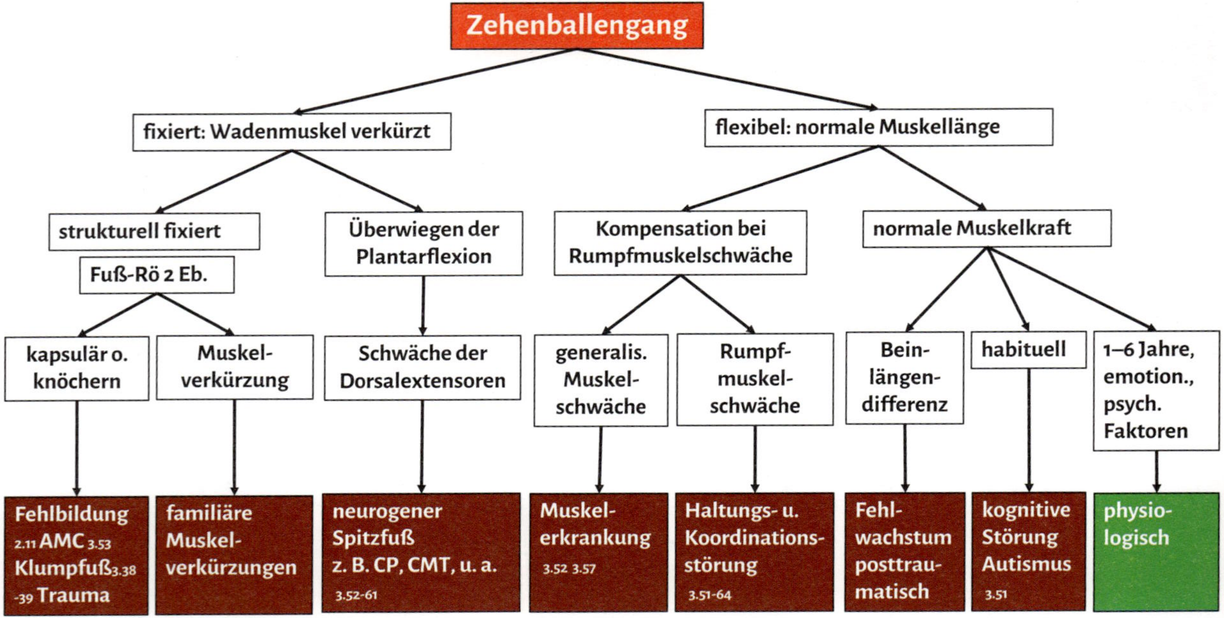

Zehenballengang

- fixiert: Wadenmuskel verkürzt
  - strukturell fixiert – Fuß-Rö 2 Eb.
    - kapsulär o. knöchern → Fehlbildung 2.11 AMC 3.53 Klumpfuß 3.38-39 Trauma
    - Muskelverkürzung → familiäre Muskelverkürzungen
  - Überwiegen der Plantarflexion
    - Schwäche der Dorsalextensoren → neurogener Spitzfuß z. B. CP, CMT, u. a. 3.52-61
- flexibel: normale Muskellänge
  - Kompensation bei Rumpfmuskelschwäche
    - generalis. Muskelschwäche → Muskelerkrankung 3.52 3.57
    - Rumpfmuskelschwäche → Haltungs- u. Koordinationsstörung 3.51-64
  - normale Muskelkraft
    - Beinlängendifferenz → Fehlwachstum posttraumatisch
    - habituell → kognitive Störung Autismus 3.51
    - 1–6 Jahre, emotion., psych. Faktoren → physiologisch

Abb. 2.16

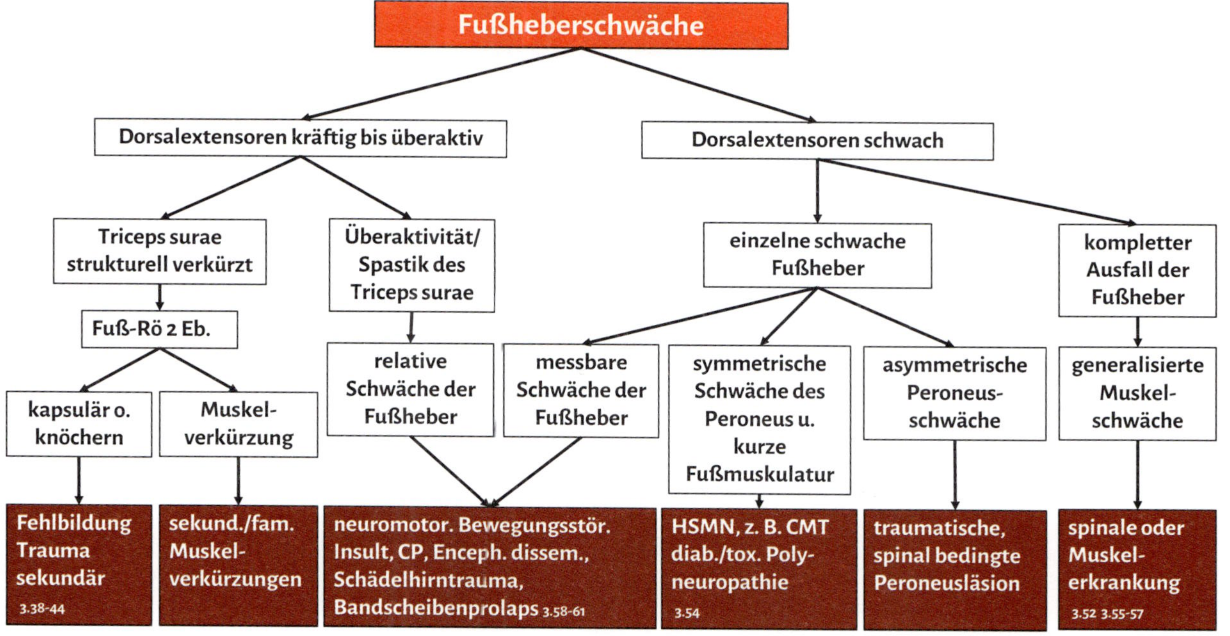
Fußheberschwäche
Dorsalextensoren kräftig bis überaktiv
Dorsalextensoren schwach
Triceps surae strukturell verkürzt
Überaktivität/Spastik des Triceps surae
einzelne schwache Fußheber
kompletter Ausfall der Fußheber
Fuß-Rö 2 Eb.
kapsulär o. knöchern
Muskel-verkürzung
relative Schwäche der Fußheber
messbare Schwäche der Fußheber
symmetrische Schwäche des Peroneus u. kurze Fußmuskulatur
asymmetrische Peroneus-schwäche
generalisierte Muskel-schwäche
Fehlbildung Trauma sekundär 3.38-44
sekund./fam. Muskel-verkürzungen
neuromotor. Bewegungsstör. Insult, CP, Enceph. dissem., Schädelhirntrauma, Bandscheibenprolaps 3.58-61
HSMN, z. B. CMT diab./tox. Poly-neuropathie 3.54
traumatische, spinal bedingte Peroneusläsion
spinale oder Muskel-erkrankung 3.52 3.55-57

2.17 Knick-Plattfuß (abgeflachtes Fußgewölbe)

Abb. 2.17

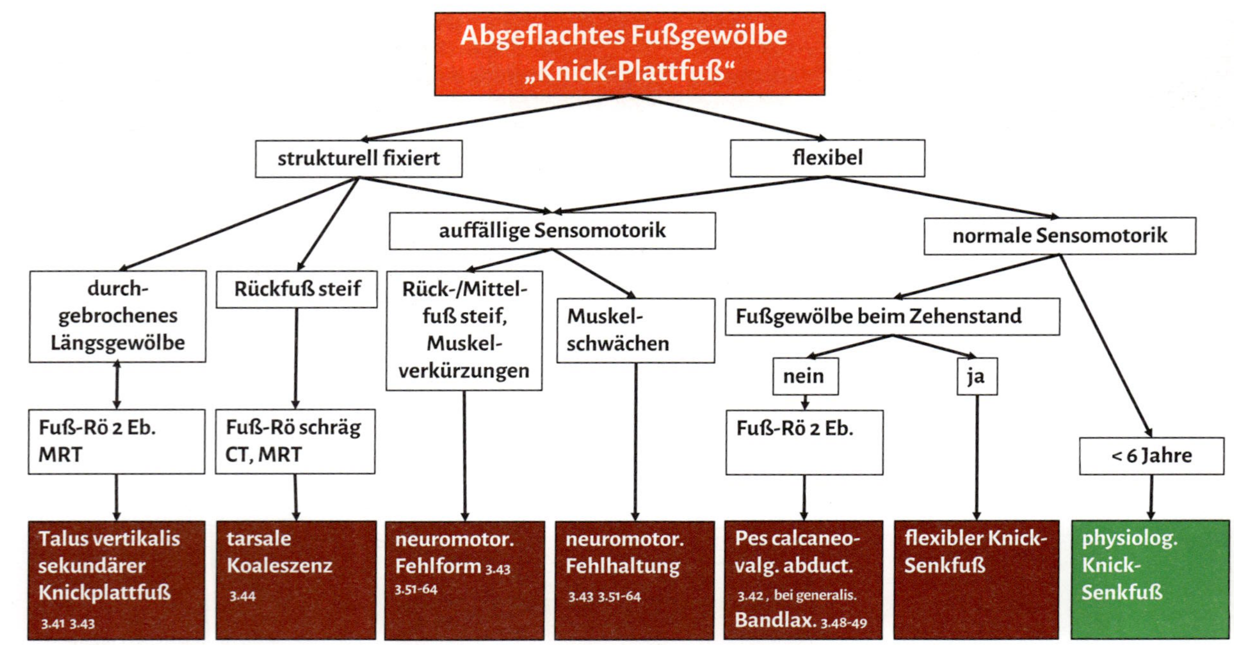

2.18 Klumpfuß

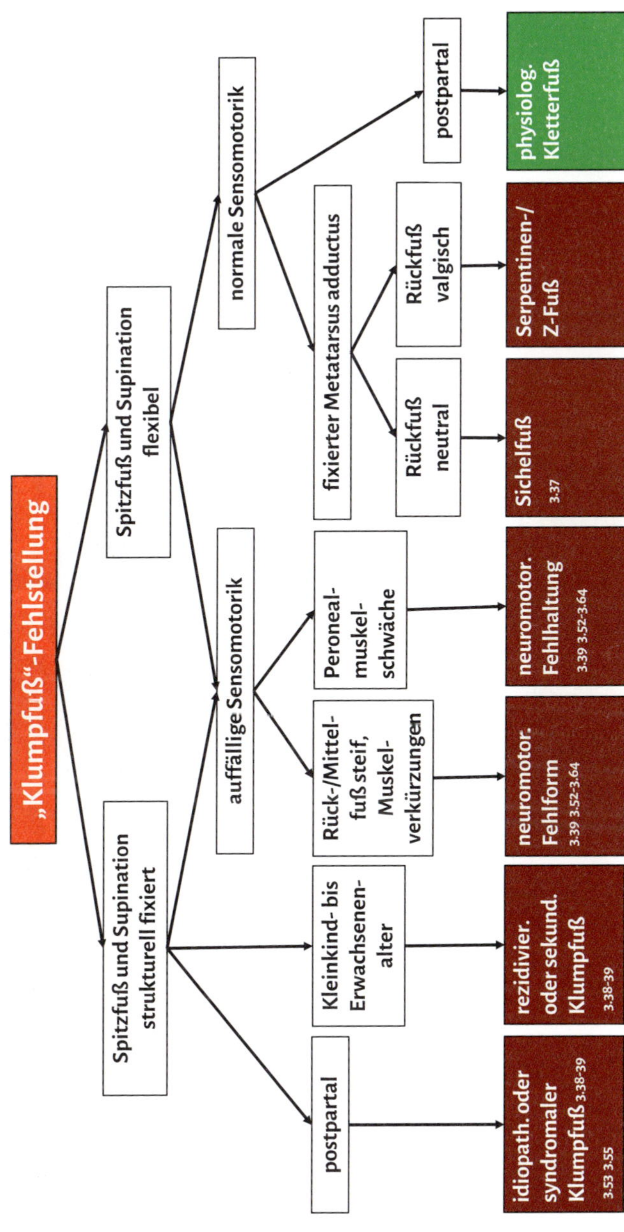

Abb. 2.18

2.19 Hohlfuß (erhöhtes Fußgewölbe)

Abb. 2.19

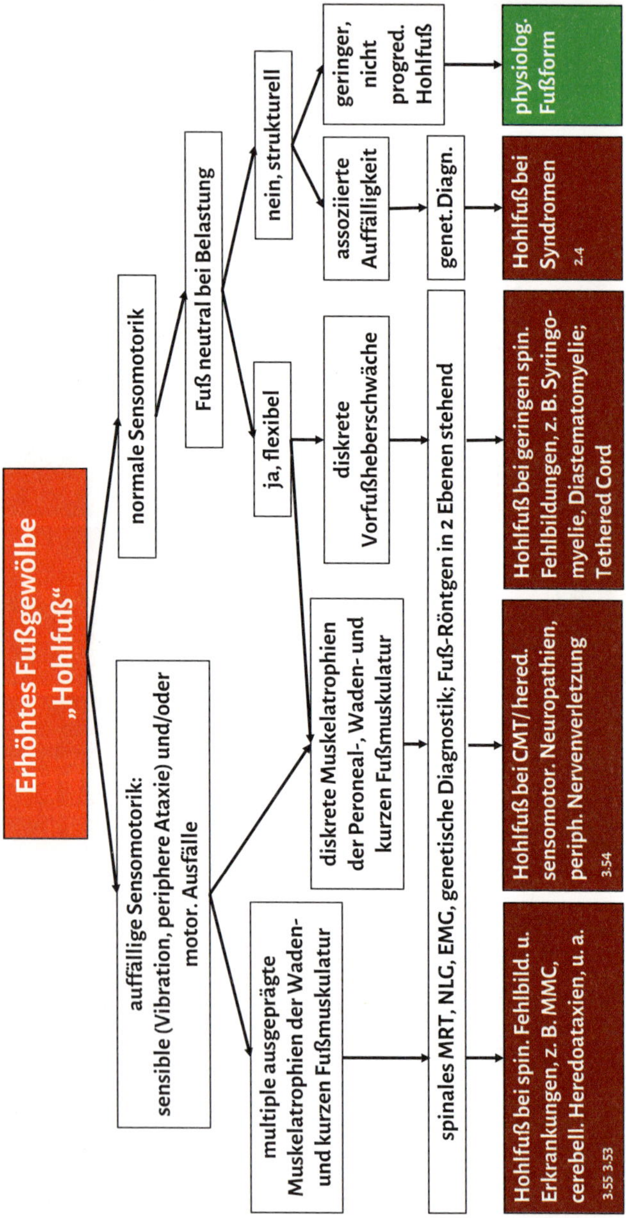

Erhöhtes Fußgewölbe „Hohlfuß“

auffällige Sensomotorik: sensible (Vibration, periphere Ataxie) und/oder motor. Ausfälle

normale Sensomotorik

Fuß neutral bei Belastung

multiple ausgeprägte Muskelatrophien der Waden- und kurzen Fußmuskulatur

diskrete Muskelatrophien der Peroneal-, Waden- und kurzen Fußmuskulatur

ja, flexibel

diskrete Vorfußheberschwäche

nein, strukturell

assoziierte Auffälligkeit

geringer, nicht progred. Hohlfuß

spinales MRT, NLG, EMG, genetische Diagnostik; Fuß-Röntgen in 2 Ebenen stehend

genet. Diagn.

Hohlfuß bei spin. Fehlbild. u. Erkrankungen, z. B. MMC, cerebell. Heredoataxien, u. a. 3.55 3.53

Hohlfuß bei CMT/ hered. sensomotor. Neuropathien, periph. Nervenverletzung 3.54

Hohlfuß bei geringen spin. Fehlbildungen, z. B. Syringomyelie, Diastematomyelie; Tethered Cord

Hohlfuß bei Syndromen 2.4

physiolog. Fußform

2.20 Crouch Gait (Kauergang)

Abb. 2.20

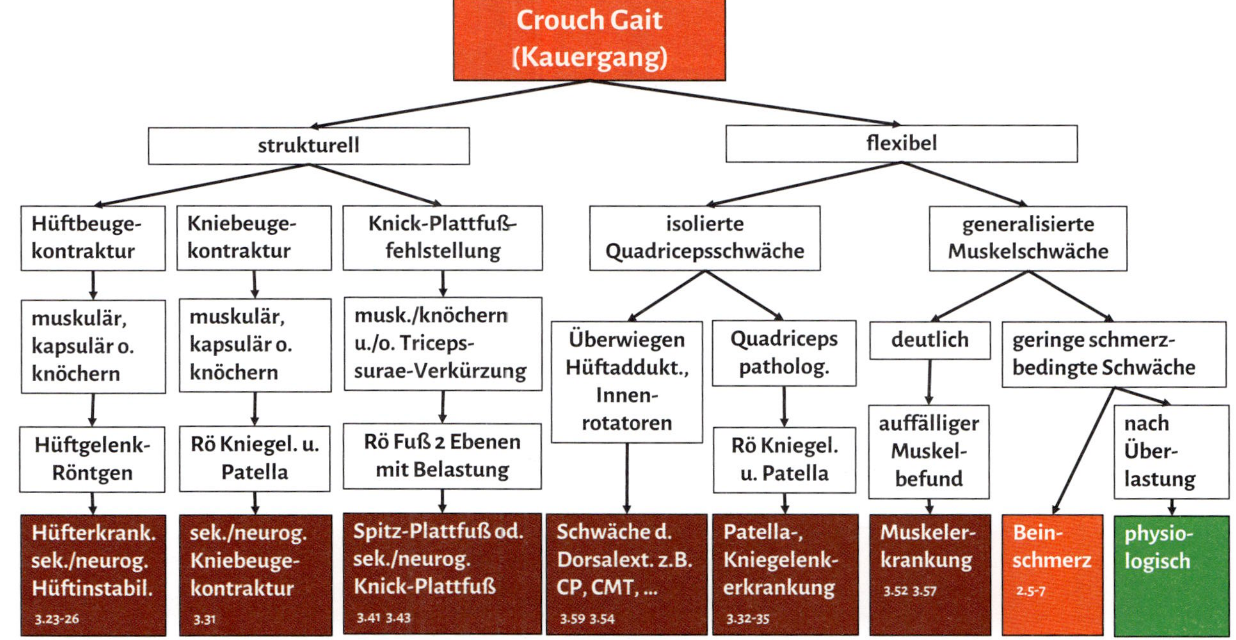

Abb. 2.21

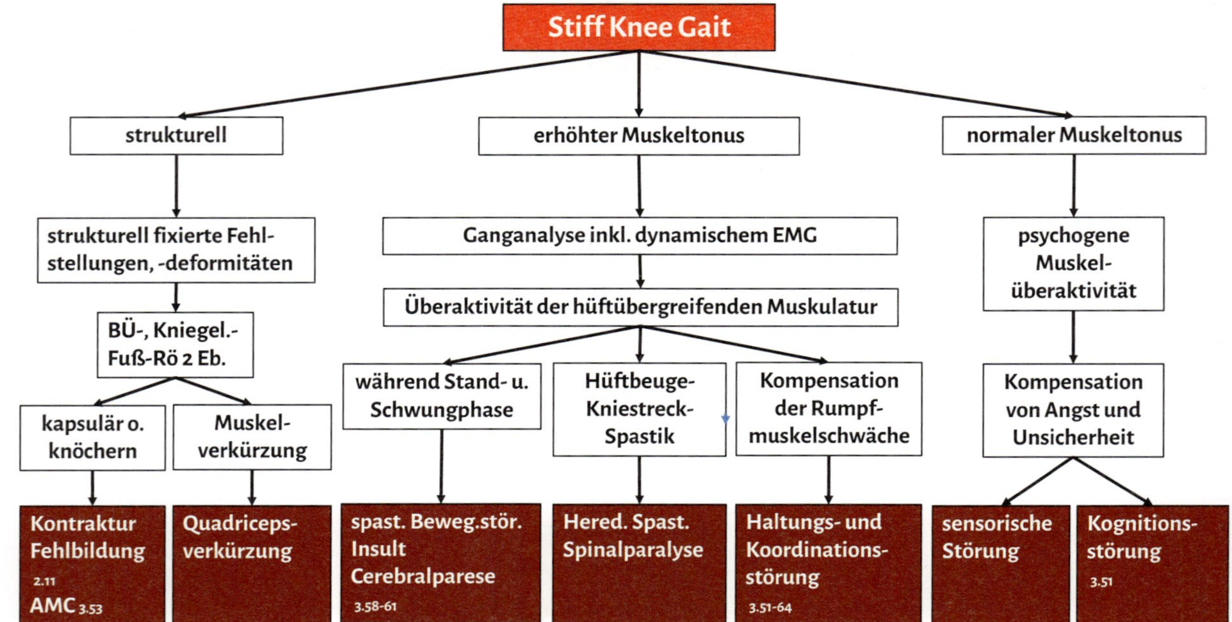
Stiff Knee Gait
strukturell
erhöhter Muskeltonus
normaler Muskeltonus
strukturell fixierte Fehlstellungen, -deformitäten
BÜ-, Kniegel.-Fuß-Rö 2 Eb.
kapsulär o. knöchern
Muskelverkürzung
Kontraktur
Fehlbildung
2.11
AMC 3.53
Quadricepsverkürzung
Ganganalyse inkl. dynamischem EMG
Überaktivität der hüftübergreifenden Muskulatur
während Stand- u. Schwungphase
Hüftbeuge-Kniestreck-Spastik
Kompensation der Rumpfmuskelschwäche
spast. Beweg.stör.
Insult
Cerebralparese
3.58-61
Hered. Spast. Spinalparalyse
Haltungs- und Koordinationsstörung
3.51-64
psychogene Muskelüberaktivität
Kompensation von Angst und Unsicherheit
sensorische Störung
Kognitionsstörung
3.51

2.22 Hüftinstabilität

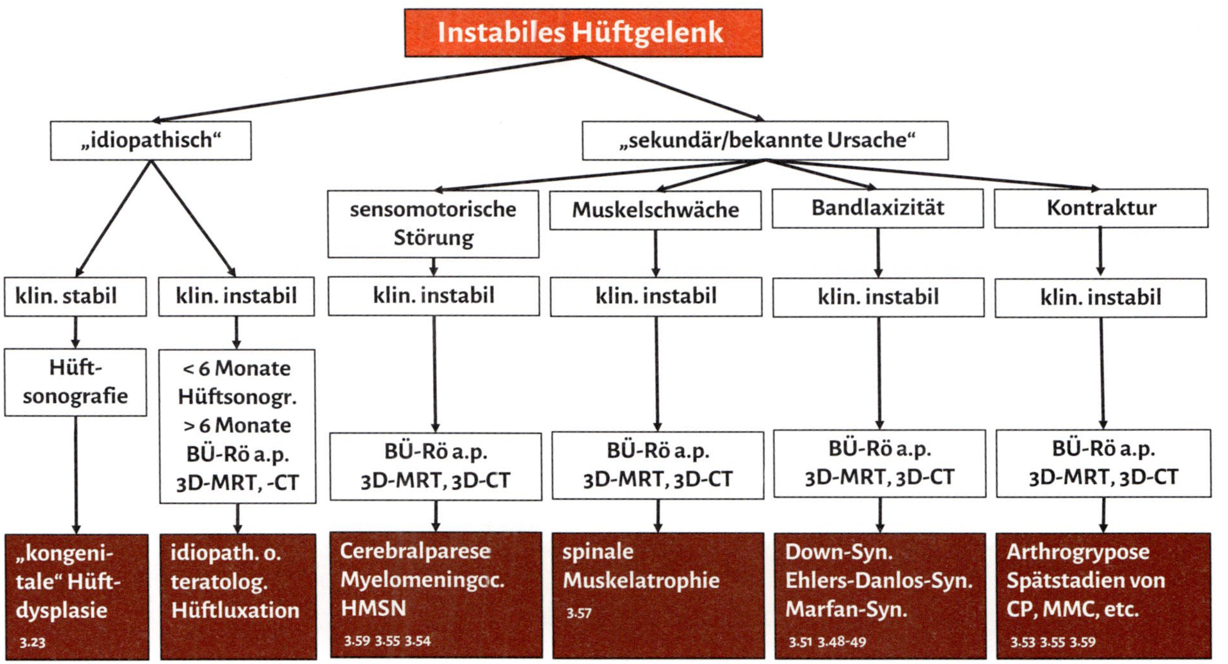

2.23 Hyperlordose der Lendenwirbelsäule

Abb. 2.23

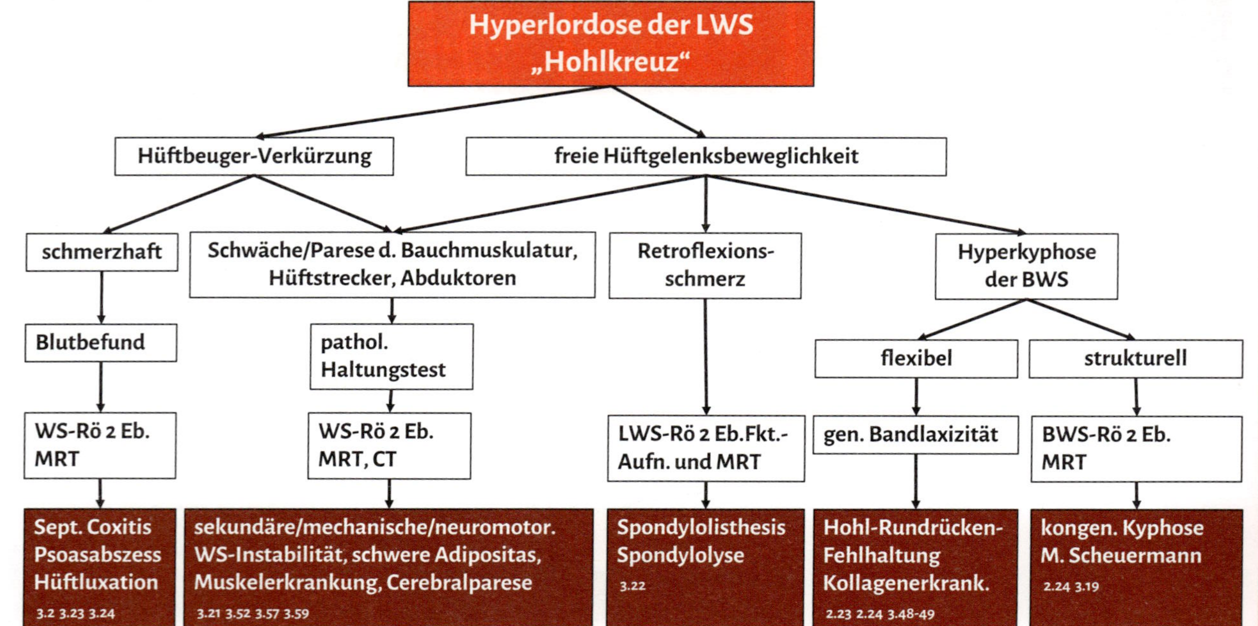

2.24 Hyperkyphose der Brustwirbelsäule

Abb. 2.24

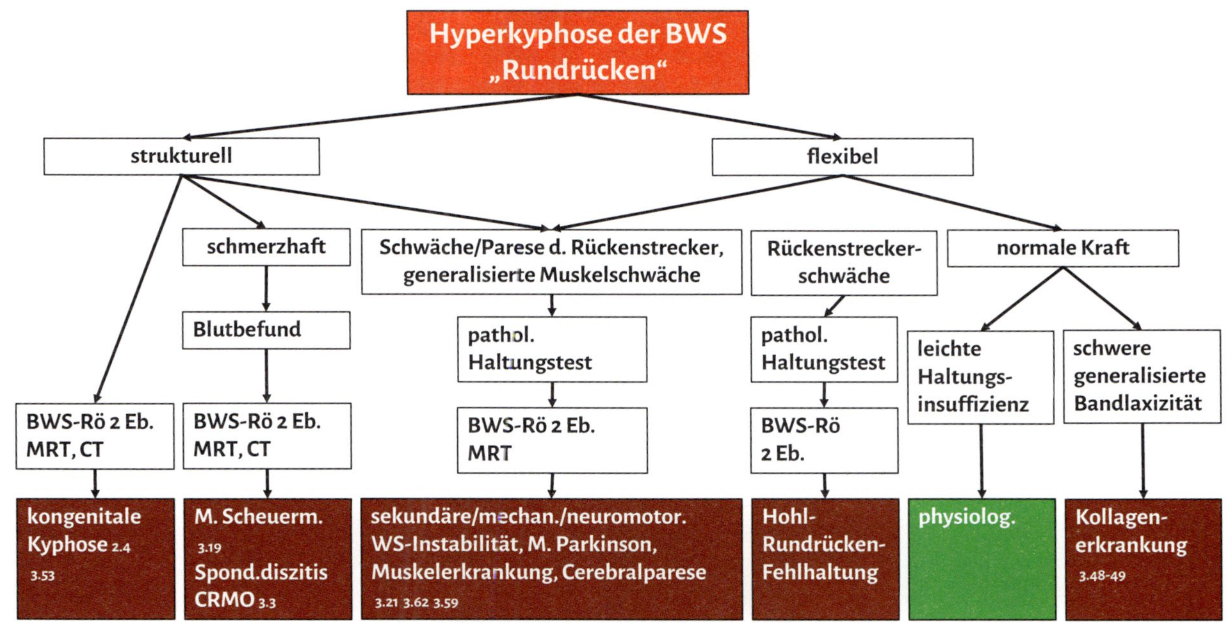

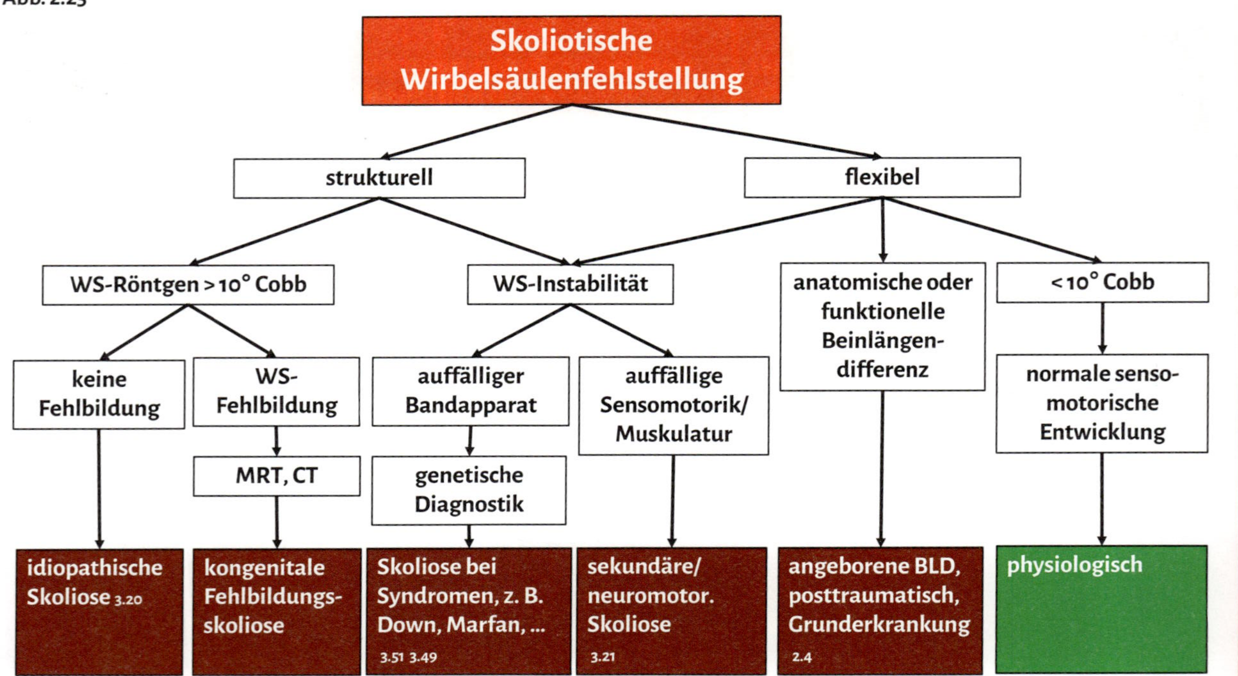
Skoliotische Wirbelsäulenfehlstellung
strukturell
flexibel
WS-Röntgen > 10° Cobb
WS-Instabilität
anatomische oder funktionelle Beinlängen-differenz
< 10° Cobb
keine Fehlbildung
WS-Fehlbildung
auffälliger Bandapparat
auffällige Sensomotorik/Muskulatur
normale senso-motorische Entwicklung
MRT, CT
genetische Diagnostik
idiopathische Skoliose 3.20
kongenitale Fehlbildungs-skoliose
Skoliose bei Syndromen, z. B. Down, Marfan, … 3.51 3.49
sekundäre/neuromotor. Skoliose 3.21
angeborene BLD, posttraumatisch, Grunderkrankung 2.4
physiologisch

Abb. 2.25

2.26 Frühkindliche Asymmetrie der Kopfhaltung

Abb. 2.26

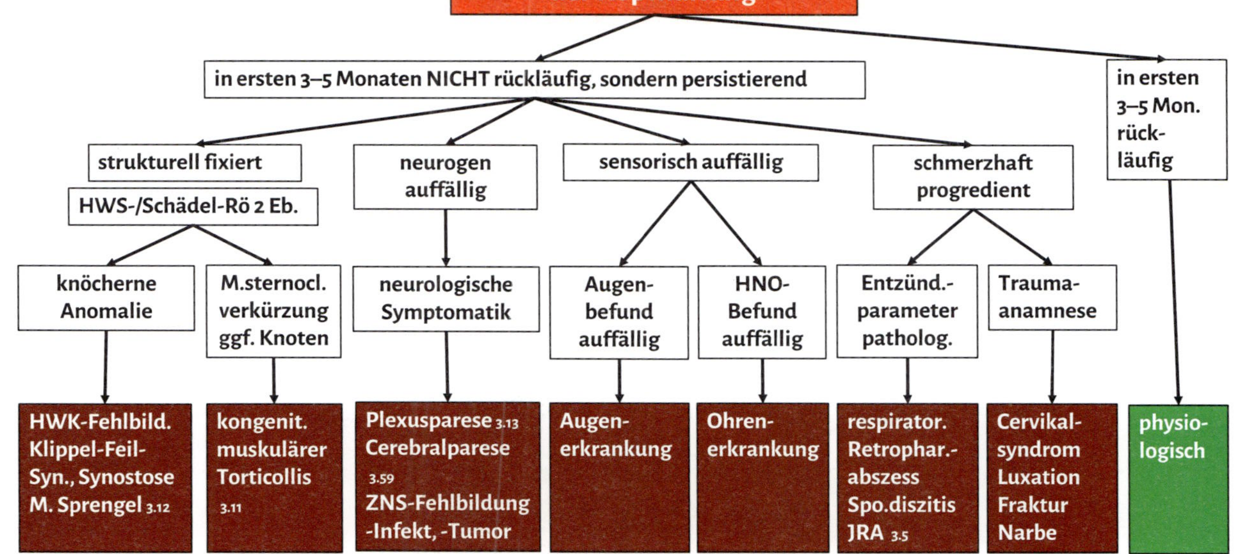

2.27 Generalisierte Bandelastizität

Abb. 2.27

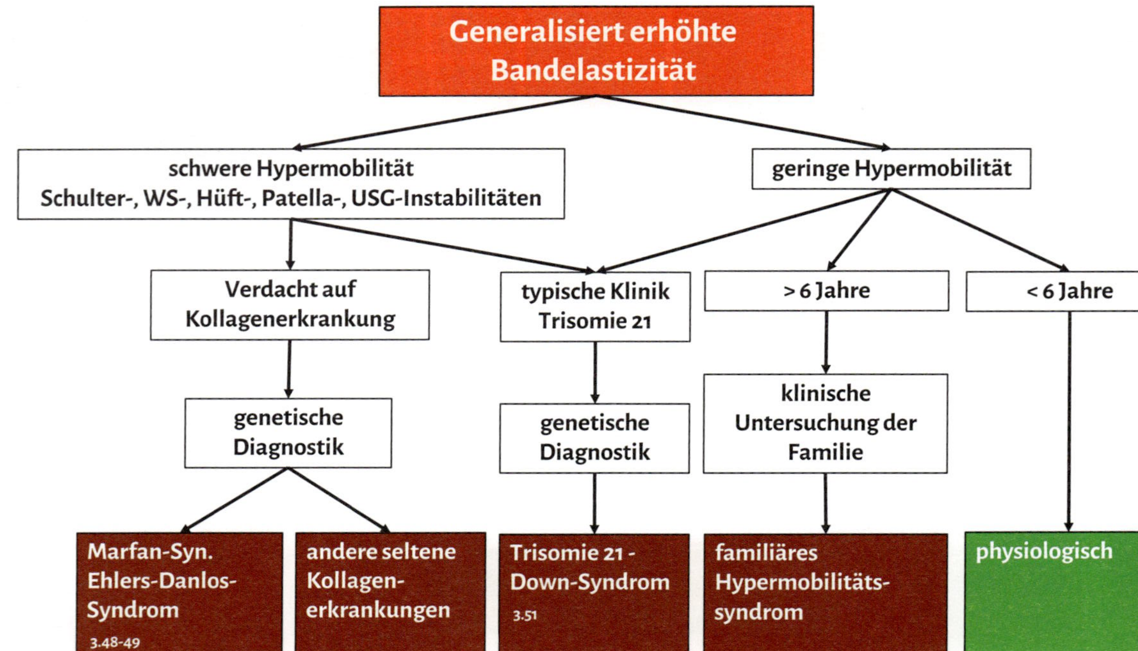

2.28 Generalisierte Muskelhypotonie

Abb. 2.28

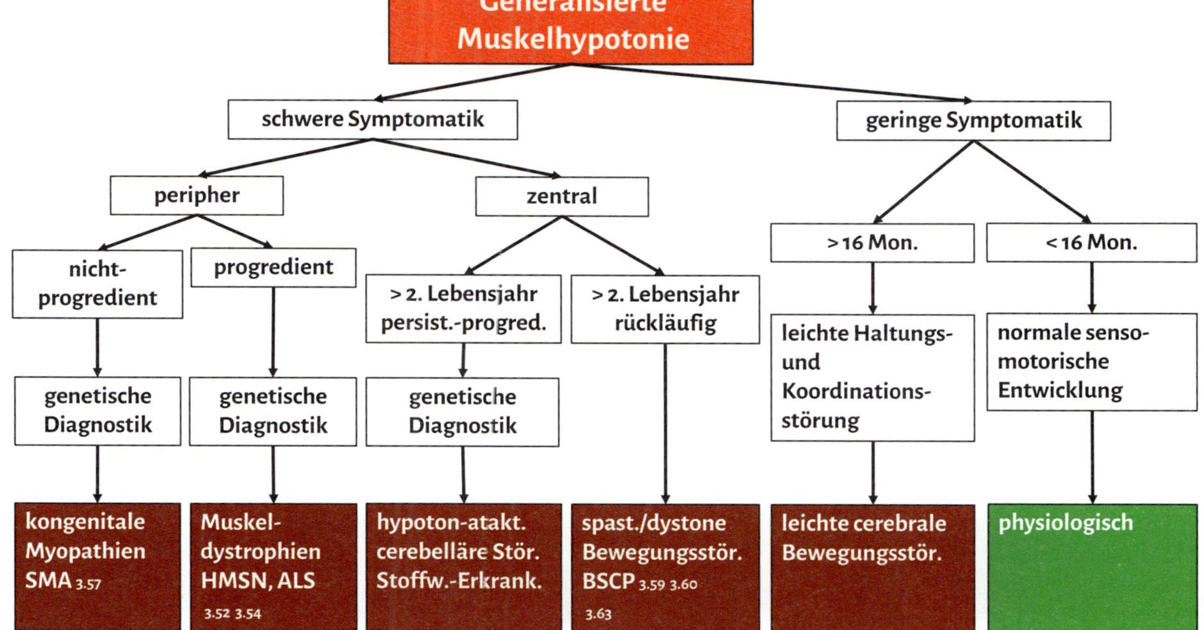

2.29 Muskelüberaktivität

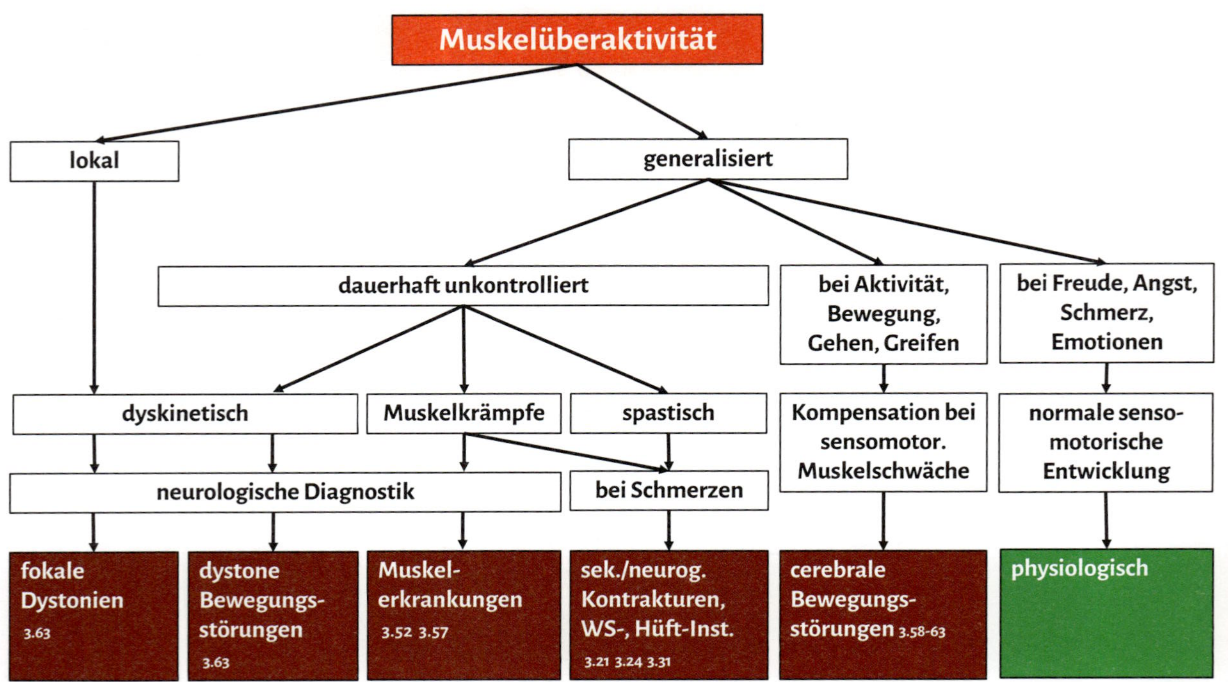

Abb. 2.29

Abb. 2.30

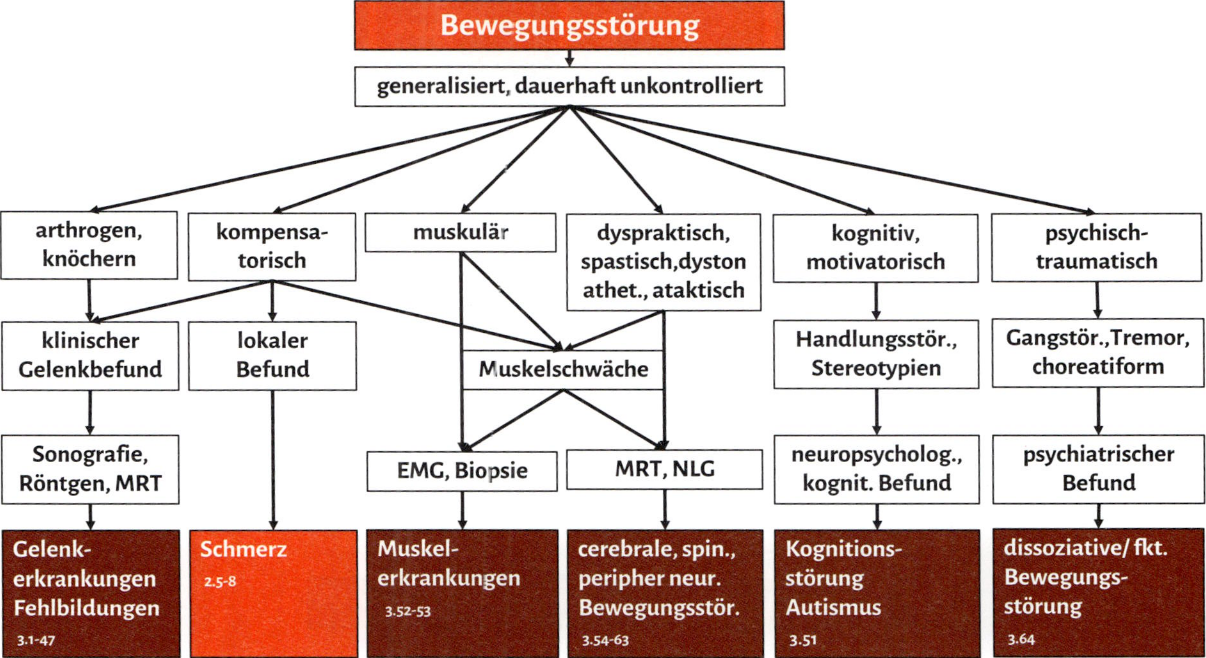
Bewegungsstörung
generalisiert, dauerhaft unkontrolliert
arthrogen, knöchern
kompensatorisch
muskulär
dyspraktisch, spastisch, dyston athet., ataktisch
kognitiv, motivatorisch
psychisch-traumatisch
klinischer Gelenkbefund
lokaler Befund
Muskelschwäche
Handlungsstör., Stereotypien
Gangstör., Tremor, choreatiform
Sonografie, Röntgen, MRT
EMG, Biopsie
MRT, NLG
neuropsycholog., kognit. Befund
psychiatrischer Befund
Gelenkerkrankungen Fehlbildungen 3.1-47
Schmerz 2.5-8
Muskelerkrankungen 3.52-53
cerebrale, spin., peripher neur. Bewegungsstör. 3.54-63
Kognitionsstörung Autismus 3.51
dissoziative/ fkt. Bewegungsstörung 3.64

2.31 Gelenksbewegungseinschränkung

Abb. 2.31

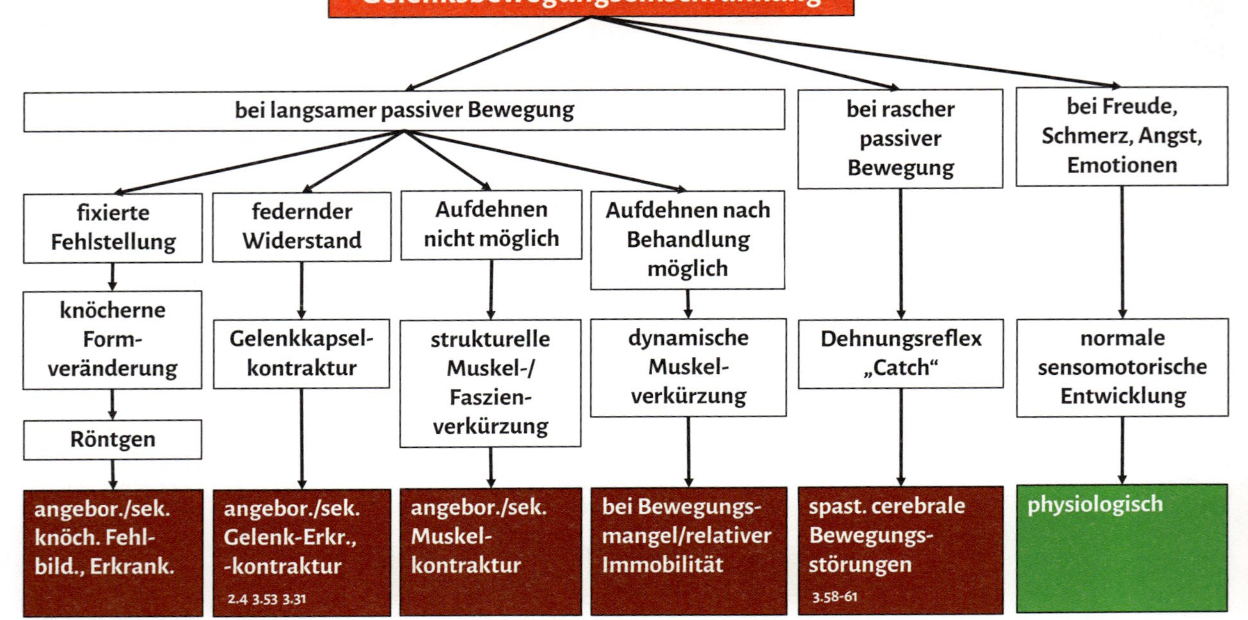

2.32 Pathologische Fraktur

Abb. 2.32

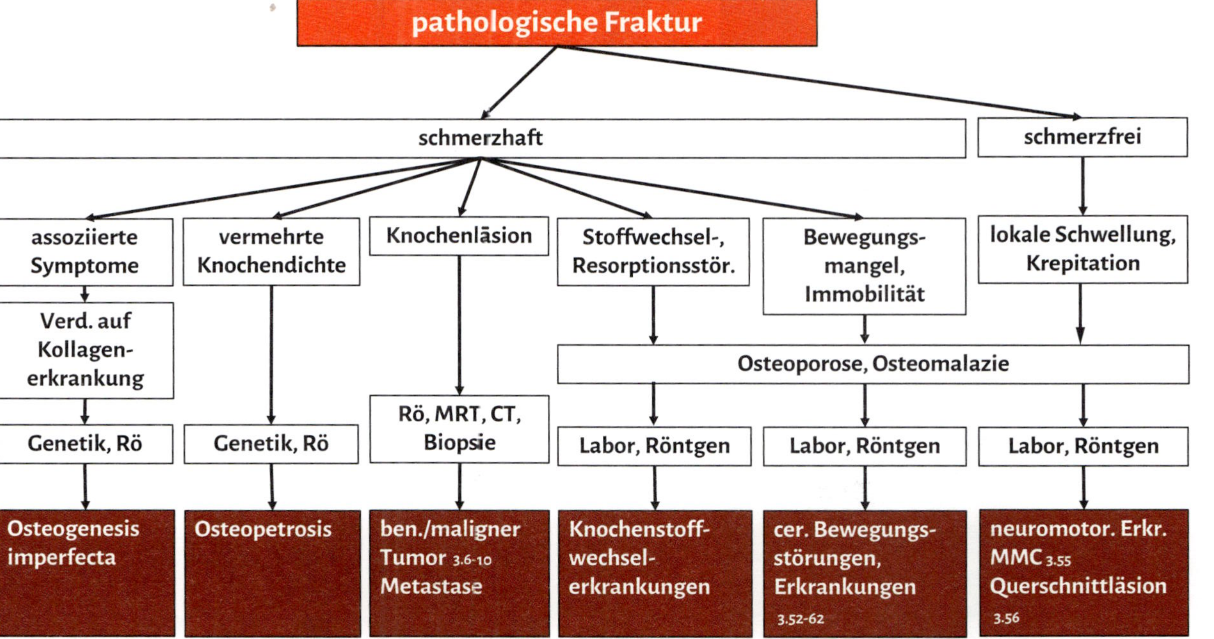

3. Erkrankungen (W. Strobl)

Dieses Kapitel bietet auf jeweils einer Seite eine stichwortartige Darstellung der wichtigsten Krankheitsbilder, die jeweils mit empfohlenen Behandlungsoptionen verlinkt sind: Bewegungstherapie, Hilfsmittelversorgung und Interventionen (Kap. 5–7):

- Definition
- Inzidenz
- Prädilektionsalter
- Ätiologie
- Klinisches Bild
- DD
- Weiterführende Diagnostik
- Behandlung
- Prognose
- Literatur

Zu jedem Krankheitsbild gibt es Verweise, wie beispielsweise auf die einzelnen Behandlungsmethoden, auf andere Erkrankungen und Auffälligkeiten mit Screeningbedarf. Diese sind neben der Angabe des Subkapitels farblich hinterlegt, um das Aufsuchen zu erleichtern. Hier ist nochmals der Farbcode:

	Grün	**Normale Entwicklung der Bewegungsorgane**
	Gelb	**Abweichung, Auffälligkeiten, Screeningbedarf**
	Hellrot	**Symptome, Red Flags, dringender Abklärungsbedarf, Diagnostik**
	Dunkelrot	**Diagnosen, Erkrankungen**
	Violett	**Behandlungsprinzipien**
	Dunkelblau	**Bewegungstherapie**
	Hellblau	**Hilfsmittel und Orthopädietechnik**
	Türkis	**Interventionen und Operationen**

3.1 Coxitis fugax (Begleitarthritis des Hüftgelenkes)

Definition: flüchtige, abakterielle Entzündung der Gelenkskapsel mit Reizerguss („Hüftschnupfen")
Inzidenz: geschätzt 1:1
Prädilektionsalter: 4.–8. Lebensjahr
Ätiologie: Immunreaktion der Gelenkinnenhaut etwa 1–4 Wochen nach einem Infekt
Klinisches Bild: plötzlich auftretende Hüft- und Knieschmerzen, Hinken, Bewegungseinschränkung der IR + ABD, Belastung prinzipiell möglich, kein hohes Fieber (< 38,5°C), unauffälliger Allgemeinzustand
DD: septische Arthritis (Labor erforderlich); Morbus Perthes (Frühstadium) (MRT); juvenile rheumatoide Arthritis
Weiterführende Diagnostik: Sonografie (Erguss), Labor (CRP < 20 mg/l), Röntgen, MRT
Behandlung:

- Schonung/Bettruhe, Antiphlogistika, ggf. Entlastungspunktion
- 4–8 Tage Beobachtung, Sonografie- und Laborkontrollen

Prognose: sehr gut (Restitutio ad integrum)
Literatur: Breusch et al., 2023

3.2 Septische Arthritis/Coxitis ohne/mit Osteomyelitis

Definition: hämatogene bakterielle Infektion der Gelenkkapsel mit Gelenkerguss
Inzidenz: als Coxitis häufigste Gelenkinfektion des Wachstumsalters
Prädilektionsalter: besonders häufig zwischen dem 1. und 5. Lebensjahr
Ätiologie: hämatogene Ansiedelung von Keimen
Klinisches Bild: plötzlich auftretende Hüft- und Knieschmerzen, Bewegungseinschränkung der IR+ABD, Belastung nicht möglich, reduzierter Allgemeinzustand, Fieber *(CAVE: Jede auffällige Hüfte mit Fieber oder reduziertem Allgemeinzustand ist als septische Coxitis zu behandeln, bis das Gegenteil bewiesen ist!)*
DD: Coxitis fugax (Labor negativ); Beckenosteomyelitis, Psoasabszess
Weiterführende Diagnostik: Labor, Sonografie (eitriger Erguss), Röntgen, MRT (Ausschluss weiterer oder anderer Herde)
Behandlung: die septische Coxitis ist immer ein NOTFALL:

- frühestmögliche (arthroskopische) Punktion und Spülung, besser Arthrotomie mit Revision, Lavage, ggf. offene Reposition
- bei epi-/metaphysärer Osteomyelitis: knöcherne Fenestrierung (7.21) des Femurs, ggf. auch der Hüftgelenkspfanne
- nach Antibiogramm Antibiotika i. v. (mind. 2 Wochen) und oral bis zur Normalisierung der Laborbefunde
- Schmerztherapie (5.1), Immobilisation nur in den ersten Tagen, dann Mobilisierung (5.5), Detonisierung (5.6) und Kontrakturprophylaxe (5.7), Beginn unter Analgetika, aktiv/passive Bewegungstherapie des Hüftgelenkes in allen Ebenen bis zu normaler Beweglichkeit
- MRT-Kontrollen bis zum Normalbefund

Prognose:

- bei rascher Behandlung gut
- bei > 3 Tage Erguss: irreversibler Knorpelschaden mit Arthrose, ggf. Hüftkopfnekrose, Hüftdezentrierung und Luxation
- bei epi-/metaphysärer Osteomyelitis: frühe Schädigung der Epiphysenfuge mit schwerer Wachstumsstörung und Deformität des proximalen Femurs bis zur vollständigen Osteolyse; langfristige Nachkontrollen notwendig

Literatur: Hefti, 2015

3.3 Chronische Osteomyelitis

Definition: nicht exogene bakterielle Entzündung des Knochens ohne beobachtetes Akutstadium
Inzidenz: selten
Prädilektionsalter: jedes Alter
Ätiologie: hämatogene Ansiedelung von Keimen, wobei der Verlauf von immunologischen Faktoren abhängt
Klinisches Bild: schleichend beginnende, über Monate progrediente Symptomatik mit Schmerzen, oft in Knie- und Sprunggelenk
Sonderformen: Brodie-Abszess (metaphysärer, intraossärer Abszess ohne Akutstadium), chronisch rekurrierende, multifokale Osteomyelitis (CRMO) (multiple Herde in langen Röhrenknochen ohne Erregernachweis, bei Erwachsenen SAPHO-Syndrom)
DD: Langerhans-Zell-Histiozytose, nichtossifizierende Fibrome, Knochenzyste, Ewing-Sarkom, Leukämie
Weiterführende Diagnostik: Labor, Röntgen, MRT, CT, Szintigrafie (präoperativ notwendig), beweisend ist nur die Biopsie (nur in 30% der Fälle sind Erreger nachweisbar)!
Behandlung:

- Immobilisation, Antiphlogistika (bes. bei CRMO)
- bei Osteolyse sobald wie möglich Biopsie und komplette Herdausräumung (einzeitig nur, wenn maligner Tumor ausgeschlossen wurde)
- bei lokalen Reizerscheinungen oder Abszess: Nachresektion
- Schmerztherapie (5.1), Immobilisation nur in den ersten Tagen, dann Mobilisierung (5.5), Beginn unter Analgetika; Detonisierung (5.6) und Kontrakturprophylaxe (5.7)
- nach Antibiogramm hochdosierte Antibiotika i. v. und oral bis zur Normalisierung der Laborbefunde; alle 6–8 Wochen klinisch-radiologische Nachkontrollen, MRT-Kontrollen bis zum Normalbefund

Prognose: spontane Heilung möglich (besonders bei CRMO); bei früher und vollständiger Ausräumung meist gute Prognose; Beinlängendifferenz (Wachstumsreiz an Epiphysenfugen), postinfektiöse Deformitäten häufig; langfristige Nachkontrollen notwendig
Literatur: Hefti, 2015

3.4 Chronisch regionales Schmerzsyndrom (CRPS)

Definition: chronisch-neuropathisch, schmerzhafte Dystrophie der Extremitäten bei regionaler Durchblutungsstörung der Weichteile und Knochen mit stadienhaftem Verlauf: Entzündung – Dystrophie – Atrophie; früher: Morbus Sudeck, Algoneurodystrophie; Complex Regional Pain Syndrome I (CRPS)
Inzidenz: relativ häufig
Prädilektionsalter: jedes Alter
Ätiologie: Sympathikusdysregulation mit Verengung der venösen Gefäße aufgrund einer exogenen Noxe (wie Trauma oder Operation) oder nach Herzinfarkt, neurologischen Erkrankungen oder nach Langzeitmedikation. In 20% der Fälle ist keine Ursache zu finden.
Klinisches Bild: Stadium I nach 2–8 Wochen: sehr schmerzhafte, entzündliche und ödematöse Schwellung, glänzende, überwärmte Haut, Hypo- oder Hyperalgesie; Stadium II: Rückbildung der Schmerzen und Schwellung, blass-zyanotisch glänzende Haut, Bewegungseinschränkung durch Weichteilatrophie; Stadium III nach 6–12 Monaten: progrediente Funktionsstörung aufgrund Muskelatrophie, Fibrosierung, Kontrakturen, blass-atrophische Haut
DD: Frakturkrankheit/Immobilisationsschädigung, transitorische Osteoporose, neurotische Störung (Münchhausen-Syndrom)
Weiterführende Diagnostik: Röntgen (I: fleckige Entkalkung, II: Ausweitung des Markraumes und Rarefizierung der Spongiosa, III: diffuse Osteoporose, ausgedünnte Kompakta („Glasknochen"), 3-Phasen-Skelettszintigrafie, probatorische Sympathikusblockade
Behandlung:

- Stadium I: Sympathikusblockade, nicht-steroidale Antirheumatika, Opioide, Antidepressiva, Kalzitonin; Schmerztherapie (5.1), kurze Immobilisierung, dann Mobilisierung (5.5), Detonisierung (5.6) Lymphdrainage
- Stadium II: Plexus- oder Periduralanästhesie und evtl. Opioide, Antidepressiva, Antikonvulsiva; zunehmend Mobilisierung (5.5), Detonisierung (5.6) und Kontrakturprophylaxe (5.7); Kohlensäurebäder
- Stadium III: wie Stadium II und zusätzlich Zirkulationsanregung (5.10), Manualtherapie, Unterwassertherapie, Federgelenk-Orthesen (6.15); psychologische Begleitung; evtl. später operative Korrektureingriffe

Prognose: bei früher Behandlung befriedigend; bei spätem Behandlungsbeginn fast immer dauerhafte Funktionsdefizite
Literatur: Breusch et al., 2023

3.5 Juvenile rheumatoide Arthritis (JRA)

Definition: entzündliche Erkrankung eines oder mehrerer Gelenke (mono-, oligo-, polyartikulär) sowie anderer Organsysteme, insbesondere Augen

Inzidenz: 7:100.000; Prävalenz unter 16. Lebensjahr: 15:100.000; häufiger Mädchen 2,5:1

Prädilektionsalter: Kindes- und Jugendalter

Ätiologie: unbekannt; immunologische, genetische, klimatische (Nord-Süd-Gefälle), infektiöse, psychologische Faktoren

Klinisches Bild: zu Beginn Synovialitis und Erguss, Kapselverdickung, Hypervaskularisierung, Knorpelschädigung, subchondrale Knochenzysten, Hüftgelenk in 9% der Fälle betroffen; Sehnenscheiden, subkutane rheumatische Knoten

DD: morgendliche Steifigkeit und schmerzhafte, rezidivierende Gelenkergüsse, wie bei Coxitis fugax, septischer Arthritis, Hämophilie, Leukämie, Morbus Perthes, posttraumatisch, Lupus erythematodes, Tumor und tumorähnliche Läsionen (z. B. Gelenkchondromatose)

Weiterführende Diagnostik: Labor, pädiatrische Durchuntersuchung der Organsysteme, Sonografie und Röntgen der betroffenen Gelenke (keine MRT, CT, Szintigrafie);

Klassifikation:

A) juvenile chronische Arthritis:
   1) systemisch (30%): Morbus Still
   2) polyartikulär: > 4 Gelenke
   3) oligoartikulär: Typ I häufig, Antinukleäre Faktoren, Iridozyklitis;
      Typ II HLA B27 assoziiert, Knaben, später evtl. Morbus Bechterew

B) RF-positive JRA: nach dem 10. Lebensjahr, kleine Gelenke

C) juvenile Psoriasis-assoziierte Arthritis

Behandlung: multimodal nur in spezialisierten Zentren: medikamentös NSAR (Azetylsalizylsäure, Naproxen) über mehrere Monate; evtl. Kortikosteroide oder Zytostatika notwendig; Schmerztherapie (5.1), Mobilisation (5.5) und Muskelkräftigung (5.2), Kontrakturprophylaxe (5.7); Orthesen zur Kontrakturprophylaxe (6.15), CAVE: keine sensomotorischen Einlagen; ggf. Operation: arthroskopische Gelenkspülung, Mobilisation, Synovektomie, bei Kontrakturen Weichteilrelease und Fixateur externe, bei Gelenkdestruktion Hüft- und Knie-Gelenkersatz, OSG- und atlantoaxiale Arthrodesen

Prognose: günstig bei mono-/ und oligo-artikulärem Befall, ungünstig bei systemischer Form, Hüftkopfnekrose, okulären Komplikationen, schwerer HWS-Beteiligung

Literatur: Hefti, 2015

3.6 Juvenile Knochenzyste

Definition: tumorähnliche, pseudozystische, serös gefüllte, zentral in Metaphysen der langen Röhrenknochen lokalisierte, osteolytische Knochenläsion (Unicameral Bone Cyst)

Inzidenz: sehr häufige primäre Knochenläsion

Prädilektionsalter: meist 5.–15. Lebensjahr, mehr Knaben 2:1

Ätiologie: vermutlich atrophisch-degenerativ

Klinisches Bild: symptomfrei oder pathologische Fraktur, Lokalisation in 50% der Fälle im prox. Humerus, 25% im prox. Femur, 25% im übrigen Skelett

DD: aneurysmatische Knochenzyste, fibröse Dysplasie (Röntgen: milchglasartige Trübung), nichtossifizierendes Knochenfibrom, Enchondrom, Langerhans-Zell-Histiozytose

Weiterführende Diagnostik: Röntgen in 2 Ebenen

Behandlung:

- nach Fraktur oft Spontanheilung
- nach Kürettage und Spongiosaplastik (7.24) häufig Rezidive
- etwas erfolgreicher sind Instillationen von Kortison oder Knochenmark
- ggf. lokaler Frakturschutz durch Muskelkrafttraining (5.2), orthetische Entlastung oder prophylaktische, intramedulläre Schienung

Prognose: sehr gut; Ausheilung nach Wachstumsabschluss

Literatur: Hefti, 2015
Noordin et al., 2018

3.7 Osteochondrom (kartilaginäre Exostose)

Definition: zytogenetisch bedingte Knochenneubildung meist an den Metaphysen langer Röhrenknochen, die solitär oder multilokulär als Osteochondromatose (multiple kartilaginäre, hereditäre Exostosen) auftreten kann
Inzidenz: häufigster Knochentumor
Prädilektionsalter: meist zwischen dem 8. Lebensjahr bis zum Wachstumsabschluss, mehr Knaben 2:1
Ätiologie: typische Chromosomenaberrationen in 8q22-24.1 (EXT1-Genmutation bei Osteochondromatose) oder 11p11-12 (EXT2)
Klinisches Bild: meist schmerzfrei, außer bei lokaler Reizung, meist in dist. Femur, prox. Tibia, prox. Humerus, dist. Tibia, prox. Femur
DD: maligne Entartung als epiexostotisches Chondrosarkom, parosteales Chondrosarkom, epiphysär: Dysplasia epiphysealis hemimelica (Morbus Trevor)
Weiterführende Diagnostik: Röntgen in 2 Ebenen ausreichend
Behandlung: bei Schmerzen, Bewegungseinschränkung und großen beckennahen Läsionen (wegen Entartungsrisiko) Resektion durch Exostosenabtragung. Zu beachten ist das Rezidivrisiko vor Wachstumsabschluss.
Prognose: Entartungsrisiko bei solitären Osteochondromen liegt bei etwa 1%.
Literatur: Hefti, 2015
Tepelenis et al., 2021
Kitsoulis et al., 2008

3.8 Osteoidosteom

Definition: kleiner (< 1 cm), benigner, durch einen Nidus charakterisierter, vor allem nachts schmerzhafter Knochentumor

Inzidenz: sehr häufig, etwa 11% aller benigner Knochentumoren

Prädilektionsalter: 5.–25. Lebensjahr, meist Adoleszenz, mehr Knaben 2:1

Ätiologie: unklar

Klinisches Bild: typischer diffuser Nachtschmerz, der auf Salizylatgabe anspricht

DD: Stressfraktur (mit Hyperostose), sklerosierende Periostitis, intrakortikale Osteomyelitis

Weiterführende Diagnostik: typisches Röntgenbild (CT, Szintigrafie) mit Nidus in kortikalem Skleroseareal

Behandlung: Spontanheilung möglich, wegen Stimulation der Epiphysenfuge und Hypertrophie wird eine CT-gezielte Thermokoagulation (7.23) oder (bei Rezidiv) Kürettage des Nidus empfohlen

Prognose: sehr gut

Literatur: Hefti, 2015
Orth & Kohn, 2017

3.9 Ewing-Sarkom

Definition: rasch wachsender, hochmaligner, undifferenzierter (ektodermaler), kleinzelliger Knochentumor des Markraumes

Inzidenz: zweithäufigster maligner Knochentumor des Wachstumsalters

Prädilektionsalter: 10.–15. Lebensjahr, 90% vor dem 25. Lebensjahr, mehr Knaben

Ätiologie: genetische Faktoren: in 90% der Fälle typische Translokation t(11;22)(q24;q12), am häufigsten EWSR1-FLI1-Fusion

Klinisches Bild: einige Monate (!) Schmerzen, Schwellung, Rötung, Überwärmung, Fieber, Anämie, in jedem Knochen möglich, häufig Diaphysen und Metaphysen langer Röhrenknochen, obere Extremität, Becken, Wirbelsäule, Rippen; frühe Lungenmetastasen

DD: Osteomyelitis, Langerhans-Zell-Histiozytose, Osteosarkom, Metastasen, Neuroblastom, akute Leukämie, schwierige Abgrenzung zum primären neuroektodermalen Tumor (PNET).

Abb. 3.9 Typisches Bild eines Ewing-Sarkoms des Femurschaftes.

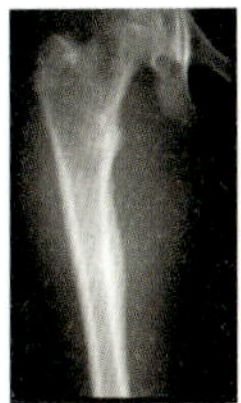

Weiterführende Diagnostik: Röntgen (siehe Abb. 3.9): Osteolyse, zwiebelschalenartige, lamelläre Knochenneubildung und radiäre Ausstrahlung am Periost („Sun-Bust-Phänomen"), MRT, CT und Szintigrafie, CT von Thorax und Abdomen, offene Biopsie, Histologie, Immunhistochemie und Molekularbiologie

Behandlung: multimodal nur in spezialisierten Zentren (Euro-Ewing 2008):

- Biopsie, Staging
- präoperative Chemotherapie, perioperative Strahlentherapie
- weite Resektion (Amputation, Rekonstruktion)
- weitere Chemotherapie, ggf. weitere Bestrahlung; Muskelkraft- und Koordinationstraining (5.2, 5.4), ggf. prothetische Versorgung

Prognose: ungünstig, wenn großer Primärtumor vorhanden ist, erhöhte Serum-LDH, Metastasen bei Behandlungsbeginn; in Spezialzentren bis zu 60–70% Fünfjahresüberlebensrate und 55% Zehnjahresüberlebensrate möglich

Literatur: Ewing-Sarkom S1-Leitlinie, 2022
Hefti, 2015
Sluga et al., 2002

3.10 Osteosarkom

Definition: hochmaligner, Knochengrundsubstanz(Osteoid)-bildender Knochentumor unterschiedlicher Klassifikation je nach Lokalisation und Histologie

Inzidenz: 4–5 pro 1 Million Einwohner pro Jahr, häufigster maligner Knochentumor des Wachstumsalters

Prädilektionsalter: 15.–25. Lebensjahr, 60% vor dem 25. Lebensjahr, mehr Knaben 1,5:1

Ätiologie: genetische Faktoren, meist komplexe, klonale chromosomale Aberrationen; nach Bestrahlung

Klinisches Bild: diffuse (anfangs belastungsabhängige) progrediente Schmerzen, später tastbare Schwellung, in jedem Knochen möglich, häufig Metaphysen langer Röhrenknochen, dist. Femur, prox. Tibia, prox. Humerus, prox. Femur, prox. Fibula, dist. Tibia

DD: Chondrosarkom, Verkalkungen, Myositis ossificans, Ewing-Sarkom, Osteoblastom, fibröse Dysplasie, malignes fibröses Histiozytom, Riesenzelltumor, aneurysmatische Knochenzyste

Weiterführende Diagnostik: Röntgen: Osteolyse, Codman-Dreieck, MRT und Szintigrafie: „Skip-Metastasen" (Inseln im gleichen proximalen Knochen), CT von Thorax und Abdomen, offene Biopsie, Histologie, Immunhistochemie und Molekularbiologie

Behandlung: multimodal nur in spezialisierten Zentren (EURAMOS):

- Biopsie, Staging
- präoperative Chemotherapie
- weite Resektion (Amputation, Rekonstruktion)
- weitere Chemotherapie
- Muskelkraft- und Koordinationstraining (5.2, 5.4)
- ggf. prothetische Versorgung

Prognose: ungünstig, wenn: großer Primärtumor, stammnahe Lokalisation und bei spätem Behandlungsbeginn; in Spezialzentren bis zu 60–70% Fünfjahresüberlebensrate möglich

Literatur: Beird et al., 2022
Hefti, 2015
Sluga et al., 2002

3.11 Muskulärer Schiefhals

Definition: angeborene unilaterale Verkürzung des M. sternocleidomastoideus mit Gesichtsasymmetrie und Schiefhaltung des Kopfes zur ipsilateralen und Rotation zur kontralateralen Seite; Congenital Muscular Torticollis

Inzidenz: etwa 0,5%

Prädilektionsalter: Geburt bis erste Lebensmonate

Ätiologie: unklar, vermutlich mechanische (Muskelfibrose nach Kompartmentsyndrom?) oder genetische Faktoren (familiäre Häufung); bei etwa 30% assoziierte Hüftdysplasie, Klumpfuß, Prune-Belly-Syndrom

Klinisches Bild: Schiefhaltung des Kopfes zur ipsilateralen und Rotation zur kontralateralen Seite, Gesichtsasymmetrie, sekundäre okulär-vestibuläre Fehlhaltung

DD: physiologische frühkindliche Asymmetrie bis zum 3.–5. Monat; HWS-Fehlbildungen (Klippel-Feil-Syndrom), HWS-Tumor, Morbus Sprengel, entzündliche (peripharyngeale Infektion mit Grisel-Syndrom), otogene, ophthalmologische, neurogene und traumatische Ursachen

Weiterführende Diagnostik: HWS-Röntgen in 2 Ebenen, neuropädiatrische, HNO-, Augen-Untersuchung

Behandlung:

- frühestmögliches, mehrmonatiges Muskeldehnungsprogramm (5.5, 5.6, 5.2)
- ab dem Ende des 2. Lebensjahres in etwa 5–10% der Fälle biterminale (distale und proximale) Tenotomie des M. sternocleidomastoideus (7.1) notwendig
- postoperativ für 3–12 Monate Haltungs-, Dehnungs-, Kräftigungs-Therapie und individuell asymmetrisch gefertigte Schaumstoff-Zervikalorthese bis zum Umlernen der okulär-vestibulären Fehlhaltung

Prognose: mit früher, ausreichend intensiver, konservativer und ggf. operativer Behandlung sind Rezidive eher selten; (Teil-)Rückbildung der Gesichtsasymmetrie möglich

Literatur: Abel & Strobl, 2023
Cheng et al., 1999
Hoiness & Medboe, 2023

3.12 Angeborener Schulterblatthochstand (Sprengel-Deformität)

Definition: angeborene, aufgrund eines Maldescensus unilateral hochstehende Skapula mit fibröser oder knöcherner Verbindung des medialen Processus zu unteren Halswirbelkörpern; Erstbeschreibung 1863 durch Eulenberg und 1891 durch Sprengel

Inzidenz: selten

Prädilektionsalter: Geburt bis erste Lebensmonate

Ätiologie: während des 3. Schwangerschaftsmonats fehlender Descensus der Skapula aufgrund einer fibrösen oder knöchernen (Os omovertebrale) Verbindung des medialen Processus zu unteren Halswirbelkörpern unklarer Genese: genetische Faktoren (familiäre Häufung); in 75% der Fälle assoziierte Fehlbildungen, wie Anomalien der HWS (Klippel-Feil-Syndrom)

Klinisches Bild: Hochstand der Schulter bis zu 10 cm mit außenrotierter Skapula, eingeschränkte Schulterabduktion, ipsilateral verkürzte Halsmuskulatur; ggf. Os omovertebrale zwischen HWS und Skapula tastbar

DD: Schiefhals bei physiologischer frühkindlicher Asymmetrie bis zum 3.–5. Monat oder bei isolierten HWS-Fehlbildungen (Klippel-Feil-Syndrom), HWS-Tumor, entzündlichen (peripharyngeale Infektion mit Grisel-Syndrom), otogenen, ophthalmologischen, neurogenen und traumatischen Ursachen

Weiterführende Diagnostik: Skapula- und HWS-Röntgen in 2 Ebenen, ggf. neuropädiatrische, HNO-, Augen-Untersuchung

Behandlung: nur bei schwerer funktioneller Beeinträchtigung aufgrund einer Einschränkung der Schulterabduktion wird zwischen dem 4.–6. Lebensjahr eine operative Korrektur nach Green (oder König oder Woodward) (7.2) empfohlen, postoperativ Gilchristverband, dann mehrmonatige Haltungs-, Dehnungs- Kräftigungs-Therapie (5.2, 5.5, 5.6, 5.7)

Prognose: mit richtig indizierter operativer Behandlung gut, als Komplikationen Armplexusparese, Narbenkeloid, Exostosenbildung möglich

Literatur: Hefti, 2015
Leibovic et al., 1990

3.13 Obere und untere Plexusparese

Definition: Überdehnung, Zerrung oder Ausriss der Nerven des Plexus brachialis zwischen dem Austritt aus der Spinalwurzel bis zur Aufteilung in periphere Nerven; in 80% der Fälle obere Plexusparese (Duchenne-Erb) auf Höhe der 5.–6. Zervikalwurzel, seltener untere Plexusparese (Dejerine-Klumpke) auf Höhe der 8. Zervikal- bis 1. Thorakalwurzel; Brachial Plexus (Birth) Injury

Inzidenz: postpartal bei 0,04–0,25% aller Geburten (wegen Sectio abnehmend)

Prädilektionsalter: Geburt bzw. jedes Alter

Ätiologie: Manipulationen während der Geburt (insbesondere Steißlage) oder Trauma (insbesondere Motorradunfälle)

Klinisches Bild: je nach Lokalisation, Ausdehnung und Schwere der Schädigung unterschiedlich ausgeprägte sensorisch-motorische Ausfälle mit Wahrnehmungs- und Bewegungsstörung des Armes; obere Plexusparese: Parese der Schultermuskulatur, Ellbogenbeugung und UA-Supination; untere Plexusparese: Parese der UA- und Handmuskulatur (Pfötchen- oder Krallenstellung); bei Radialisparese Klumphand, bei Th1-Parese und Sympathikusbeteiligung zusätzlich Horner-Syndrom; später Schulter-Adduktions, Innenrotations- und Ellbogenbeuge-Kontrakturen möglich

DD: obere Plexusparese: Humerus- und Klavikula-Frakturen bzw. Epiphysenlösung, Schulterluxation und -gelenkinfekte; untere Plexusparese: erschwerte DD beim Neugeborenen: unreife Sensomotorik der Hand, Klumphand, partielle Radiusaplasie

Weiterführende Diagnostik: klinische Diagnose

Behandlung:

- bei postpartaler Plexusparese: Ziel der Therapie ist das Vermeiden sekundärer Muskel- und Skelettveränderungen (insbesondere kontrakte Gelenkfehlstellung) und Wachstumslenkung in Funktionsstellung durch Mobilisation und Kräftigungsbehandlung (5.2, 5.5, 5.6, 5.7); ggf. Orthesen (6.14, 6.15) mit/ohne Nervenrekonstruktion
- bei traumatischen Plexusparesen: neurochirurgische Nervenrekonstruktion in den ersten 9 Monaten; Bewegungstherapie, Elektrostimulation, Schmerzlinderung durch Armpositionierung, z. B. stabilisierende Schulterbandage; später ggf. motorische Ersatz-Operationen (7.4, 7.5, 7.6, 7.7)

Prognose: nach 18 Monaten Ist eine Prognose möglich, da kaum noch Besserung zu erwarten; bei oberer Plexusparese besser als bei unterer Plexusparese; bei postpartaler Parese in 90% der Fälle Remission, bei traumatischer Parese in 50% der Fälle

Literatur: Bahm, 2003; Brunner, 2015; Catena et al., 2022; de Matos et al., 2023

3.14 Sekundäre/neurogene Schulter-Arm-Handgelenk-Kontraktur

Definition: erworbene, durch Kräfteimbalance verursachte, strukturell fixierte Adduktions-Beuge-Innenrotations-Fehlstellung des Schultergelenkes, Beugefehlstellung des Ellbogengelenkes, Beuge- und Ulnar-Abduktion des Handgelenkes sowie Adduktion des Daumens mit (Teil-)Kontrakturen der Gelenkkapseln

Inzidenz: häufig, abhängig von der Zahl der Grunderkrankungen und unbehandelten bzw. rezidivierenden Sekundärschäden

Prädilektionsalter: in jedem Alter bei neuromotorischen Erkrankungen

Ätiologie: chronisch fehlende aktive und passive Arm- und Handbewegung und somit Überaktivität der Beuge-, Innenrotations-, Adduktionsmuskulatur mit progredienter Schrumpfung der dorsolateralen Gelenkkapseln, verursacht durch eine primäre und durch Non-Use verstärkte sensorische und motorische Störung mit logarithmischer Progredienz aufgrund pathologischer Hebelarme der betroffenen Muskulatur

Klinisches Bild: je nach Schweregrad schmerzhafte Einschränkung der Greif- und Stützfunktion bei unterschiedlich schwerer, teilflexibler bis strukturell fixierter Adduktions-Beuge-Innenrotations-Fehlstellung des Schultergelenkes, Beugefehlstellung des Ellbogengelenkes, Beuge- und Ulnar-Abduktion des Handgelenkes sowie Adduktion des Daumens; bei Kapselkontrakturen federnder Widerstand beim maximalen passiven Streckversuch

DD: Muskelschwäche der Antagonisten ohne (Teil-)Kontraktur, seltene knöcherne Fehlform

Weiterführende Diagnostik: Röntgen in 2 Ebenen, ggf. 3D-CT zur Operationsplanung

Behandlung: WICHTIG: je früher, umso weniger invasiv und wirkungsvoller! Bei Teilkontrakturen und Muskelschwäche: Therapie mit Mobilisation, Stimulation und Kräftigung inkl. Geräte- und Vibrationstherapie (5.1, 5.2, 5.4, 5.5, 5.6, 5.7, 5.15) und ggf. gelenkübergreifenden dynamischen Kompressionsorthesen, für Daumen und Handgelenk Silikonorthesen (6.14, 6.15) und nach strenger Indikationsstellung ggf. offene oder perkutane Myofasziotomien des M. pectoralis major (7.3), M. biceps brachii, M. brachioradialis (7.7, 7.6); bei Handgelenkfehlstellung ggf. funktionelle Arthrodese mittels FCU-Transfer auf ECR (7.8) oder knöcherne Arthrodese; bei Daumenadduktionsfehlstellung ggf. OP nach Matev (7.9)

Prognose: bei graduell abgestimmter, konservativer und operativer Behandlung günstig; Über- und Unterkorrekturen sind selten; ohne Behandlung Immobilität und Arthroseentwicklung

Literatur: Dussa & Lewens, 2021

3.15 Fingerfehlbildungen: Syndaktylie, Polydaktylie

Definition:
Syndaktylie: fehlende komplette oder inkomplette Trennung zweier oder mehrerer Finger
Polydaktylie: zusätzliche Fingeranlage
Fingeraplasie: fehlende Fingeranlage
Inzidenz: Syndaktylie: häufig mit 0,2%, mehr Knaben 2:1; andere Fingerfehlbildungen: sehr selten
Prädilektionsalter: Geburt
Ätiologie: Syndaktylie: fehlende Trennung in der 6.–8. Schwangerschaftswoche, 70% spontan, sonst autosomal-dominant; häufig syndromal
Klinisches Bild: fusionierte, zusätzliche oder fehlende Finger; im Kleinkindalter kaum, später deutliche funktionelle Einschränkung des Greifens
DD: Unterscheidung zwischen weichteiliger, ossärer und komplexer Fingerfehlbildung mit assoziierten Hand- und Unterarmfehlbildungen
Weiterführende Diagnostik: Röntgen in 2 Ebenen, Zielaufnahmen und Fotodokumentation inkl. Funktion
Behandlung:

- Syndaktylie: je schwerer, desto früher die operative Trennung durch spezialisiertes Zentrum für Kinderhandchirurgie: Akrosyndaktylie mit 4 Monaten, ossäre Syndaktylie mit 8 Monaten, einfache Syndaktylie im 2. Lebensjahr; postoperative Schmerztherapie, Mobilisation und Kräftigung (5.1, 5.2, 5.5)
- Polydaktylie: Resektion des 6. Fingers (4. Monat bis Anfang 2. Lebensjahr)
- bei Daumen- und Fingeraplasie Pollizisation bzw. Fingertransfer im 2. Lebensjahr; später ggf. Fingerprothese

Prognose: sehr günstig; oft Nachkorrekturen notwendig
Literatur: Mahindroo & Tabaie, 2023

3.16 Pollex flexus congenitus

Definition: Streckhemmung des Daumenendglieds
Inzidenz: selten, bilateral in 30% der Fälle
Prädilektionsalter: postpartal bis Kleinkindalter
Ätiologie: unklar, genetische und mechanische Faktoren, die zu einer knotigen Verdickung der Beugesehne auf Höhe des 1. Ringbandes mit Stenose führen
Klinisches Bild: fixierte Beugestellung des Daumenendglieds mit palpierbarem Knötchen der Beugesehne
DD: angeborene Muskel- oder Hautverkürzungen über den Daumengelenken, Klinodaktylie, im späteren Kindesalter schnellender Finger durch Tenosynovialitis
Weiterführende Diagnostik: keine, da typisches klinisches Bild
Behandlung:

- Versuch mit Nachtlagerungsorthese (6.15) und Mobilisation (5.6)
- ab 2. Lebensjahr vollständige operative Durchtrennung des betroffenen Ringbandes (7.10) mit sofortiger Mobilisation des Daumens (5.1, 5.5)

Prognose: sehr gut; seltene Komplikation: Verletzung der begleitenden Nerven
Literatur: Blauth & Pede,1992
Medina et al., 2008

3.17 Kielbrust (Pectus carinatum)

Definition: Kielbrust: kielförmige Vorwölbung des Sternums mit dem angrenzenden Thoraxbereich; Pigeon Chest

Inzidenz: 0,01%

Prädilektionsalter: Kleinkind- bis Schulalter

Ätiologie: unklar; genetische (familiäre Häufung) und mechanische Faktoren; sekundär bei Skoliose, M. Scheuermann, Kollagenerkrankungen (Marfan-Syndrom), Rachitis, Mukopolysaccharidosen

Klinisches Bild: nicht schmerzhafte, meist leicht progrediente, etwas asymmetrische Vorwölbung des Sternums und der angrenzenden Rippen

Weiterführende Diagnostik: Röntgen (seitlicher Thorax)

Behandlung: frühe Nachtlagerungskorrektur-Orthese; sehr selten operative Korrektur

Prognose: gut

Literatur: Hefti, 2015
Wiedenhöfer et al., 2023

3.18 Trichterbrust (Pectus excavatum)

Definition: Trichterbrust: Einziehung des Sternums mit dem angrenzenden Thoraxbereich; Funnel Chest

Inzidenz: 0,1%, mehr Knaben 3:1

Prädilektionsalter: Kleinkind- bis Schulalter

Ätiologie: unklar; genetische (familiäre Häufung) und mechanische Faktoren; sekundär nach Thorakotomien bei Herzoperationen, bei Skoliose, Kyphose und M. Scheuermann

Klinisches Bild: nicht schmerzhafte, meist leicht progrediente, etwas asymmetrische Einziehung des Sternums und der angrenzenden Rippen; < 2 cm leicht, 2–5 cm mittelstark, > 5 cm schwere Form

Weiterführende Diagnostik: Röntgen (seitlicher Thorax); bei schwerer Form Herz- und Lungenfunktionsprüfung

Behandlung:

- leichte und mittelstarke Formen: Muskelkräftigung und Atemgymnastik (5.3, 5.5, 5.8)
- schwere Formen: ggf. Therapieversuch mit Unterdruck (Saugglocke) oder operative Korrektur zwischen 2.–6. Lebensjahr mit postoperativer Muskelkräftigung und Atemgymnastik (5.3, 5.5, 5.8)

Prognose: gut

Literatur: Hefti, 2015
Wiedenhöfer et al., 2023

3.19 Morbus Scheuermann

Definition: Wachstumsstörung der Wirbelkörpergrund- und -deckplatten der Brust- und/oder Lendenwirbelsäule im Jugendalter; Kyphosis juvenilis; Scheuermann's Disease; Erstbeschreibung 1921 durch Holger Werfel Scheuermann (1877–1960; Orthopäde und Radiologe in Kopenhagen)

Inzidenz: je nach Kriterien 1–20%

Prädilektionsalter: Adoleszenz

Ätiologie: unklar; genetische und mechanische Faktoren (Risiko bei Rundrückenfehlhaltung, psychischer Belastung, hochwüchsigen Leistungssportlern, Osteoporose)

Klinisches Bild: selten schmerzhafter Hohl-Rundrücken (thorakale Form) oder häufig schmerzhafter Flachrücken (lumbale Form); Verkürzung der Pectoralis- und ischiocruraler Muskulatur; assoziierte Skoliose oder Spondylolyse

DD: flexible Kyphosehaltung, Keilwirbel: Kompressionsfraktur

Weiterführende Diagnostik: Röntgen in 2 Ebenen, Diagnose bei thorakaler Kyphose > 50°, typisch: unregelmäßige Grund- und Deckplatten, verschmälerte Bandscheibenräume, Keilwirbel, Randleistenhernien und Schmorl'sche Knötchen

Behandlung:

- Mobilisation von Verkürzungen und Kräftigung der Rumpfmuskulatur, Sportberatung (5.1, 5.2, 5.5, 5.6, 5.17)
- Vermeidung vertikaler Überlastung
- ab 50° bei passiver Korrigierbarkeit individuelle Reklinationsorthese (6.13) (Kyphosescheitel im kaudalen Brustwirbelsäulenbereich kann Entwicklung der Wirbelkörperkeilform stoppen)
- selten operative Korrektur

Prognose: Erkrankungsstopp nach dem 18. Lebensjahr; dann fixierte BWS-Kyphose: < 50° gut, 50–70° intensiverer Rückenschmerz, < 70° Progredienz möglich; lumbale Formen: ungünstiger

Literatur: Abel et al., 2023
Hefti, 2015
Ragborg et al., 2020

3.20 Strukturelle idiopathische Skoliose

Definition: strukturelle, nicht flexible, seitliche und dreidimensionale Verkrümmung der Wirbelsäule > 10° nach Cobb; Ausschluss einer Ursache (Fehlbildung, intraspinale, extraspinale Pathologie, sekundäre/neurogene Skoliose) mittels differenzierter Anamnese und Abklärung, bevor die Diagnose „idiopathische Skoliose" gestellt werden kann

Inzidenz: häufige Adoleszentenskoliose: 3%, mehr Mädchen; seltene infantile und juvenile Form

Prädilektionsalter: < 4. Lebensjahr infantil; 4.–10. Lebensjahr juvenil; > 10. Lebensjahr adoleszent

Ätiologie: unklar; Missverhältnis des Wachstums der ventralen und dorsalen Wirbelkörperanteile

Klinisches Bild: asymmetrischer Schulterstand, Beckenstand, Taillendreiecke, häufige, meist s-förmige rechtskonvex-thorakale/thorakolumbale-lordotische idiopathische Adoleszenten-Rotationsskoliose, seltene meist linkskonvex-thorakal-kyphotische infantile oder juvenile Form; juvenile Skoliose: in 95% Zunahme um 1–3°/Jahr, während Pubertät 5–10°/Jahr, nach Wachstumsabschluss gering

DD: sekundäre Skoliose bei bekannten intraspinalen (Fehlbildung, Syringomyelie, CRMO, Tumor etc.) und extraspinalen Ursachen (Status nach kardialer Operation in der frühen Kindheit, Ösophagusatresien etc.), speziell bei lumbalen oder hochthorakalen Krümmungen

Weiterführende Diagnostik: Röntgen der gesamten Wirbelsäule in 2 Ebenen stehend, MRT, CT zum Ausschluss von kausalen Faktoren; Bending-Aufnahmen für die Korsett- und Operationsplanung

Behandlung:

- ab 10° Mobilisation, Kräftigung und Koordinationstraining der gesamten Rumpfmuskulatur (Schroth-Methode) und Sportberatung (5.2, 5.4, 5.5, 5.17)
- ab 20° (bis 50°) während des Wachstums z. B. Cheneau-Korsett-Versorgung (6.13)
- ab 40–50° operative Korrektur (Spondylodese) (7.14)

Prognose: umso schlechter, je jünger das Kind, je höher und stärker die Krümmung; Progredienz, Schmerzen, Thoraxdeformierung und Lungenfunktionsstörung können mit abgestuft indizierter Therapie, Korsettbehandlung und Operation reduziert werden

Literatur: Hefti, 2015
Kastrinis et al., 2023
Negrini et al., 2018

3.21 Sekundäre/neurogene Skoliose

Definition: seitliche Verkrümmung der Wirbelsäule > 10° nach Cobb aufgrund einer primären Ursache

Inzidenz: häufig

Prädilektionsalter: jedes Alter

Ätiologie: intraspinale (Fehlbildung, Syringomyelie, CRMO, Tumor, Trauma etc.) oder extraspinale Ursachen (Beinlängendifferenz, Status nach kardialer Operation in der frühen Kindheit, Ösophagusatresie etc.) speziell bei lumbalen oder hochthorakalen Krümmungen, sensomotorische Störung (cerebrale, spinale und neuromuskuläre Bewegungsstörung), Rumpfhypotonie bei Syndromen, Kollagenerkrankungen

Klinisches Bild: je nach Ursache s-förmige (meist intraspinale) oder c-förmige (meist neuromuskuläre) links-/rechtskonvexe thorakale und/oder lumbale Skoliose mit/ohne Kyphose- oder Lordose-Komponente; im Kindesalter meist flexibel, ab dem Adoleszentenalter zunehmend strukturell fixiert

DD: idiopathische Skoliose

Weiterführende Diagnostik: Röntgen in 2 Ebenen, MRT, CT; Bending-Aufnahmen für die Korsett- und Operationsplanung

Behandlung: Da die Ursache bekannt ist, kann früh mit Screening, Prävention und Frühbehandlung begonnen werden:

- wenn möglich Beseitigen der Ursache (z. B. Stabilisierung bei Rumpfhypotonie, Ausgleich einer Beinlängendifferenz, Stabilisierung einer unilateralen Hüftluxation), Balancierung des Kräftegleichgewichtes durch Mobilisation und Kräftigung sowie Koordinationstraining der gesamten Rumpfmuskulatur (5.2, 5.4, 5.5, 5.6, 5.7, 5.10)
- bei Rumpfinstabilität und Sitzinstabilität rumpfstabilisierende Orthetik (6.12), Sitzhilfe (6.18) oder Sitzschale (6.19) zur Verbesserung der Kopfkontrolle, Wahrnehmung und Handfunktion; bei Nicht-Gehfähigen dynamische Stehtherapie, Lokomotion, Ganzkörpervibration (5.12, 5.14, 5.16),
- ab 40–50°, bei schwerer Muskelschwäche/Muskelerkrankungen ab 20° operative Korrektur (Spondylodese) (7.14), wobei die Sitz-, Steh- und Geh-Funktion beachtet werden muss
- bei Fehlbildungsskoliose Operation (VEPTR mit Nachdistraktionen) ab dem 2. Lebensjahr möglich

Prognose: je früher die Behandlung mit abgestuft indizierter Therapie, Korsettbehandlung und Operation, umso besser die Prognose

Literatur: Abel et al., 2023
Geiger, 2021
Hefti, 2015
Strobl, 2013

3.22 Spondylolyse und Spondylolisthesis

Definition:

Spondylolyse: Unterbrechung der Pars interarticularis des Wirbelbogens

Spondylolisthesis: Gleiten eines Wirbelkörpers auf dem anderen nach ventral und evtl. in die Kyphose; in 80% der Fälle 5. Lendenwirbelkörper, in 15% der Fälle 4. Lendenwirbelkörper

Inzidenz: 5–7%

Prädilektionsalter: meist ab dem Jugendalter

Ätiologie: mechanische und genetische Faktoren; Leistungssportler mit Hyperlordosierungsbelastung der Lendenwirbelsäule

Klinisches Bild: in der Hälfte der Fälle asymptomatisch, Hohlkreuz, evtl. Stufenbildung zwischen Dornfortsätzen tastbar, gelegentlich Lendenstrecksteife; Schmerzverstärkung bei Reklination

DD: Hyperlordose der Lendenwirbelsäule

Weiterführende Diagnostik: Röntgen der Lendenwirbelsäule anterior/posterior und seitl. Schrägaufnahme; Grad der Verschiebung nach Meyerding (> 25%: Stadium I, 25–50%: Stadium II, 50–75%: Stadium III, > 75%: Stadium IV) siehe Abb. 3.22.

Abb. 3.22 Stadien I-IV der Spondylolisthesis

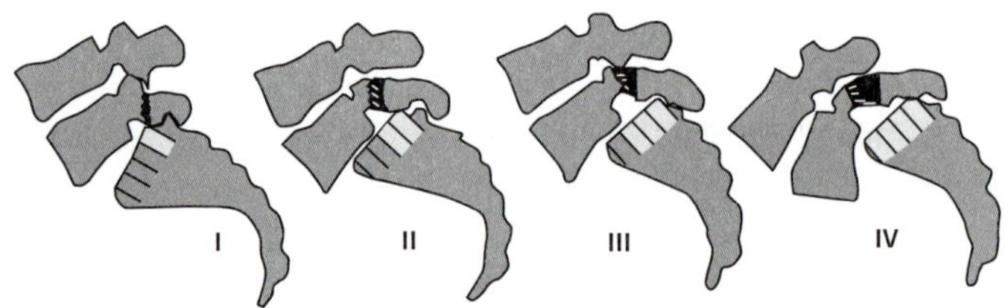

Behandlung:

- Stadium I: keine;
- Stadium II: belastenden Sport vermeiden, bei Schmerz Mobilisation, Muskelkräftigung, Sportberatung (5.1, 5.2, 5.17), ggf. Korsett (6.13) (oder selten Operation);
- Stadium III: dorsale Fusion (7.13);
- Stadium IV: Reposition und dorsale Fusion (7.13)

Prognose: umso besser, je geringer die Verschiebung

Literatur: Abel et al., 2023

3.23 „Angeborene" Hüftdysplasie und Hüftluxation (DDH)

Definition:
Hüftdysplasie: aufgrund einer Ossifikationsstörung zu steile Pfanne
Hüftsubluxation: teilweise Lateralisierung des Hüftkopfes mit Verformung von Limbus und Erker
Hüftluxation: Dislokation des Hüftkopfes aus der dysplastischen Pfanne; Developmental Dysplasia of the Hip (DDH)
Inzidenz: Hüftdysplasie: 2–4%, in 40% beidseits; Luxation: 0,4%
Prädilektionsalter: Diagnose beim Neugeborenen; Luxation postnatal
Ätiologie: unklare Persistenz der unmittelbar perinatal physiologischen Hüftinstabilität; genetische Faktoren, mehr Mädchen 6:1; häufiger bei Beckenendlage
Klinisches Bild: ipsilaterale Abspreizhemmung, Faltenasymmetrie, Instabilität/Luxierbarkeit, Beinlängendifferenz; später Hinken, persistierende Bewegungseinschränkung, positives Trendelenburg-Zeichen, progrediente Gelenkinkongruenz mit Coxarthroserisiko
DD: sekundäre/neurogene Hüftinstabilität, -dysplasie, -luxation; seltene teratologische Hüftluxation
Weiterführende Diagnostik: Säuglingshüftsonografie-Screening 1., 6., 12. Woche nach Graf; bei Luxation MRT (später Röntgen, CT) zur Therapiekontrolle und Operationsplanung

Abb. 3.23 Normale Entwicklung des Hüftgelenkes c) – f) nach konservativer Behandlung einer Hüftdysplasie im Säuglingsalter a) – b)

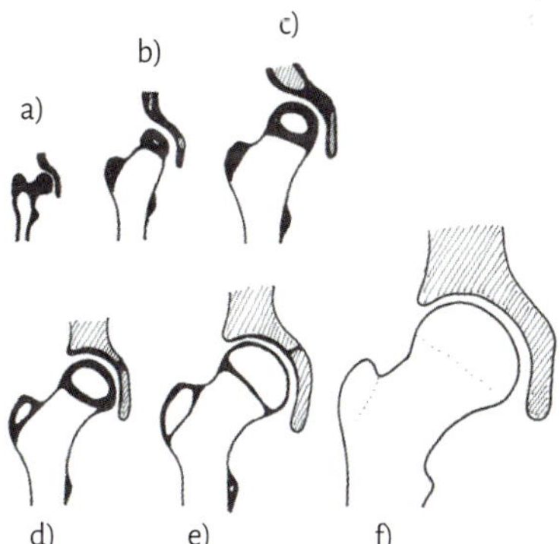

Behandlung:

- bei Hüftdysplasie frühzeitige Flexions-Abduktionsversorgung (Orthese, Pawlik-Bandage) (6.9)
- bei Hüftdysplasie ab dem Kleinkindalter: Pfannendachplastik

- bei Luxation im Säuglingsalter erst Reposition, dann Retention (Pawlik-Bandage und/oder Gips in Hockstellung nach Fettweis ohne/mit Operation (7.15)
- bei Luxation ab Gehbeginn: hüftgelenk-rekonstruktive Operation; postoperative Schmerztherapie, Mobilisierung, Kräftigung (5.1, 5.2, 5.5, 5.7)

Prognose: bei Frühbehandlung im Säuglingsalter sehr wirkungsvoll, ab dem Schulalter entwickelt sich wegen abnehmender Osteochondro-Plastizität häufig eine Präarthrose; Risiko einer Hüftkopfnekrose

Literatur: Heimann et al., 2023
Kiani et al., 2023
Lynch et al., 2023
Thallinger et al., 2014

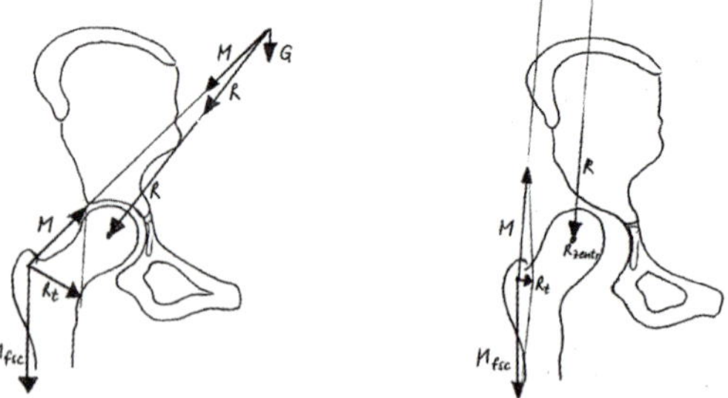

Abb. 3.24 a) normale Kräfteverhältnisse zentrieren den Femurkopf in der Gelenkpfanne
b) fehlende Kraft der Hüftabduktoren und -exensoren führt zu einer Instabilität

3.24 Sekundäre/neurogene Hüftinstabilität

Definition: biomechanisch und/oder sensomotorisch mangelnde, muskuläre Zentrierung des Femurkopfes in der Pfanne mit möglicher Lateralisierung, Subluxation, Kopf- und Pfannen-Fehlentwicklung und Hüftluxation
Inzidenz: bei BSCP 8% (GMFCS I) bis 96% (GMFCS V), Arthrogryposen 56%, SMA 52%, MMC 42%, frühkindliches Schädelhirntrauma 38%, Muskelerkrankungen 35%, HMSN 15%, Down-Syndrom 15%
Prädilektionsalter: jedes Alter, gehäuft im Kleinkindalter und im präpubertären Wachstumsschub
Ätiologie: Persistenz der perinatal physiologischen Instabilität oder spätere Entwicklung einer Hüftinstabilität aufgrund biomechanisch und/oder sensomotorisch mangelnder muskulärer und schwerkraftbedingter Zentrierung des Femurkopfes in der Pfanne (Abb. 3.24, s. S. 94 unten).
Klinisches Bild: Instabilität/Luxierbarkeit des Femurkopfes mit progredienter ipsilateraler Abspreizhemmung, Beinlängendifferenz und Funktionsverlust beim Gehen, Stehen und Sitzen und progredienter Gelenkinkongruenz mit Coxarthroserisiko; später progrediente, häufig schmerzhafte Hüftluxation und/oder Windschlagdeformität zur kontralateralen Seite
DD: sog. angeborene Hüftinstabilität, -dysplasie, -luxation; seltene teratologische Hüftluxation
Weiterführende Diagnostik: Säuglingsalter: Hüftsonografie; später Röntgen-Screening (inkl. 2-dimensionaler Migrationsindex nach Reimers, bei Luxation MRT (später Röntgen, CT) zur Therapiekontrolle und Operationsplanung
Behandlung: je nach Grunderkrankung, prinzipiell je früher, umso effektiver: Muskelkräftigung, Stehtherapie (5.1, 5.2, 5.4, 5.5, 5.6, 5.7, 5.10, 5.11, 5.12, 5.13, 5.14, 5.16) mittels dynamischer Stehorthese (6.10), Lokomotion, Ganzkörpervibration, symmetrisches Sitzen und Lagerung (Hüftabduktionsorthese) (6.9); bei Progredienz zusätzliche Interventionen bzw. Hüftrekonstruktion (offene Reposition, DVO und Pfannendachplastik) (7.16)
Prognose: am besten bei Screening, Prävention und Frühestbehandlung
Literatur: Strobl, 2009

3.25 Epiphysiolysis capitis femoris (ECF)

Definition: nichttraumatisches, chronisches und/oder akutes Gleiten und Dislokation der proximalen Femurepiphyse nach medio-dorsal während des Pubertätswachstumsschubes; Slipped Capital Femoral Epiphysis (SCFE)
Inzidenz: 0,05%, mehr Knaben 1,5–3:1; häufiger einseitig 4:1
Prädilektionsalter: Mädchen 11.–13. Lebensjahr, Knaben 12.–14. Lebensjahr
Ätiologie: unklar, vermutlich hormonelle, metabole, kollagene und/oder mechanische Faktoren; > 80% haben einen BMI von > 95. Perzentile; meist „acute-on-chronic"-Abrutsch
Klinisches Bild: Hüft- und/oder Knieschmerz, Außenrotationsschonhaltung, positives Drehmann-Zeichen (erzwungene Außenrotation bei passiver Hüftflexion), typischer Habitus: Dystrophia adiposogenitalis
DD: Entzündung, Tumor
Weiterführende Diagnostik: Röntgen anterior/posterior und axial (!) beidseitig zur Klassifikation (siehe Abb. 3.25), (Sonografie nicht ausreichend), MRT oder CT zur Operationsplanung,

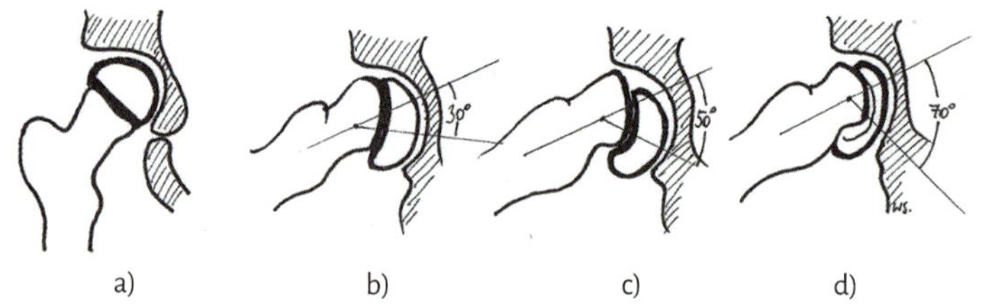

Abb. 3.25.1 Klassifikation des Schweregrades des Abrutschens der Femurkopfepiphyse: a) Normal, b) < 30° Abkippen, c) 30–50°, d) > 50°.

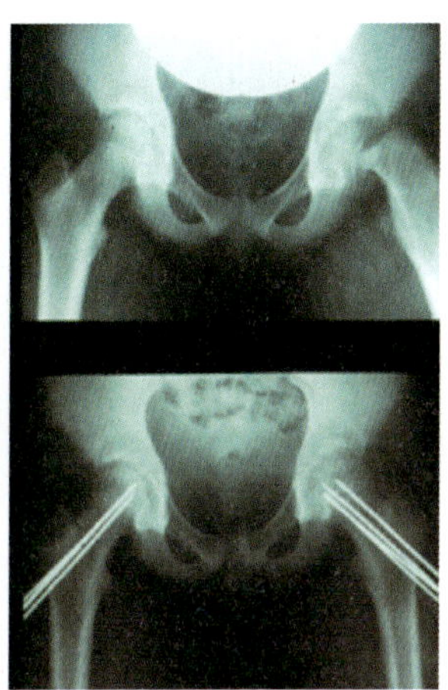

Abb. 3.25.2 Röntgen prä- (oben) und postoperativ (unten) nach Reposition und Fixation der linken und nach prophylaktischer Fixation der rechten Femurkopfepiphyse.

Behandlung: NOTFALL bei akuter Dislokation: Reposition und Fixation der Epiphyse:

- bis 30° Abkippwinkel: Bohrdraht- oder Schraubenstabilisierung inkl. prophylaktisch kontralateraler Hüfte (7.20)
- ab 30°: subkapitale oder intertrochantäre Umstellungsosteotomie, Operation nach Dunn
- postoperativ 6 Wochen Entlastung der betroffenen Hüfte, weitere 6 Wochen Teilbelastung, Mobilisierung des Hüftgelenkes und Kräftigungstherapie (5.1, 5.2, 5.5, 5.7, 5.17)
- Röntgen-Kontrolle nach 3 Monaten, dann alle 6–12 Monate bis Wachstumsabschluss

Prognose: abhängig vom Grad der Abkippung; bei schweren Formen sehr hohes Risiko für Hüftkopfnekrose und frühe Coxarthrose

Literatur: Hefti, 2015
Micciulli et al., 2023
Novais et al., 2012

3.26 Morbus Perthes

Definition: im Kleinkindalter auftretende ischämische Nekrose des Femurkopfes; kindliche aseptische Hüftkopfnekrose; Legg-Calvé-Perthes Disease (LCP); Erstbeschreibung 1910 durch Georg Clemens Perthes (1869–1927; Chirurg in Leipzig und Tübingen)
Inzidenz: 0,13% mehr Knaben 4:1, etwa in 20% der Fälle beidseitig zeitversetzt
Prädilektionsalter: 3.–10. Lebensjahr
Ätiologie: unklare Ursache der Ischämie; hypothetisch kongenitale Gefäßanomalie, hormonelle Dysregulation, Gerinnungsstörung; mit typischem Verlauf: Initial-, Kondensations, Fragmentations-, Reparations- und Ausheilungsstadium
Klinisches Bild: schmerzfreies Hinken oder plötzlich (oft nach Infekt oder Bagatelltrauma) auftretender Hüft- und/oder Knieschmerz, später Bewegungseinschränkung der IR, ABD und Adduktorenverkürzung
DD: Coxitis fugax, juvenile rheumatoide Arthritis, Entzündung, Tumor
Weiterführende Diagnostik: Röntgen in 2 Ebenen, MRT; Klassifikation nach Salter, Caterall und Herring

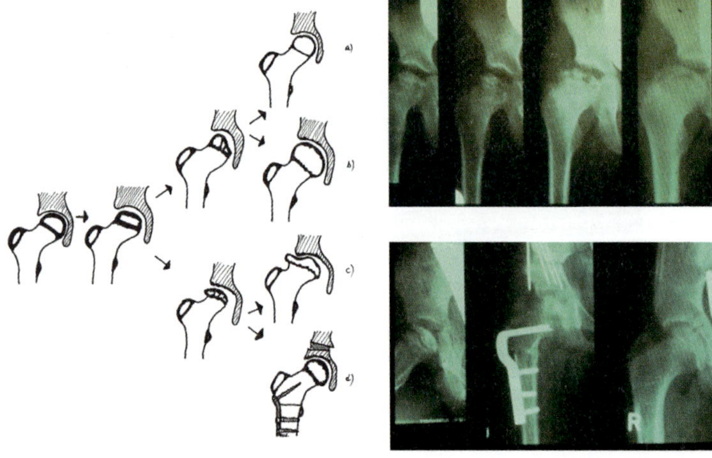

Abb. 3.26 Der Verlauf des Morbus Perthes ist bei < 50% Ausdehnung der Nekrose und Erhalt der lateralen Säule des Femurkopfes mit konservativer Behandlung sehr günstig und führt zu a) vollständiger Abheilung oder b) einem sphärischen und kongruenten Gelenk. Bei > 50% Ausdehnung der Nekrose und Höhenreduktion der lateralen Säule ist c) eine schwere Femurkopfdeformität und Gelenkdestruktion zu erwarten. Bei einer Umstellungsoperation des Femurs und der Hüft-

gelenkpfanne d) ist in etwa der Hälfte der Fälle die Entwicklung eines sphärischen und kongruenten Gelenks möglich.

Behandlung:

- Initialstadium: Versuch der Revaskularisierung mit Prostaglandin-Infusionen
- Kondensations- und Fragmentationsstadium: je nach Ausdehnung der Nekrose und Beweglichkeit: Therapieprinzip Bewegung ohne Überbelastung, passive Gelenkmobilisierung und aktive Kräftigung der Hüftabduktoren (5.1, 5.2, 5.5, 5.6, 5.7, 5.17)
- bei bildgebenden Risikofaktoren, wie Ausdehnung der Nekrose über mehr als 50% der Epiphyse (Klassifikation nach Salter B) oder Reduktion der lateralen Säule der Epiphyse (Klassifikation nach Herring B/C): zusätzliche operative Containment-Therapie mit varisierender und innenrotierender Femurosteotomie und Pfannendachplastik (Abb. 3.26)
- Reparations- und Ausheilungsstadium: verschiedene Salvage-Operationen
- orthopädietechnische Versorgung (Thomas-Splint-Schiene etc.) wurde durch das bewegungstherapeutische und operative Vorgehen ersetzt, ggf. temporär unterstützende Abduktionsnachtlagerungsorthese (6.9)

Prognose: abhängig von der Ausdehnung der Nekrose, Alter > 6. Lebensjahr und weibl. Geschlecht ungünstiger; bei schweren Formen sehr hohes Risiko für Femurkopfdeformation und sehr frühe Coxarthrose

Literatur: Hefti, 2015
Strobl, 2020

3.27 „Schnappende Hüfte“ (Coxa saltans)

Definition: Coxa saltans externa: ruckartiges, oft schmerzhaftes Springen des Tractus iliotibialis über den Trochanter major; „schnappende Hüfte“; Coxa saltans interna: Schnappen der Psoassehne

Inzidenz: häufiger bei Mädchen

Prädilektionsalter: 6.–18. Lebensjahr

Ätiologie: Beinlängendifferenz, generalisierte Bandlaxizität, prominenter Trochanter major

Klinisches Bild: beim Gehen und Stehen palpierbares Schnappen, bei Coxa saltans externa oft hör- und sichtbares schnelles Springen des Tractus über den Trochanter; bei entspannter Muskulatur im Liegen nicht auslösbar; ggf. sekundär chronische Bursitis trochanterica

DD: Hüftsubluxation

Weiterführende Diagnostik: klinische Diagnose

Behandlung:

- ggf. Beinlängenausgleich;
- **bei Coxa saltans externa:**
  - bei milden Formen Dehnungs- und Kräftigungstherapie (5.2, 5.3, 5.6, 5.17) des M. tensor fasciae latae und M. glutaeus maximus
  - bei schmerzhafter Bursitis: lokale Infiltration von Lokalanästhetika, evtl. mit Cortison
  - bei schweren therapieresistenten Schmerzen: Fixation des Tractus am Trochanter oder Verlängerung des Tractus und Exstirpation der Bursa (7.22), postoperative Mobilisierung und Kräftigungstherapie;
- **bei Coxa saltans interna:**
  - bei milden Formen Dehnungs- und Kräftigungstherapie (5.2, 5.3, 5.6, 5.17) der Psoassehne, ggf. lokale Infiltration von Lokalanästhetika, evtl. mit Cortison,
  - bei schweren therapieresistenten Schmerzen: arthroskopische Tenotomie der Psoassehne postoperative Mobilisierung und Kräftigungstherapie

Prognose: gut

Literatur: Breusch et al., 2023

3.28 Femur-Antetorsions- und Femur-Retrotorsionssyndrom

Definition: ein- oder beidseitige strukturelle Femurfehlstellung in der Transversal/Rotationsebene, < 10° oder > 40° Antetorsion
Inzidenz: Coxa antetorta 15%
Prädilektionsalter: 6.–12. Lebensjahr
Ätiologie: retardierte, fehlende oder übermäßige Antetorsionsentwicklung des Schenkelhalses; bei Paresen und Plegien deutlich häufiger Antetorsionssyndrom
Klinisches Bild: Stolperneigung bei persistierendem, meist schmerzfreiem Einwärtsgangbild bei Femur-Antetorsionssyndrom, besonders bei Müdigkeit und Muskelschwäche verstärkt; progrediente Abduktions-Knick-Plattfüße und im Erwachsenenalter progrediente Coxarthrose bei Femur-Retrotorsionssyndrom
DD: Tibia-Innentorsion oder Tibia-Außentorsion, Pes adductus oder abductus, funktioneller Ein- oder Auswärtsgang bei Schwäche der Außen- oder Innenrotatoren
Weiterführende Diagnostik: MRT- oder CT-Torsionsmessung
Behandlung:

- bei milden Formen zwischen 10–40° Antetorsion meist keine Therapie, da die Kinder automatisch kompensieren
- bei neuromotorischen und Systemerkrankungen mit abgeschwächter Muskulatur ist eine frühestmögliche Kräftigungstherapie ab dem Säuglingsalter (5.2, 5.4, 5.11, 5.12, 5.16) indiziert
- bei strukturellen Torsionsfehlstellungen können Bewegungstherapie und Orthesen (Becker'sches Drehkabel) (6.6) keine ausreichende Korrektur erzielen, lediglich eine Beeinflussung der Schrittabfolge kann durch den Sohlenschnitt erreicht werden
- bei < 10° und > 40° Femur-Antetorsion ist eine intertrochantäre Derotation des Femurs (7.31) etwa ab dem 10. Lebensjahr indiziert (siehe Abb. 3.29); postoperative Mobilisierung und Kräftigungstherapie (5.2, 5.4)

HINWEIS: Die Entwicklung der typischen Coxa valga antetorta bei Cerebralparesen etc. verlangt nach einem vorausschauenden Vorgehen; das Verhindern der Entwicklung hat mehr Erfolgspotenzial als jede Orthese mit dem Ziel der Korrektur. Die aktuellen Empfehlungen reichen dafür derzeit nicht aus.
Prognose: bei Frühbehandlung bei neuromotorischen Erkrankungen (wie Cerebralparesen) und bei operativer Korrektur günstig; Rezidive sind selten
Literatur: Hefti, 2015
Landauer, 2021

3.29 Tibia-Innentorsions- und Tibia-Außentorsionssyndrom

Definition: ein- oder beidseitige strukturelle Tibiafehlstellung in der Transversal/Rotationsebene, < 10° oder > 40° Außentorsion

Inzidenz: sehr häufig

Prädilektionsalter: ab 4. Lebensjahr

Ätiologie: retardierte, fehlende oder übermäßige Außentorsionsentwicklung des Unterschenkels; bei Paresen und Plegien deutlich häufiger Tibia-Innentorsionssyndrom

Klinisches Bild: Stolperneigung bei persistierendem, meist schmerzfreiem Einwärtsgangbild bei Tibia-Innentorsionssyndrom; progrediente Abduktions-Knick-Plattfüße bei Tibia-Außentorsionssyndrom

DD: Femur-Ante- oder Femur-Retrotorsion, Pes adductus oder abductus, funktioneller Ein- oder Auswärtsgang bei Schwäche der Außen- oder Innenrotatoren

Weiterführende Diagnostik: MRT- oder CT-Torsionsmessung

Behandlung: bei milden Formen zwischen 10–40° Außentorsion meist keine Therapie; bei neuromotorischen und Systemerkrankungen mit abgeschwächter Muskulatur ist eine frühestmögliche Kräftigungstherapie ab dem Säuglingsalter (5.2, 5.4, 5.11, 5.12, 5.16) indiziert; bei strukturellen Torsionsfehlstellungen können Bewegungstherapie und Orthesen (6.6) keine ausreichende Korrektur erzielen, lediglich eine Beeinflussung der Schrittabfolge kann durch den Sohlenschnitt erreicht werden; bei < 10° und > 40° Tibia-Außentorsion ist eine supramalleoläre Derotation der Tibia (7.31) im Vorschulalter indiziert (siehe Abb. 3.29); postoperative Mobilisierung und Kräftigungstherapie (5.2, 5.4)

Prognose: mit operativer Korrektur günstig, Rezidive sind selten

Literatur: Hefti, 2015

Abb. 3.29

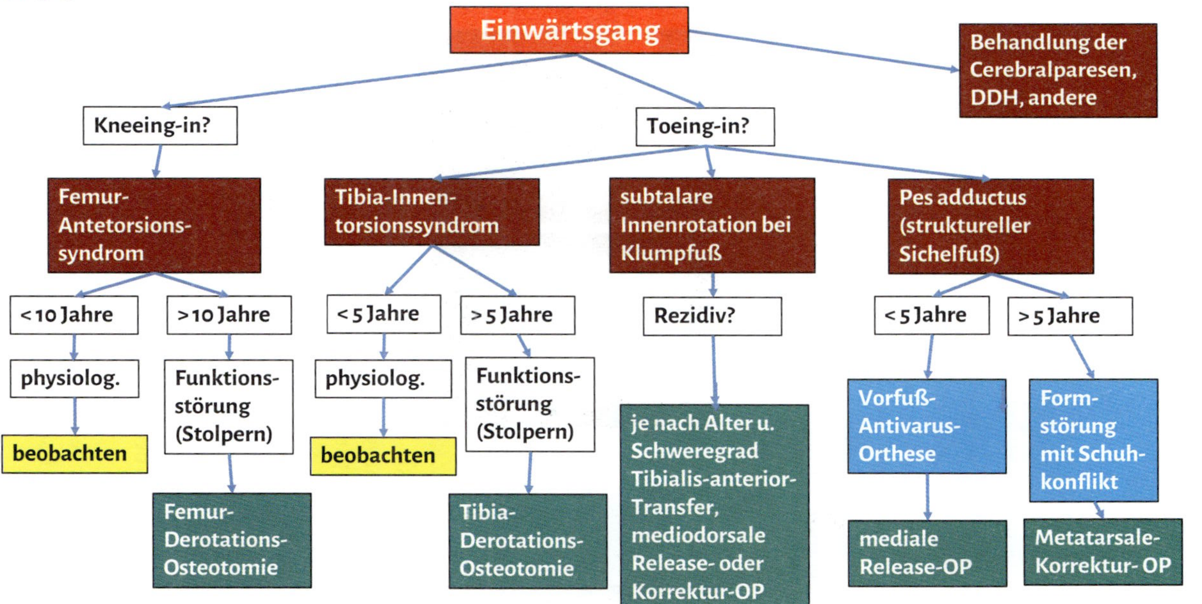

Abb. 3.29 Der Behandlungsalgorithmus beim Einwärtsgang ist abhängig von der exakten Diagnose, dem Alter des Kindes und dem Schweregrad der Funktionsstörung.

3.30 Pathologisches Genu valgum („X“) und Genu varum („O“)

Definition: progrediente oder statische ein- oder beidseitige Beinachsenfehlstellung in der Frontalebene

Inzidenz: sehr häufig

Prädilektionsalter: jedes Alter

Ätiologie: Veränderungen der Epiphysenfuge, wie durch Knochenstoffwechselerkrankung (z. B. Rachitis, Phosphatdiabetes), Trauma mit Epiphysenschädigung, Entzündung, Tumor, Morbus Blount, Systemerkrankungen (z. B. Epiphysäre Dysplasie, Achondroplasie), sog. morbide Adipositas

Klinisches Bild: auffällige Achsfehlstellung im Gehen, Stehen und Liegen ohne Bandinstabilität, selten belastungsabhängige Schmerzen bei Genu varum des medialen, bei Genu valgum des lateralen Kniekompartments

DD: physiologisches Genu valgum/varum, Kompensation bei Beinlängendifferenz

Weiterführende Diagnostik: Gesamtbeinröntgen anterior/posterior stehend (Abb. 3.30), Labor: Vitamin D, Kalziumphosphatstoffwechsel

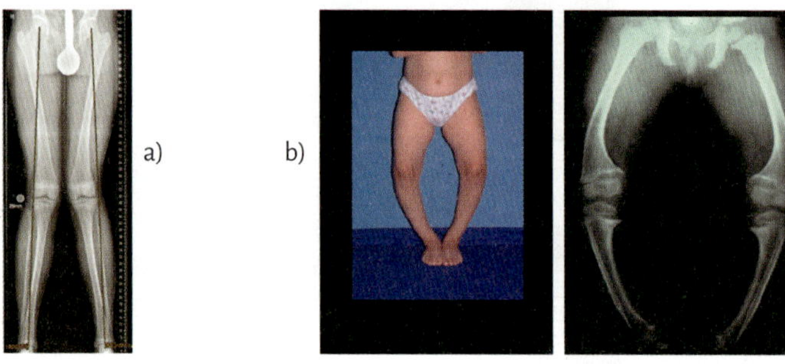

Abb. 3.30 Veränderte Hebelarme der Muskulatur und Kräfteeinwirkung auf die Gelenkflächen der gesamten Beinachse bei a) beidseitig pathologischem Genu valgum und b) beidseitig pathologischem Genu varum bei renaler Osteopathie.

Behandlung: Therapie der Grunderkrankung; keine Evidenz für Orthesen; temporäre Hemiepiphysiodese der distalen Femur- und/oder proximalen Tibia-Epiphysenfuge (7.27) bevorzugt im raschen Wachstum zwischen 10.–13. Lebensjahr; nach Wachstumsabschluss Umstellungsosteotomien; in schweren Fällen können Korrekturosteotomien ab dem Kleinkindalter notwendig sein; postoperative Mobilisierung und Kräftigungstherapie (5.2, 5.4)

Prognose: mit operativer Behandlung sehr gut, wenn Grunderkrankung behandelbar, ohne Behandlung Risiko für Sekundärschäden der Kniegelenke

Literatur: Hefti, 2015
Landauer, 2013

3.31 Sekundäre/neurogene Kniebeugekontraktur

Definition: erworbene, durch Kräfteimbalance verursachte, strukturell fixierte Beugefehlstellung bei Kapselkontraktur des Kniegelenkes

Inzidenz: häufig, abhängig von der Zahl der Grunderkrankungen und unbehandelten bzw. rezidivierenden Sekundärschäden

Prädilektionsalter: in jedem Alter bei neuromotorischen Erkrankungen

Ätiologie: fehlende aktive und passive Kniestreckung und somit Überaktivität der Kniegelenkbeugemuskulatur mit progredienter Schrumpfung der dorsalen Kniegelenkkapsel, verursacht durch eine primäre und durch Non-Use verstärkte sensorische und motorische Störung mit logarithmischer Progredienz aufgrund pathologischer Hebelarme der betroffenen Muskulatur

Klinisches Bild: je nach Schweregrad schmerzhafte, unterschiedlich schwere, fixierte Beugefehlstellung des Kniegelenkes; federnder Widerstand beim maximalen passiven Streckversuch; beim Stehen und in der Standphase können die Gastrocnemii nicht mehr als Stabilisatoren der Kniestreckung eingesetzt werden, sodass ein deutlich erhöhter Energieaufwand mit kürzerer Standphase und Kauergang erfolgen kann.

DD: nur aktive Fehlstellung durch Quadricepsschwäche, knöcherne Antetorsionsfehlstellung

Weiterführende Diagnostik: Röntgen in 2 Ebenen, ggf. 3D-CT zur Operationsplanung

Behandlung: ACHTUNG: je früher, umso weniger invasiv und wirkungsvoller!

- bei milden Formen mit Quadricepsschwäche: Therapie mit dorsaler Mobilisation, ventraler Stimulation und Kräftigung (5.2, 5.5, 5.6, 5.7, 5.11, 5.12, 5.16) inkl. Lokomotions- und Vibrationstherapie und knieübergreifender dynamischer Kniestreck-Kompressionsorthese (6.7, 6.8, 6.15); evtl. Patelladistalisierung und/oder temporäre distale ventrale Femurhemiepiphyseodese
- bei schwerer struktureller Kniebeugekontraktur: kein Kapselrelease, sondern ventrale Closed-Wedge-Femur-Extensionsosteotomie mit Patelladistalisierung (vor Wachstumsabschluss Patellaligament-Verkürzung, nach Wachstumsabschluss Tuberositas-tibiae-Distalisierung) (7.18), postoperative Frühmobilisation mit Streckorthese (6.7, 6.8, 6.15)

Prognose: bei graduell abgestimmter konservativer und operativer Behandlung günstig; Über- und Unterkorrekturen sind selten; ohne Behandlung Immobilität und Arthroseentwicklung

Literatur: Grisch & Dreher, 2021

Abb. 3.31

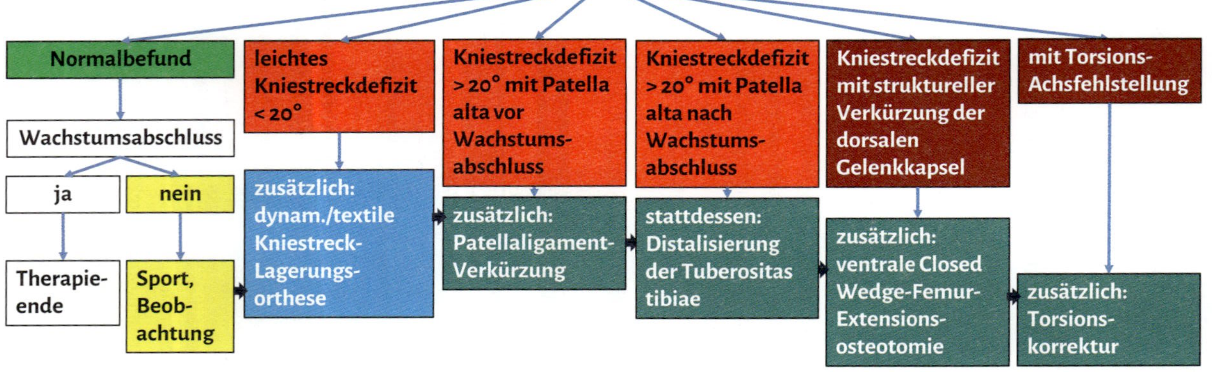

Abb. 3.31 Der Behandlungsalgorithmus bei sekundären und neurogenen Kniebeugekontrakturen ist abhängig vom Alter, der Muskelkraft des M. quadriceps und vom Schweregrad der fortschreitenden Funktionsstörung und Fehlstellung des Kniegelenkes

3.32 Patellaluxation

Definition: akute oder rezidivierende Dislokation der Patella aus ihrem Gleitlager nach lateral; auch kongenitale, habituelle, neurogene Formen

Inzidenz: 0,2–0,3%

Prädilektionsalter: in jedem Lebensalter abhängig von der Ursache

Ätiologie:

- traumatisch,
- kongenital,
- Genu-valgum-bedingt,
- bandlaxizitätsbedingt,
- neurogen (Patella alta),
- Vastus-medialis-Hypotrophie.

Klinisches Bild: akut: Blickdiagnose (CAVE: Begleitverletzungen!); chronisch: unspezifischer Knieschmerz, Hypotrophie des Vastus medialis, Schmerz bei Lateralverlagerung der Patella (Apprehension Sign), Hinweise auf Ätiologie prüfen: QWinkel, Achsfehlstellung, Bandelastizität, Patella-Position

Weiterführende Diagnostik: Röntgen in 2 Ebenen, Patella-Funktionsaufnahmen, MRT

Behandlung:

- akut und Erstluxation: abnehmbare Orthese für 6 Wochen und isometrische Kräftigung des Vastus medialis (5.2) und Patella-zentrierende Orthese (6.8)
- chronisch: Behandlung der Ursache, nur in sehr milden Fällen aktiv/passive Bewegungs- und Kräftigungstherapie des M. quadriceps (5.1, 5.2, 5.6, 5.17); meist ist eine operative Zentrierung der Patella mittels verschiedener Operationsverfahren erforderlich: MPFL-Plastik (7.25); Distalisierung und Medialisierung des Vastus medialis; Medialisierung der lateralen Patellasehne (vor Wachstumsabschluss, OP nach Goldthwait) oder der Tuberositas tibiae (nach Wachstumsabschluss, OP nach Elmslie); evtl. Trochleaplastik und/oderAchskorrektur; postoperative Teilbelastung und frühfunktionelle aktiv/passive Bewegungs- und Kräftigungstherapie (5.1, 5.2, 5.6, 5.17)

Prognose: nach Erstluxation nur 5% Rezidive

Literatur: Hefti, 2015
Sinikumpu & Nicolaou, 2023

3.33 Scheibenmeniskus

Definition: angeborene Scheiben- bzw. Plattenform meist des Außenmeniskus;

- Typ I/Wrisberg: hypermobil wegen fehlender Verankerung an der Tibia
- Typ II: kompletter Scheibenmeniskus
- Typ III: inkompletter Scheibenmeniskus; Discoid meniscus

Inzidenz: eher häufig; in 15% der Fälle Auftreten einer Osteochondrosis dissecans

Prädilektionsalter: meist ab dem 6. Lebensjahr symptomatisch

Ätiologie: unklar; vermutet wird eine embryonale Knorpelgewebeneubildung oder Persistenz einer primär vorliegenden Scheiben- bzw. Plattenform des Meniskus

Klinisches Bild: Diagnose ab dem Schulkind- oder Jugendalter aufgrund des bei endlagiger Beugung und Streckung auftretenden, charakteristischen, oft hörbaren Schnappens; im Kindesalter selten Schmerzen, bei Erwachsenen progrediente Symptomatik

DD: kongenitale Subluxation des Kniegelenks, Meniskuszysten, kongenitale Kreuzbandaplasie

Weiterführende Diagnostik: typisches Bild in der MRT; im Röntgen ggf. Verbreiterung des lateralen Gelenkspaltes

Behandlung:

- nur bei Beschwerden arthroskopische Sanierung mit Entfernung des zentralen pathologischen Meniskusanteils (7.29)
- bei Typ I/Wrisberg: Fixation des lateralen Hinterhorns; postoperative Mobilisierung und Kräftigungstherapie (5.1, 5.2, 5.6, 5.17)

Prognose: bei Teilentfernung besser; bei totaler Meniskusresektion höheres Arthroserisiko

Literatur: Hefti, 2015

3.34 Morbus Osgood-Schlatter

Definition: aseptische Knochennekrose der Tuberositas tibiae während der Pubertät; Erstbeschreibung 1903 durch Robert Bayley Osgood (1873–1956; Chirurg USA) und Carl Schlatter (1864–1934; Chirurg Schweiz)
Inzidenz: sehr häufig; 20% bei sportlich aktiven, 4,5% bei inaktiven; in 25–50% der Fälle beidseitig
Prädilektionsalter: zwischen 10.–15. Lebensjahr
Ätiologie: vermutlich durch rezidivierende Mikrotraumata mechanische Überlastung des Ansatzes der Patellasehne an der Tuberositas tibiae; gelegentlich Bildung nekrotischer Ossikel in der Patellasehne
Klinisches Bild: typischerweise nach sportlicher Belastung auftretende Schmerzen mit Druckdolenz der Tuberositas tibiae
DD: Buritis, Abszess
Weiterführende Diagnostik: klinische Diagnose; seitliches Röntgen zeigt ggf. Ossikel oder Fragmentation der Tuberositas tibiae
Behandlung:

- Schonung und Reduktion der sportlichen Aktivität
- bei akuten Beschwerden: Schmerztherapie (5.1, 5.6) inkl. Kryotherapie, Dehnung
- bei Schmerzpersistenz: 4–6 Wochen Immobilisation
- bei Ossikelbildung: ggf. Entfernung des Ossikels; postoperative Mobilisierung und Kräftigungstherapie (5.1, 5.2, 5.6, 5.17)

Prognose: nach Wachstumsabschluss sehr gut
Literatur: Hefti, 2015

3.35 Osteochondritis dissecans (OD)

Definition: herdförmige, aseptische Nekrose eines Knochenbezirkes mit der Gefahr der Ablösung als freier Gelenkkörper; meist am medialen Femurkondylus, Humerus und an der Talusrolle

Inzidenz: mehr Knaben 2:1

Prädilektionsalter: häufige juvenile Form bei Knaben 5.–14. Lebensjahr, Mädchen 5.–13. Lebensjahr; seltene adulte Form

Ätiologie: unklar, genetische Faktoren, familiäre Häufung, rezidivierende Traumata mit mechanischer Überlastung durch Scherkräfte im Gelenk

Klinisches Bild: zu Beginn meist uncharakteristische, belastungsabhängige Schmerzen

DD: epiphysäre Osteochondrodysplasie

Weiterführende Diagnostik: Röntgen und MRT:

- Stadium I: initial; nur im MRT sichtbar
- Stadium II: Sklerose
- Stadium III: Demarkierung durch Sklerosewall
- Stadium IV: Dissekatabstoßung, freier Gelenkkörper

Behandlung:

- Stadium I–II: Therapieprinzip Bewegung ohne Überbelastung, passive Gelenkmobilisierung und aktive Muskelkräftigung (5.1, 5.2, 5.5, 5.6, 5.7, 5.17); orthopädietechnische Beeinflussung der Beinachse z. B. mittels Schuhaußenranderhöhung (6.1) zur Entlastung oder postoperative Entlastung
- Stadium II: ggf. retrograde Anbohrung (7.30) zur Revaskularisierung oder arthroskopischen Spongiosaplastik
- Stadium III: Refixation des Dissekats (7.30)
- Stadium IV: Rekonstruktion mittels Knorpel-Knochen-Transplantation (Mosaikplastik); postoperative Mobilisierung und Kräftigungstherapie

Prognose: je jünger, desto besser; sonst Arthroserisiko, Restitutio ad integrum bei 60%

Literatur: Cabral et al., 2023
Hefti, 2015

3.36 Apophysitis calcanei (Morbus Haglund-Sever)

Definition: aseptische Osteochondrose der Kalkaneusapophyse; Sever's Disease; auch Morbus Haglund-Sever; Erstbeschreibung 1907 durch Patrick Haglund (1870-1937, Orthopäde und Chirurg Schweden) und 1912 durch Warren Sever (1878-1964, Orthopäde USA)

Inzidenz: sehr häufig; mehr Knaben; häufigste Ursache für kindlichen Fersenschmerz

Prädilektionsalter: meist 8.–12. Lebensjahr

Ätiologie: vermutlich mechanische Überlastung, Barfußsport, Adipositas, Verkürzung des Musculus triceps surae

Klinisches Bild: belastungsabhängiger und Druckschmerz und evtl. Schwellung an der dorsalen Ferse über der Apophyse

DD: Osteomyelitis, Tumor

Weiterführende Diagnostik: Röntgen in 2 Ebenen zum Ausschluss der DD

Behandlung:

- symptomatisch: Schonung, Fersen-Geleinlage (6.3) oder Pufferabsatz (6.1) und Reiz am Schuhrand verhindern; Kräftigen der Dorsalextension, Mobilisierung und Dehnen der verkürzten Wadenmuskulatur (5.1, 5.2, 5.5, 5.6)
- bei Schmerzpersistenz ggf. US-Gips mit Entlastung der Ferse für 4 Wochen

Prognose: sehr günstig

Literatur: Hefti, 2015

3.37 Kongenitaler Sichelfuß (Pes adductus)

Definition: angeborene bzw. frühkindliche Adduktionsfehlstellung des Vorfußes im Lisfranc-Gelenk gegenüber dem Rückfuß; Metatarsus adductus
Inzidenz: 3% (alle Formen)
Prädilektionsalter: frühes Säuglingsalter
Ätiologie: unklar, vermutlich lagerungsbedingt und/oder aufgrund einer verzögerten sensomotorisch unreifen Überaktivität der Supinatoren gegenüber den Pronatoren (persistierender Kletterfuß des Neugeborenen) oder als Restdeformität nach Klumpfußbehandlung
Klinisches Bild: meist flexible, schmerzfreie Adduktionsfehlstellung des Vorfußes gegenüber dem neutralen Rückfuß (bei Rückfuß-Valgus: Serpentinen- bzw. „Z-Fuß"); in schweren nichtflexiblen Fällen später Schuhkonflikt mit Schmerzen
DD: Hallux varus, primärer oder sekundärer Klumpfuß, Tibia-Innentorsionssyndrom
Weiterführende Diagnostik: Röntgen in 2 Ebenen (siehe Abb. 3.37)

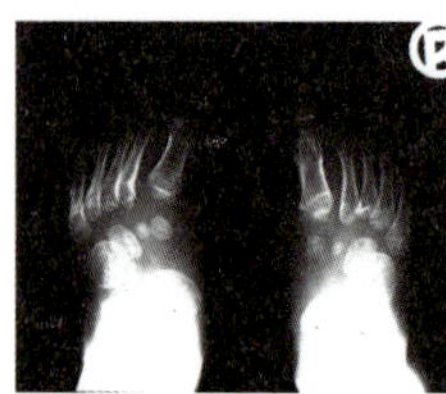

Abb. 3.37 Röntgenbild eines strukturellen Sichelfußes links

Behandlung:

- im 1.–6. Lebensmonat in Bauchlage Schaumstoffrolle, med. Mobilisierung, laterale Stimulation und Kräftigung (5.2, 5.5), Federgelenk-Orthesenschuh (6.6); in schweren, nichtflexiblen Fällen OS-Orthese (6.6) mit/ohne vorhergehende 2–4-wöchige Gipsredression
- bei Persistenz oder Rezidiven bis zum 7. Lebensjahr Antivarus-Einlagen (6.3) bzw. Antivarus-Sandalen und korrigierende US-Nachtlagerungsorthesen (6.15)
- ab dem 8. Lebensjahr orthopädische Maßschuhe (6.2), selten basisnahe Metatarsal-Korrekturosteotomien oder Open-Wedge-Osteotomie des Os cuneiforme mediale (7.41) notwendig

Prognose: günstig; ohne Behandlung persistieren meist nur schwere Formen und können einen juvenilen Hallux valgus oder Schuhkonflikt und Schmerzen entwickeln; Rezidive sind häufig
Literatur: Hefti, 2015
Mousafeiris et al., 2023
Niethard et al., 2009

3.38 Idiopathischer Klumpfuß (Pes equinovarus addductus)

Definition: angeborene, strukturell fixierte Fußfehlstellung mit Spitzfuß und Varus des Rückfußes sowie Adduktion und Supination des Vorfußes; idiopathischer Klumpfuß, Talipes equinovarus, Congenital Clubfoot

Inzidenz: 0,15%, mehr Knaben 2:1

Prädilektionsalter: ab Geburt

Ätiologie: unklare Persistenz der physiologischen Klumpfußstellung des Embryos nach der 10.–11. Schwangerschaftswoche. (vermutlich Noxe in der 9. Schwangerschaftswoche), genetische Faktoren (polygen), lokale Häufigkeit (Polynesien>Australien/Aborigines>Afrika>Europa>China und Japan)

Klinisches Bild: typisch ist die „leere" Ferse mit unterschiedlich flexibler (Grad I nach Dimeglio) bis stark fixierter (Grad IV) Spitzfuß-, Hohlfuß-, Rückfuß-Varus-, Vorfuß-Adduktion- und Vorfuß-Supination-Fehlstellung mit subtalarer Rotationsfehlstellung und Chopart-Gelenk-Subluxation, Hypotrophie des Triceps surae und der Peroneusgruppe

DD: Klumpfuß-Fehlhaltung, Pes adductus, fixierter Klumpfuß bei Heredopathien, wie Arthrogrypose-Syndromen, progredienter sekundärer Klumpfuß im Rahmen von Systemerkrankungen, wie Cerebralparesen und hereditären Neuropathien (siehe Abb. 3.38).

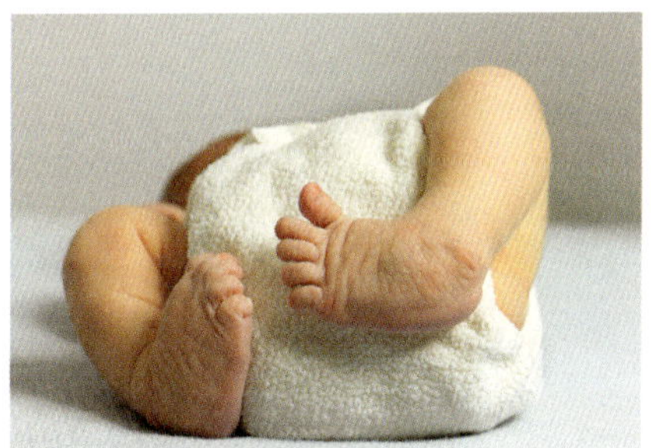

Abb. 3.38 Typische Atrophie des M. triceps surae und der Mm. peronei bei idiopathischen und angeborenen neuromuskulären Klumpfüßen.

Weiterführende Diagnostik: Röntgen in 2 Ebenen

Behandlung: ACHTUNG: je früher, umso weniger invasiv und wirkungsvoller!

- daher innerhalb der ersten postpartalen Tage Beginn mit etappenweiser Gipsredression nach Ponseti mit/ohne perkutaner Achillessehnentenotomie (7.32) (etwa in der 3.–4. Lebenswoche) und weiterer Gipsredression

- dieser ersten Behandlungsphase folgt eine 23-stündige Retention in der Außenrotationsorthese z. B. nach Dennis-Brown (6.6) für 3–4 Monate und weitere 3–4 Jahre zur Nachtlagerung; zusätzliche Schuhzurichtung (6.1)
- Therapie: medioplantare Mobilisierung und dorsolaterale Stimulation und Kräftigung (5.2, 5.5). Bei Rezidiven können eine Gipsredression, eine dorsomediale Weichteil-Release-Operation (7.33), ein Tibialis-anterior-Sehnentransfer (7.35) und/oder eine knöcherne Korrektur-Operation des Chopart-Gelenkes (7.38) notwendig sein.
- Bei persistierendem Rückfußvarus kann eine Kalkaneus-Verschiebeosteotomie indiziert sein.

Prognose: bei unmittelbar postpartal beginnender Redressions- und im Wachstumsalter konsequenter Retentionsbehandlung sehr günstig

Literatur: Böhm et al., 2007
Radler et al., 2013 und 2021

3.39 Sekundärer/neurogener Klumpfuß

Definition: erworbene, durch Kräfteimbalance verursachte, flexible bis strukturell fixierte Fußfehlstellung mit Spitzfuß und Varus der Rückfußes sowie Adduktion und Supination des Vorfußes

Inzidenz: unklar, abhängig von der Zahl der Grunderkrankungen und unbehandelten bzw. rezidivierenden Sekundärschäden

Prädilektionsalter: ab dem Säuglingsalter häufig bei neuromotorischen Erkrankungen und im höheren Alter häufig nach cerebralen Insulten

Ätiologie: Fehlsteuerung der Fußmuskulatur mit Ausfall bzw. Schwäche der Pronatoren und Überaktivität der Supinatoren des Fußes, verursacht durch eine primäre und durch Non-Use verstärkte, sensorische und motorische Störung mit logarithmischer Progredienz aufgrund pathologischer Hebelarme der betroffenen Muskulatur

Klinisches Bild: unterschiedlich schwere, flexible bis stark fixierte Spitzfuß-, Hohlfuß-, Rückfuß-Varus-, Vorfuß-Adduktion- und Vorfuß-Supination-Fehlstellung mit Chopart-Gelenk-Subluxation, Hypotrophie der Peroneusgruppe (Abb. 3.38).

DD: idiopathisches Klumpfuß-Rezidiv, fixierter Klumpfuß bei Heredopathien, wie Arthrogrypose-Syndromen

Weiterführende Diagnostik: Röntgen in 2 Ebenen, ggf. 3D-CT zur Operationsplanung

Behandlung: ACHTUNG: je früher, umso weniger invasiv und wirkungsvoller! (Abb. 3.39)

- bei Pronatorenschwäche: Therapie mit medioplantarer Mobilisierung und dorsolateraler Stimulation und Kräftigung (5.2, 5.5) und frühe US-Überkorrekturlagerungsorthese in max. Pronation und Dorsalextension (6.15)
- bei Pronatorenausfall: Fußheberorthese 6.5) oder Tibialis-anterior-Split-Transfer; bei flexibler Klumpfußfehlstellung: US-Orthesenversorgung (6.5)
- bei teilflexibler Klumpfußfehlstellung: dorsomediale Weichteil-Release-Operation und Tibialis-posterior-Sehnentransfer (7.36) auf den Fußrücken als Fußheberersatz
- bei schwerer struktureller Fehlstellung: orthopädische Maßschuhe (6.2) für eine plantigrade Belastung oder dorsomediale Weichteil-Release-Operation und Tibialis-posterior-Sehnentransfer auf den Fußrücken als Fußheberersatz mit knöcherner dorsolateraler Closed-Wedge-Osteotomie des Chopart-Gelenkes (7.38) notwendig
- Bei zusätzlichem Rückfußvarus kann eine Kalkaneus-Verschiebeosteotomie oder Triple-Arthrodese mit postoperativer Mobilisierung, Schmerz- und Kräftigungstherapie (5.1, 5.2, 5.5, 5.6, 5.7, 5.11, 5.12) sowie Orthesen- (6.5) und Schuhversorgung (6.2) indiziert sein.

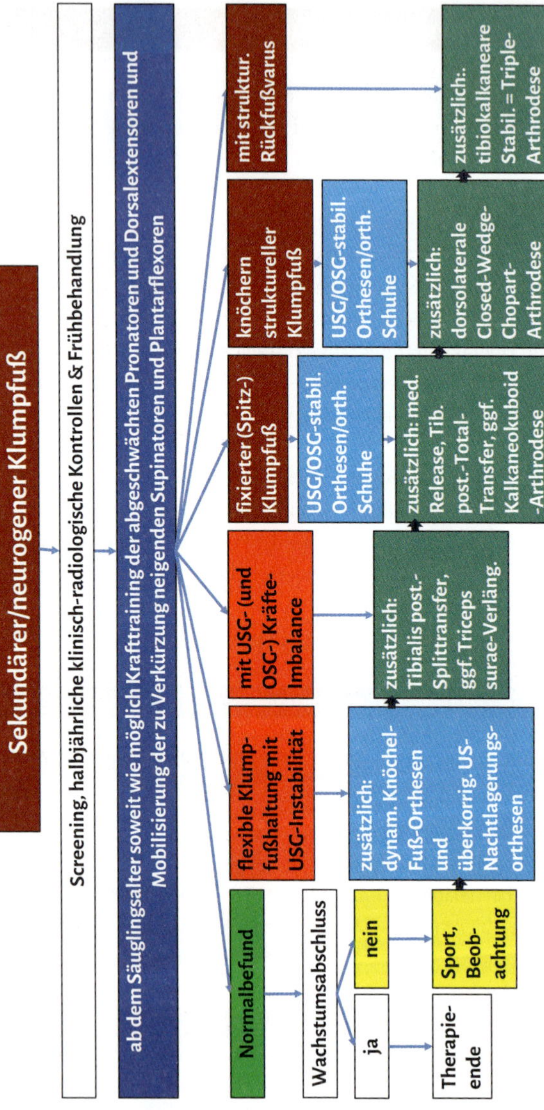

Abb. 3.39 Der Behandlungsalgorithmus bei sekundären und neurogenen Klumpfüßen ist abhängig vom Alter, der Muskelkraft der Pronatoren und Dorsalextensoren und vom Schweregrad der fortschreitenden Funktionsstörung und Fehlstellung des Fußes. In jedem Fall soll ein Gleichgewicht der Kräfte über dem oberen und unteren Sprunggelenk hergestellt werden.

Prognose: bei graduell abgestimmter konservativer und operativer Behandlung günstig; Über- und Unterkorrekturen sind selten; ohne Behandlung Arthroseentwicklung

Literatur: Döderlein, 2021
Strobl, 2023

3.40 Sekundärer/neurogener Hohlfuß

Definition: erworbene, durch Kräfteimbalance bei Schwäche der kurzen Fußmuskulatur verursachte, flexible bis strukturell fixierte Fußfehlstellung mit erhöhtem Fußlängsgewölbe und Distalisierung der Metatarsalköpfchen I-V mit Vorfuß-Fallfuß bzw. Vorfuß-Spitzfuß

Inzidenz: unklar, abhängig von der Zahl der Grunderkrankungen und unbehandelten bzw. rezidivierenden Sekundärschäden

Prädilektionsalter: ab dem Säuglingsalter häufig bei neuromotorischen Erkrankungen, wie hereditären Neuropathien und spinalen Erkrankungen

Ätiologie: Fehlsteuerung der Fußmuskulatur mit Ausfall bzw. Schwäche der kurzen Fuß/Zehenmuskulatur bei spinalen Erkrankungen und Fehlbildungen und peripheren Nervenschädigungen und -erkrankungen

Klinisches Bild: unterschiedlich schweres, flexibles bis stark fixiertes, erhöhtes Fußlängsgewölbe mit Vorfuß-Spitzfuß und Ballenhohlfuß

DD: Klumpfuß mit ausgeprägter Hohlfußkomponente

Weiterführende Diagnostik: Röntgen in 2 Ebenen, ggf. 3D-CT zur Operationsplanung

Behandlung: ACHTUNG: je früher, umso weniger invasiv und wirkungsvoller!

- bei beginnender Schwäche der kurzen Fuß-/Zehenmuskulatur: Therapie mit medioplantarer Mobilisierung und dorsolateraler Stimulation und Kräftigung (5.2, 5.5) und US-Überkorrekturlagerungsorthese in max. Dorsalextension mit Längsgewölbestreckung (6.15)
- bei Verkürzung der Plantarfaszie: zusätzlich perkutanes Plantarfaszienrelease nach Steindler (7.42)
- bei flexibler Ballenhohlfußfehlstellung: US-Fußheber-Orthesenversorgung (6.5)
- bei schwerer struktureller Hohlfußfehlstellung: Rückverlagerung der langen Zehenstrecker auf das Metatarsalköpfchen nach Jones als Vorfußheber-Ersatz mit knöcherner dorsaler Closed-Wedge-Osteotomie des Lisfranc-Gelenkes (7.43)
- Bei zusätzlichem Rückfußvarus kann eine Kalkaneus-Verschiebeosteotomie oder Triple-Arthrodese mit postoperativer Mobilisierung, Schmerz- und Kräftigungstherapie (5.1, 5.2, 5.5, 5.6, 5.7, 5.11, 5.12) sowie Orthesen- (6.15) und Schuhversorgung (6.2) indiziert sein.

Prognose: bei langsamer Progredienz und graduell abgestimmter konservativer und operativer Behandlung günstig; ohne Behandlung Hautulkus- und Arthroseentwicklung

Literatur: Döderlein, 2021

3.41 Kongenitaler Plattfuß (Talus vertikalis)

Definition: angeborene, strukturell fixierte Fußfehlstellung mit vertikal stehendem Talus, Schaukelfuß, Valgus des Rückfußes sowie Abduktion und Pronation des Vorfußes
Inzidenz: selten (relativ häufig als assoziierte Fehlbildung)
Prädilektionsalter: ab Geburt
Ätiologie: unklar, in 50% der Fälle isoliert, in 50% der Fälle assoziierte Fehlbildungen, z. B. bei MMC in 10% der Fälle, häufig bei Arthrogrypose-Syndromen, Trisomie 18, Prader-Willi-Syndrom, Neurofibromatose
Klinisches Bild: stark fixierte Spitzfuß-, Plattfuß-, Rückfuß-Valgus-, Vorfuß-Abduktion- und Vorfuß-Pronation-Fehlstellung mit Chopart-Gelenk-Subluxation, Hypotrophie des Tibialis posterior
DD: sekundärer/neurogener Knick-Plattfuß
Weiterführende Diagnostik: Röntgen in 2 Ebenen

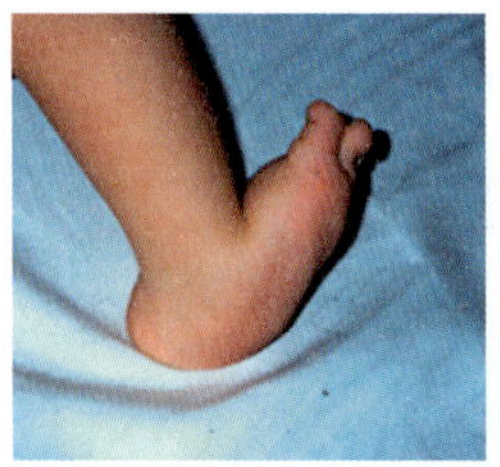

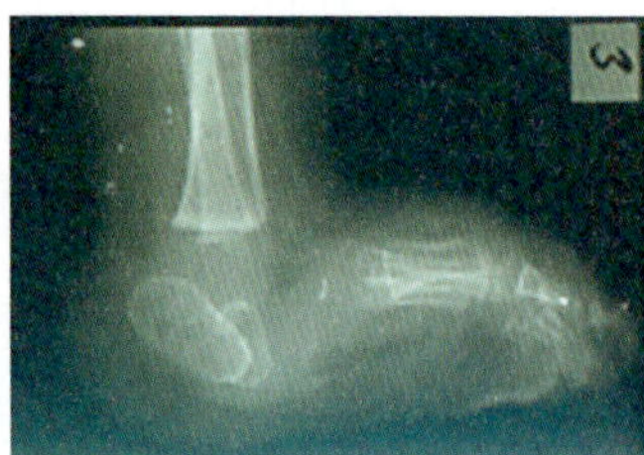

Abb. 3.41 Typisches klinisches und radiologisches Bild eines kongenitalen Plattfußes.

Behandlung:

- Versuch einer inversen Ponseti-Behandlung nach Dobbs mit Redressionsgipsen, perkutaner Achillessehnentenotomie und Retentionsbehandlung mit OUS-Lagerungsorthesen in Korrekturstellung (6.6)
- Therapie mit dorsolateraler Mobilisation und medioplantarer Stimulation und Kräftigung (5.2, 5.5)
- bei mangelndem Erfolg oder Rezidiven: operative Weichteil-Korrektur-Operation mit Talusreposition und temporärer Bohrdrahtfixation und postoperativer Mobilisierung, Kräftigung, Schuh- (6.2) und Orthesenversorgung (6.15)

Prognose: trotz frühen Behandlungsbeginns, korrekter Operationstechnik und konsequenter Orthesenversorgung besteht ein hohes Rezidivrisiko
Literatur: Eberhardt et al., 2011
Hefti, 2015

3.42 Knick-Plattfuß (Pes calcaneovalgus abductus)

Definition: durch Kräfteimbalance verursachte, flexible (meist Frühform) bis strukturell fixierte (meist Spätform) Fußfehlstellung mit abgeflachtem Fußgewölbe, Valgus des Rückfußes sowie Abduktion und Pronation des Vorfußes
Inzidenz: 20% alle Formen
Prädilektionsalter: ab dem Säuglingsalter
Ätiologie: ab Steh- und Gehbeginn physiologische Fußstellung, die durch Reifung der Sensomotorik und Verminderung der physiologischen Bandlaxizität sowie Femurantetorsion zwischen dem 4.–10. Lebensjahr allmählich eine Aufrichtung des Fußgewölbes erfährt; bei Persistenz sind meist eine familiäre Häufung, eine generalisierte Bandlaxizität oder ein deutlich erhöhtes Körpergewicht zu beobachten
Klinisches Bild: unterschiedlich schwere, flexible und aktiv gut korrigierbare bis stark fixierte Plattfuß-, Rückfuß-Valgus-, Vorfuß-Abduktion- und Vorfuß-Pronation-Fehlstellung mit Chopart-Gelenk-Subluxation, gelegentlich liegt eine Spitzfuß-Komponente vor; je nach Schweregrad belastungsabhängige Schmerzen
DD: sekundärer/neurogener Knick-Plattfuß, Talus vertikalis, tarsale Koaleszenz (Röntgen-Schrägaufnahme)
Weiterführende Diagnostik: Röntgen in 2 Ebenen
Behandlung:

- physiologisch: keine
- bei Triceps-surae-Verkürzung: Therapie mit dorsolateraler Mobilisation und medioplantarer Stimulation und Kräftigung (5.2, 5.5); US-Lagerungsorthese in 20° Supination und max. Dorsalextension (6.5)
- bei Bandlaxizität und Adipositas: Krafttraining und Knöchelfußorthesen (6.4)
- bei Schmerzen: sensomotorische Einlagen (6.3), ab 8.–10. Lebensjahr: subtalare extraartikuläre Schraubenarthrorise (SESA) (7.34),
- in schweren Fällen und bei Schmerzen: Kalkaneusverlängerung, Talonavikular-Verkürzungs-, Chopart- oder Triple-Arthrodese (7.40) und postoperative Mobilisierung, Kräftigung, Schuh- (6.2) und Orthesenversorgung (6.15)

Prognose: in den meisten Fällen auch ohne Behandlung sehr günstig; bei schweren Formen ist trotz rechtzeitiger konservativer und operativer Behandlung nicht immer eine dauerhafte Schmerzfreiheit erreichbar

Literatur: Carr et al., 2016
Hefti, 2015
Molina-Garcia et al., 2023
Niethard et al., 2009

3.43 Sekundärer/neurogener Knick-Plattfuß

Definition: erworbene, durch Kräfteimbalance verursachte, flexible bis strukturell fixierte Fußfehlstellung mit Spitzfuß und Valgus der Rückfußes und Abduktion und Pronation des Vorfußes

Inzidenz: unklar, abhängig von der Zahl der Grunderkrankungen und unbehandelten bzw. rezidivierenden Sekundärschäden

Prädilektionsalter: ab dem Säuglingsalter häufig bei neuromotorischen Erkrankungen

Ätiologie: Fehlsteuerung der Fußmuskulatur mit Ausfall bzw. Schwäche der Supinatoren und Überaktivität der Pronatoren des Fußes, verursacht durch eine primäre und durch Non-Use verstärkte, sensorische und motorische Störung mit logarithmischer Progredienz aufgrund pathologischer Hebelarme der betroffenen Muskulatur

Klinisches Bild: je nach Schweregrad schmerzhafte, unterschiedlich schwere, flexible bis stark fixierte Spitzfuß-, Plattfuß-, Rückfuß-Valgus-, Vorfuß-Abduktion- und Vorfuß-Pronation-Fehlstellung mit Chopart-Gelenk-Subluxation, Hypotrophie des Tibialis posterior

DD: Knick-Plattfuß-Rezidiv, angeborener Talus vertikalis bei Syndromen und Systemerkrankungen

Weiterführende Diagnostik: Röntgen in 2 Ebenen, ggf. 3D-CT zur Operationsplanung

Behandlung: ACHTUNG: je früher, umso weniger invasiv und wirkungsvoller!

- bei Supinatorenschwäche: Therapie mit dorsolateraler Mobilisation und medioplantarer Stimulation und Kräftigung (5.2, 5.5, 5.6); und US-Überkorrekturorthese in max. Supination und Dorsalextension
- bei Supinatorenausfall: Knöchelfußorthese oder Peroneus-brevis-Transfer
- bei flexibler Knick-Plattfuß-Fehlstellung: Knöchelfuß-Orthesenversorgung (6.4) oder subtalare, extraartikuläre Schraubenarthrorise (SESA) (7.35)
- bei teilflexibler Knick-Plattfuß-Fehlstellung: Orthesenversorgung (6.4) oder SESA und dorsolaterale Weichteil-Release-Operation sowie Peroneus-Sehnentransfer auf das Os naviculare als Supinatorenersatz
- bei schwerer struktureller Fehlstellung: bettende Maßschuh- (6.2) oder Orthesenversorgung; bei Hautproblemen: dorsolaterale Weichteil-Release-Operation und Peroneus-Sehnentransfer auf das Os naviculare als Supinatorenersatz mit medioplantarer Closed-Wedge-Osteotomie des Chopart-Gelenkes (7.40)
- Bei zusätzlichem Rückfußvalgus kann eine Kalkaneus-Verschiebeosteotomie oder Triple-Arthrodese mit postoperativer Mobilisierung, Kräftigung, Schuh- (6.2) und Orthesenversorgung (6.15) indiziert sein.

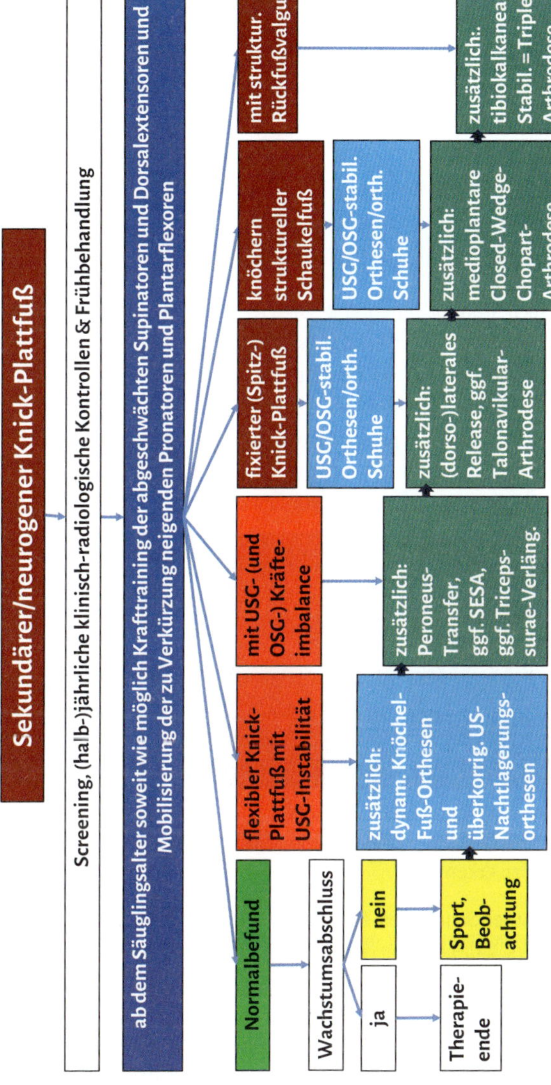

Abb. 3.43 Der Behandlungsalgorithmus bei sekundären und neurogenen Knick-Plattfüßen ist abhängig vom Alter, der Muskelkraft der Supinatoren und Dorsalextensoren und vom Schweregrad der fortschreitenden Funktionsstörung und Fehlstellung des Fußes. In jedem Fall soll ein Gleichgewicht der Kräfte über dem oberen und unteren Sprunggelenk hergestellt werden.

Prognose: bei graduell abgestimmter konservativer und operativer Behandlung günstig; Über- und Unterkorrekturen sind selten; ohne Behandlung Arthroseentwicklung

Literatur: Döderlein, 2021
Strobl, 2023

3.44 Tarsale Koaleszenz

Definition: angeborene, isolierte oder multiple Fehlbildungen einer knöchernen, knorpeligen oder fibrösen Brücke zwischen Knochen des Rück- und Mittelfußes; Auftreten als isolierte Form: meist Coalitio calcaneonaviculare (50%), talocalcaneare (40%) und talonaviculare oder mit multiplen Brücken bei komplexen Syndromen (assoziiert mit Klumpfuß, Fibulahemimelie und proximalem fokalen Femurdefekt (PFFD)

Inzidenz: etwa 1%

Prädilektionsalter: ab Geburt

Ätiologie: vermutlich Störung der embryonalen Differenzierung und Segmentierung des Mesenchyms in der 9.–10. Schwangerschaftswoche

Klinisches Bild: meist Schmerzen bei Coalitio talonaviculare ab 2. Lebensjahr, bei Coalitio calcaneonaviculare zwischen 8.–12. Lebensjahr, bei Coalitio talocalcaneare ab der Adoleszenz; Steifigkeit bei passiver Bewegung des Rückfußes

DD: schmerzhafter Knick-Plattfuß

Weiterführende Diagnostik: Röntgen-Schrägaufnahmen (!), CT, MRT

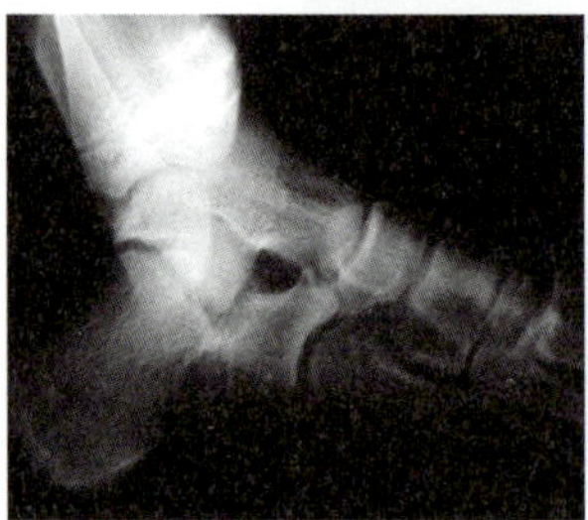

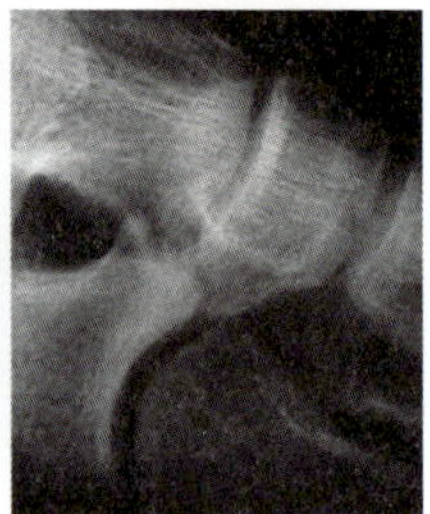

Abb. 3.44 Nur am schräg-seitlichen Röntgenbild ist die knöcherne Brückenbildung der Coalitio calcaneonaviculare zu erkennen.

Behandlung: bei akuten Schmerzen: Infiltration oder US-Gips; bei Schmerzpersistenz: Fußbettung und Adaptierung der Sohlengeometrie (6.1) zur Ruhigstellung oder Resektion der Brücke und sofortiger Beginn mit mehrmonatiger Mobilisierung des Mittel- und Rückfußes (5.5) sowie Vollbelastung mit Adaptierung der Sohlengeometrie zur Harmonisierung des Bewegungsablaufes, mit dynamischer Sohle (6.1); bei Rezidiven ggf. Arthrodesen mit postop. Fußbettung zur Ruhigstellung (6.1) notwendig

Prognose: bei Operation mit konsequenter Mobilisierung < 10% Rezidive und meist Schmerzfreiheit

Literatur: Hamel et al., 2016
Hefti, 2015

3.45 Osteochondrose des Kahnbeins (Morbus Köhler I)

Definition: im Kleinkindalter auftretende, passagere Durchblutungsstörung des Os naviculare pedis; Osteochondrosis juvenilis ossis navicularis pedis; aseptische Osteochondronekrose des Kahnbeins; Kohler's Bone Disease; Erstbeschreibung 1908 durch Alban Köhler (1874–1947; Radiologe Wiesbaden)

Inzidenz: selten; mehr Knaben 4:1

Prädilektionsalter: 3.–8. Lebensjahr; in 30% der Fälle beidseits in unterschiedlichen Stadien

Ätiologie: unklare Durchblutungsstörung mit typischem Initial-, Kondensations-, Fragmentations-, Reparations- und Ausheilungsstadium; mechanische Überlastung aufgrund der späten Ossifikation des Kahnbeins vermutet

Klinisches Bild: zu Beginn belastungsabhängiger (auch Ruhe-) Schmerz am Fußinnenrand mit Schonhinken und Fußaußenrandgang; gelegentlich Schwellung oder sekundäre Bewegungseinschränkung des Sprunggelenkes durch Schonung

DD: schmerzhafter Knick-Plattfuß, Osteomyelitis, Tumor, Tuberkulose

Weiterführende Diagnostik: Röntgen in 2 Ebenen

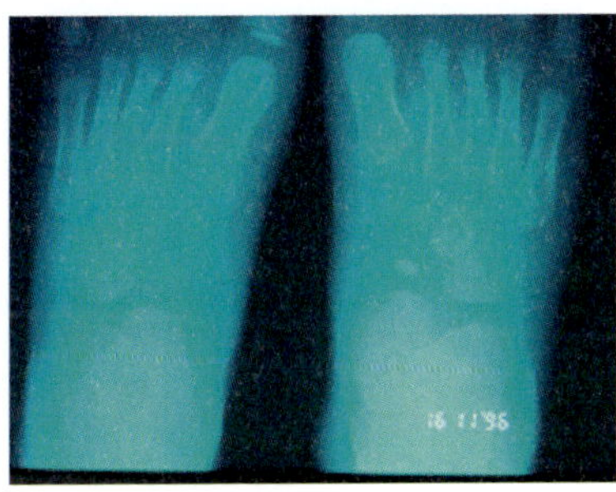

Abb. 3.45 Auf der dorsoplantaren Röntgenaufnahme ist die Verdichtung des rechten Os naviculare deutlich zu erkennen.

Behandlung:

- symptomatisch: Antiphlogistika, Schuheinlage mit Überhöhung des Längsgewölbes und rückverlagerte Ballenrolle zur Verringerung des Fußhebels (6.1)
- bei Schmerzpersistenz: US-Gehgips für 4 Wochen; ggf. therapeutische Schmerztherapie und Mobilisierung (5.1, 5.5)

Prognose: sehr günstig; auch ohne Therapie meist vollständige Ausheilung nach etwa 2 Jahren

Literatur: Breusch et al., 2023
Hefti, 2015
Niethard, 2009

3.46 Osteochondrose des Metatarsalköpfchens (Morbus Köhler II)

Definition: in der Adoleszenz auftretende passagere Durchblutungsstörung des Metatarsalköpfchens II oder III (oder IV); aseptische Osteochondronekrose; Morbus Freiberg-Köhler; Freiberg's Disease; Erstbeschreibung 1914 durch Albert Henry Freiberg (1868-1940, Chirurg Cincinnati) und 1915 durch Alban Köhler (1874-1947, Radiologe Wiesbaden)

Inzidenz: selten; mehr Mädchen 3:1, häufig bilateral

Prädilektionsalter: 10.–18. Lebensjahr

Ätiologie: unklare Vaskularitätsstörung mit typischem Initial-, Kondensations-, Fragmentations-, Reparations- und Ausheilungsstadium; mechanische Überlastung vermutet

Klinisches Bild: oft starker belastungsabhängiger Schmerz mit gestörtem Abrollen und Schonhinken; lokale Druckdolenz; später Zehenkontrakturen möglich

DD: schmerzhafter Knick-Plattfuß, Osteomyelitis, Tumor, Tuberkulose

Weiterführende Diagnostik: Röntgen in 2 Ebenen

Behandlung:

- symptomatisch: Antiphlogistika, Schuheinlage mit Weichbettung, retrokapitaler Abstützung und rückverlagerter Ballenrolle (6.1)
- bei Schmerzpersistenz: US-Gehgips für 4 Wochen; ggf. therapeutische Mobilisierung (5.1, 5.5)
- bei schmerzhafter Arthrose nach Wachstumsabschluss: Umstellungsosteotomie oder Teilresektion der Grundphalanx

Prognose: Regeneration seltener als bei Morbus Köhler I, häufiger Arthroseentwicklung

Literatur: Breusch et al., 2023
Hefti, 2015
Niethard, 2009

3.47 Juveniler Hallux valgus

Definition: Valgusfehlstellung der Großzehe bei Jugendlichen
Inzidenz: 1–2 %, mehr Mädchen 5:1
Prädilektionsalter: Jugendalter
Ätiologie: unklar, diskutiert werden die Folgen einer Pes-adductus-Fehlstellung im Säuglingsalter, eine Hypermobilität des Gelenkes zwischen dem Os metatarsale I und dem Os cuneiforme mediale sowie eine konstitutionelle Adduktions- bzw. Varusfehlstellung des Metatarsale I
Klinisches Bild: meist nicht schmerzhafte Valgusabweichung der Großzehe, gelegentlich Superduktion der zweiten Zehe.
DD: Hallux valgus interphalangeus (nicht behandlungsbedürftige, schmerzfreie Fehlbildung)
Weiterführende Diagnostik: Röntgen der Füße dorsoplantar stehend
Behandlung:

- Schuheinlagen zum Volumenausgleich und Heranführung an den Wachstumsabschluss (6.3)
- nur bei Schmerzen: Nachtlagerungsorthese
- bei schweren Formen vor Wachstumsabschluss: Prophylaxe mittels Hemiepiphyseodese des Metatarsale I; ab Wachstumsabschluss: operative Korrektur mittel Chevron-Osteotomie oder McBride-OP (7.41) des Metatarsale I und ggf. zusätzlicher Akin-Osteotomie der Grundphalanx; CAVE: keine Resektionsosteotomien!

Prognose: auch ohne Behandlung günstig; postoperative Rezidive sind nicht selten
Literatur: Artioli et al., 2023
Chell et al., 2014
Hefti, 2015

3.48 Ehlers-Danlos-Syndrom

Definition: Gruppe von genetisch bedingten Erkrankungen des Kollagenaufbaus, die Haut, Ligamente (generalisierte Bandlaxizität), Knochen und Blutgefäße betreffen; Beschreibung durch Hippokrates, erste Publikationen 1901 durch Edvard Ehlers (1863–1937, Dermatologe Kopenhagen) und 1908 durch Henri-Alexandre Danlos (1844–1912, Dermatologe Paris)

Inzidenz: etwa 30/100.000

Prädilektionsalter: meist ab dem 4. Lebensjahr diagnostiziert

Ätiologie: derzeit 9 Typen mit unterschiedlich genetisch bedingtem, strukturellem Kollagendefekt aller Gewebe

Klinisches Bild:

- Hyperelastizität und Verletzlichkeit der Haut, dünne Haut über Narben;
- Hyperpigmentierung, Hämatome,
- generalisierte Bandelastizität, besonders Daumen, Finger, Ellbogen-, Kniegelenke, Schulter- und Patellainstabilität, USG-Instabilität mit flexiblen Knick-Plattfüßen,
- Kyphose, Skoliose, atlantoaxiale Instabilität

DD: physiologische Bandlaxizität im Kleinkindalter

Weiterführende Diagnostik: Röntgendiagnostik der Wirbelsäule, Becken, Patella und Füße

Behandlung:

- nur sehr früher Beginn mit wirkungsvoller stabilisierender Orthetik (bes. USG) (6.4) ermöglicht normale Skelettentwicklung
- Muskelkrafttraining (bes. Schultergelenke), Sport- und Berufsberatung (5.2, 5.17)
- operative Stabilisierung (bes. Wirbelsäule, Patella, Füße), CAVE: häufige Rezidive

Prognose: eher günstig, da altersbedingt strafferer Bandapparat

Literatur: Hefti, 2015

3.49 Marfan-Syndrom

Definition: autosomal-dominant vererbliche Erkrankung unterschiedlicher Expression des Kollagenaufbaus generalisiert erhöhter Bandlaxizität und typischem Skelett-, Augen- und Gefäßbefund; Erstbeschreibung 1896 durch Bernard Lean Antoine Marfan (1858–1942; Pädiater in Paris)

Inzidenz: 1–2/100.000

Prädilektionsalter: rein klinische Diagnostik im Kleinkind- bis Schulalter

Ätiologie: genetisch auf 15q21 (klassischer Typ I) oder 3p25-24.1 (kontrakturaler Typ II) bedingter, struktureller Kollagendefekt aller Gewebe

Klinisches Bild: generalisiert erhöhte Bandlaxizität, Großwuchs, überproportional lange Extremitäten, „Spinnenfingrigkeit" (Arachnodaktylie), übergroße Armspannweite, in 50% der Fälle rasch progrediente, s-förmige Skoliose, Trichterbrust, Spondylolisthesis, Protrusio acetabuli (mit Coxarthrose), schwere Knick-Plattfüße, auch Klumpfüße, Aortendilatation und Aortenaneurysma, Ectopia lentis und schwere Myopie

DD: Homozystinurie (positiver Harntest)

Weiterführende Diagnostik: kardiovaskuläre Sonografie; Röntgendiagnostik der Wirbelsäule, Becken, Füße

Behandlung:

- nur sehr früher Beginn mit wirkungsvoller stabilisierender Orthetik (bes. USG und Wirbelsäule) (6.4, 6.13) ermöglicht normale Skelettentwicklung
- Muskelkrafttraining (bes. Rumpf und Schultergelenke), Sport- und Berufsberatung (5.2, 5.17)
- operative Stabilisierung (bes. Wirbelsäule, Füße), CAVE: häufige Rezidive bei Schulter- und Patella-stabilisierenden Operationen

Prognose: Lebenserwartung aufgrund der kardiovaskulären Komplikationen verkürzt

Literatur: Hefti, 2015

3.50 Neurofibromatosis Typ I (Morbus Recklinghausen)

Definition: autosomal-dominant vererbliche Multiorganerkrankung mit multiplen Neurofibromen, tumorösen Veränderungen des zentralen und peripheren Nervensystems sowie des Bindegewebes in Skelett, Weichteilen und Haut; Erstbeschreibung 1881 durch Friedrich Daniel von Recklinghausen (1833–1910; Pathologe in Straßburg)
Inzidenz: 30/100.000; mehr Knaben; zweithäufigste Heredopathie nach Down-Syndrom
Prädilektionsalter: Diagnose in den ersten Lebensjahren
Ätiologie: meist Neumutationen auf folgenden Genen: Typ I: 17q11.1-11.2, Typ II: 22q12.1-12.3; Veränderung der Schwann'schen Zellen oder Begleitzellen mit Verdickungen im peripheren und zentralen Nervensystem
Klinisches Bild: häufiger Typ I: bei mind. 2 der folgenden Symptome: Café-au-Lait-Flecken (mind. 5 mit > 5 mm Pigmentstörungen), axiliäre/inguinale Pigmentierung, subkutane Neurofibrom-Knoten (mind. 2), Skoliose/Kyphoskoliose, Beinlängendifferenz oder partieller Riesenwuchs (durch fibrombedingte Wachstumsstimulation), neurologische Symptome (z. B. Hyperästhesie), Optikusgliom, Irishamartome (Lisch-Knötchen) und Verwandter ersten Grades mit Neurofibromatosis Typ I; weitere Symptome: Elephantiasis, kongenitale Tibia-Pseudarthrose, paravertebrale Weichteiltumore; in etwa 50% kognitive Beeinträchtigung; seltener Typ II: Akustikusneurinome, Schwannome der Hirn- und Spinalnerven mit Seh-, Hör- und Sensibilitätsstörungen
DD: seltenes Proteus-Syndrom
Weiterführende Diagnostik: MRT oder PET-Scan zur Neurofibrom-Suche (bes. bei unklaren Schmerzen); Röntgendiagnostik der Gesamtbeinachse und Wirbelsäule
Behandlung:

- Hilfsmittel bei Seh- und Hörstörungen
- spezifisch bei 2 Formen der Skoliose: 1. Form vergleichbar mit idiopathischer Skoliose: Korsettbehandlung (6.13) mit Mobilisierung und Kräftigung der Rumpfmuskulatur (5.3, 5.5); 2. Form mit sehr kurzbogiger Krümmung durch Neurofibrom: Korsett nicht zur Krümmungskorrektur, sondern Balancierung der Nebenkrümmungen und Verbesserung der Körpersymmetrie (6.12), wegen Progredienz häufig frühe Spondylodese (7.14) notwendig
- bei Pseudarthrosen (meist Tibia oder Unterarm) Wachstumslenkung für gerade Beinachse, normaler tibialer Knie-Slope und horizontale Talusrolle durch Orthesen (6.6) vor und nach der operativen Korrektur zum optimalen Zeitpunkt

Prognose: mit symptomatischer Therapie normale Lebenserwartung, 5% maligne Entartung

Literatur: Hefti, 2015
von Stillfried & Strobl, 2023
Xu et al., 2023

3.51 Down-Syndrom (Trisomie 21)

Definition: Syndrom auf der Basis einer Duplikation einer Hälfte des Chromosomenpaares 21 mit charakteristischem Phänotypus und multiplen Fehlbildungen; 1866 Erstbeschreibung durch John Langdon Down (1828–1896, Chirurg u. Sozialpädiater London)

Inzidenz: 0,14%; häufigste Heredopathie; seit Organscreening abnehmend; mehr Mädchen 3:1; Häufigkeit steigt mit dem Elternalter: 20-jährige Mutter 1/1000, 45-jährige Mutter 1/40

Prädilektionsalter: Diagnose intrauterin oder bei Geburt

Ätiologie: die befruchtete Eizelle besitzt 47 statt 46 Chromosomen aufgrund des Ausbleibens der Teilung bei der Mitose und Duplikation einer Hälfte des Chromosomenpaares 21 (Risiko für weiteres Kind 1:50) oder aufgrund einer Translokation des zusätzlichen Chromosoms (Risiko 1:3)

Klinisches Bild: typische Augenfalte, quere palmare 4-Finger-Handfurche, weite Interdigitalfalte I–II der Füße, kardiale (in 50% der Fälle) und gastrointestinale Fehlbildungen, Hypogenitalismus, Kleinwuchs, psychomotorische Entwicklungsretardierung, Kognitionsstörung, muskuläre Hypotonie und generalisierte Bandlaxizität mit flexiblen Plattfüßen, habitueller Patellaluxation, primärer und sekundärer Hüftluxationen, atlantoaxialer Instabilität (in 8,5% der Fälle); häufigeres Auftreten von Diabetes mellitus, Adipositas, Leukämien, Skoliosen, Femurkopfnekrosen, Epiphysiolysis capitis femoris

DD: klinisches Bild ist eindeutig

Weiterführende Diagnostik: Chromosomenanalyse

Behandlung:

- primär operative Behandlung kardialer und gastrointestinaler Fehlbildungen
- Kräftigung der tonischen Halte- und phasischen Antriebsmuskulatur mittels Krafttraining und Vibrationstherapie (5.2, 5.17)
- Stabilisierung des USG mit Knöchelfußorthesen (6.4)
- bei Luxationen temporäre Fixation instabiler Gelenke, z. B. Patella, Hüftgelenk (6.8, 6.9)
- ab dem Jugendalter operative Stabilisierung der Patella und Hüftgelenke erfolgreicher
- Halswirbelsäulen-Stabilisierung bei neurologischer Symptomatik (Gang-, Miktionsstörung, Muskelschwäche, Torticollis)

Prognose: gut; wenig eingeschränkte Lebenserwartung

Literatur: Heft, 2015

Abb. 3.51

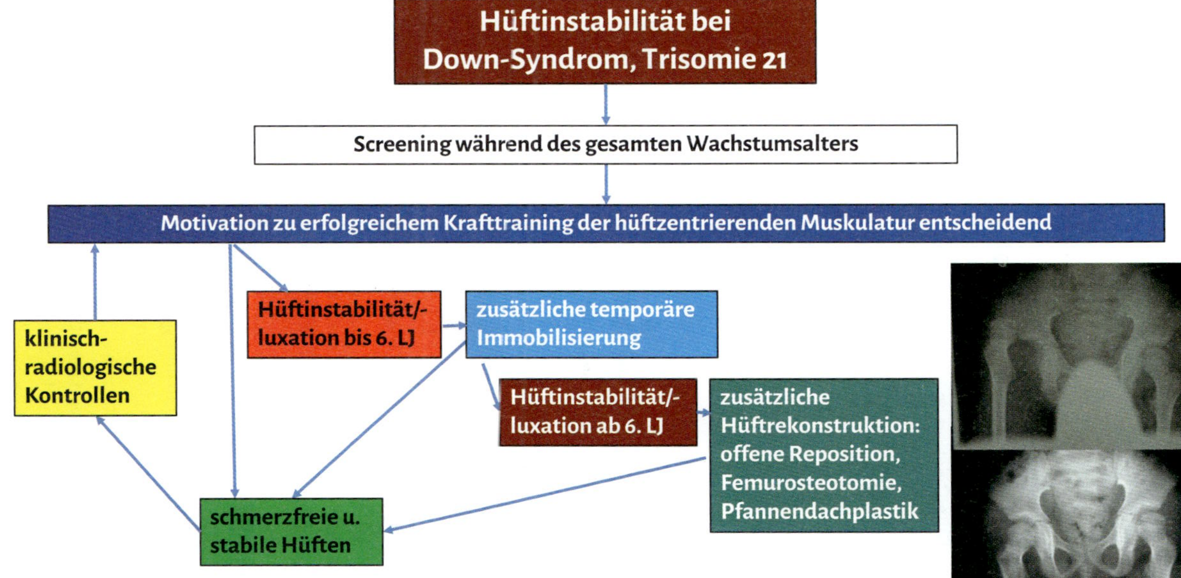

Abb. 3.51 Der Behandlungsalgorithmus der Hüftinstabilität bei Down-Syndrom zeigt das altersabhängige, stufenweise Vorgehen.

3.52 Duchenne Muskeldystrophie (DMD)

Definition: X-chromosomal vererbliche Minderproduktion des Muskelproteins Dystrophin mit progredienter generalisierter Muskelschwäche; Erstbeschreibung Mitte des 19. Jahrhunderts durch Guillaume-Benjamin Armand Duchenne de Boulogne (1806–1875; Physiologe in Paris)

Inzidenz: 30/100.000; nur Knaben (Mädchen können Trägerin mit Kardiomyopathie sein)

Prädilektionsalter: Symptome in den ersten 5 Lebensjahren

Ätiologie: Mutation im Dystrophin-Gen auf dem X-Chromosom Xp21.2.; in 60–70% der Fälle Deletion, in ca. 5% der Fälle Duplikation und in ca. 35% der Fälle Punktmutation (dabei bei Nonsense-Mutation frühzeitiges Stopcodon im Leseraster bei etwa 10–15% der Patienten); > 80% der Mutationen verursachen Frameshift und kompletten Verlust des Dystrophinproteins; in 33% der Fälle Neumutationen und bei 66% von der nicht manifest erkrankten Mutter (Konduktorin) vererbt

Klinisches Bild: ab 3.–5. Lebensjahr progrediente Schwäche zunächst der rumpfnahen Muskulatur, Aufstehen mit Abstützen der Arme an den Oberschenkeln (Gower-Zeichen), Bewegungseinschränkung durch progrediente Muskelfibrosierung mit Bindegewebsverkürzungen, LWS-Hyperlordose und Skoliose; Gehverlust zwischen 9.–11. Lebensjahr; Atemmuskelschwäche mit hypoxämischen Phasen (zusätzliche kognitive Beeinträchtigung) und zunehmendem Beatmungsbedarf

DD: Spinale Muskelatrophie (bei beiden Geschlechtern), Muskeldystrophie vom Becker-Typ oder Mosaikformen (mit langsamerer Progredienz)

Weiterführende Diagnostik: Labor: starke Erhöhung der Kreatinkinase; Myopathie-Zeichen im EMG; vermehrte Echos in der Muskel-Sonografie; typischer Muskelbiopsie-Befund; genetische Diagnostik; Skoliose-Screening und Lungenfunktionsscreening

Behandlung: noch keine kausale Gentherapie; Kortikosteroide zur Verzögerung des Muskelabbaus; multimodal nur in spezialisierten Zentren: Erhalt der Steh- und Gehfähigkeit durch prophylaktische US-Lagerungsorthesen (6.15) ab dem 6. Lebensjahr, kein Krafttraining, jedoch Mobilisierung und Optimierung von verkürzten Geweben (5.4, 5.6., 5.7) (tonische Haltearbeit wird zunehmend von Bindewegewebe übernommen) und Atemtherapie (5.8); ggf. Schuhzurichtungen (6.1) und Mehretagen-Weichteilverlängerung nach Rideau; temporär rumpfstabilisierendes Korsett (6.12) ab etwa 8. Lebensjahr, frühe operative Stabilisierung ab 20° Cobb indiziert; CAVE bei Operationen: erhöhtes Risiko für Blutungen, maligne Hyperthermie und Hyperkalzämie; frühe E-Rollstuhlversorgung (6.20) für längere Gehstrecken vor Verlust der Gehfähigkeit; Heimbeatmungsprogramm

Prognose: mit Therapien Verlängerung der Gehfähigkeit um etwa 1–3 Jahre; Herzinsuffizienz limitiert die Lebenserwartung rund um das 30. Lebensjahr

Literatur: Brunner, 2015
Mengyuan Chang et al., 2023

3.53 Arthrogryposis multiplex congenita (AMC)

Definition: Gruppe von Erkrankungen mit dem Symptom einer während der Organogenese entstandenen mangelhaften Ausbildung der Skelettmuskulatur mit multiplen, unterschiedlich lokalisierten, meist symmetrischen, nichtprogredienten Gelenkkontrakturen; Erstbeschreibung 1841 durch Otto und als AMC 1923 durch Stern

Inzidenz: 3/100.000

Prädilektionsalter: Diagnose bei Geburt

Ätiologie: unklar; vermutlich verursachen Viren oder Toxine als Noxen während der Embryogenese in der 8.–11. Schwangerschaftswoche Störungen an den motorischen Endplatten mit unterschiedlichen Muskeldysplasien, die zu Gelenkkontrakturen führen

Klinisches Bild: proximal oder distal betonte Form mit meist symmetrischen Kontrakturen unterschiedlicher Gelenke in Beuge- oder Streckstellung an oberen (Schulter, Ellbogen, Hand- und Fingergelenke, eingeschlagener Daumen) und unteren Extremitäten (in 80% der Fälle Hüftgelenke, in 60% der Fälle Kniegelenke, meist Klumpfüße, selten Spitz-, Platt-, Hackenfüße); Skoliose

DD: unterschiedliche Formen der Arthrogryposen, verschiedene Syndrome (Pierre-Robin-Syndrom, Möbius-Syndrom etc.), kongenitale Muskelerkrankungen, Myelomeningocele

Weiterführende Diagnostik: Diagnose mittels Muskel- und Nervenbiopsie; Röntgendiagnostik der Wirbelsäule, Hüftgelenke, Kniegelenke, Füße, Wirbelsäule

Behandlung: multimodal nur in spezialisierten Zentren:

- Mobilisation und Muskelkräftigung ist nur bei leichteren Formen gut möglich, immer jedoch Hilfe notwendig für den Alltag und Hilfsmittelversorgung (5.5, 5.2, 5.7, 5.11, 5.12, 5.13, 5.15, 5.16, 5.17)
- eine Korrektur schwerer Fehlstellungen ist mittels Orthesen nicht und mittels Operationen eher eingeschränkt möglich
- ggf. können frühe Kontrakturlösungen bis zum 2. Lebensjahr im Bereich der Hüft- und Kniegelenke und Füße (evtl. mittels Fixateur externe) die langfristige, schmerzfreie Beweglichkeit verbessern helfen
- wichtig sind orthetische Hilfsmittel zur Bewältigung des Alltags: einfache Schreib- oder Esshilfe, Geh- und Stehorthesen (6.5, 6.10, 6.17), ERollstuhlversorgung (6.20) und Wohnraumadaptierungen für die Selbständigkeit der Patienten

Prognose: mit guter Hilfsmittelversorgung subjektiv gute Lebensqualität; postoperative Rezidive sind nach dem 10. Lebensjahr und nach Wachstumsabschluss deutlich seltener

Literatur: Garcia Aguilar et al., 2023
Brunner, 2015

Abb. 3.53

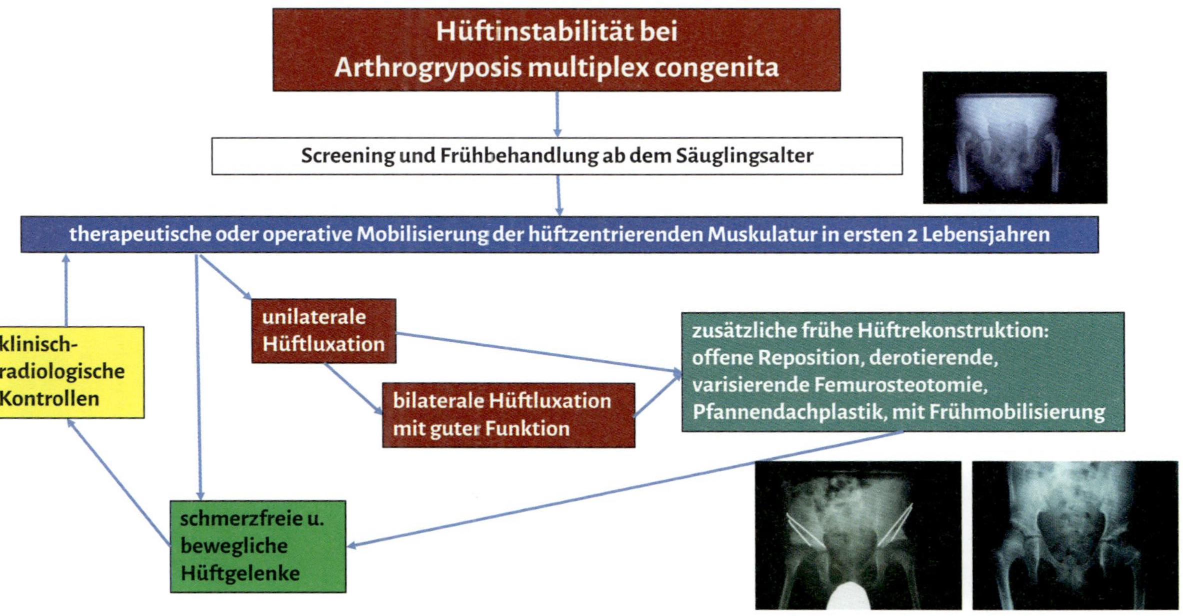

Abb. 3.53 Der Behandlungsalgorithmus der Hüftinstabilität bei Arthrogryposen zeigt das altersabhängige, stufenweise Vorgehen, wobei die Mobilisierung in den ersten beiden Lebensjahren die höchste Priorität besitzt.

3.54 Hereditäre motorisch-sensible Neuropathie (CMT)

Definition: autosomal-dominant erbliche Erkrankung der isolierenden Myelinschicht der peripheren Nerven mit sensibler und motorischer Erregungsleitungsstörung, die eine progrediente Wahrnehmungsstörung und Schwäche der – zunächst peripheren – Muskulatur verursacht; Erstbeschreibung durch Jean-Martin Charcot (1825–1893), Pierre Marie (1853–1940) und Howard Tooth (1856–1926)

Inzidenz: 20–30/100.000; häufigste neurogenetische Erkrankung; Häufung im gesamten Alpenraum

Prädilektionsalter: Beginn in jedem Alter, „Jeder Hohlfuß und jede familiäre Häufung ist verdächtig."

Ätiologie: Gendefekt mit Verdopplung des PMP-Gens (Peripheral Myelin Protein) auf Chromosom 17, Verdickung der Myelinscheiden und abnehmender Nervenleitgeschwindigkeit von 50 m/s auf < 38 m/s (demyelinisierende Form) bzw. auf > 38 m/s (axonale Form)

Klinisches Bild: je nach Verlaufsform zwischen dem Kleinkind- und Adoleszentenalter progrediente Schwäche der kurzen Hand- und Fußmuskeln mit Thenar- und Hypothenar-Atrophie, Fußheberschwäche (Fallfuß, Steppergang), Wadenmuskelatrophie, Ballenhohlfuß; periphere Ataxie (Stolperneigung bis Gehunfähigkeit im Dunkeln); eingeschränktes Vibrationsempfinden, Areflexie, bes. Achillessehne; später häufiger schmerzhafte neurogene Ballenhohlfüße, Skoliosen und Hüftdysplasien/-luxationen, Hautulzera

DD: unterschiedliche Formen der hereditären, motorisch-sensorischen Neuropathien

Weiterführende Diagnostik: Nervenleitgeschwindigkeit, Nervenbiopsie, genetische Untersuchung; Röntgendiagnostik der Füße, Wirbelsäule und Hüftgelenke

Behandlung: noch keine kausale Gentherapie; je früher, umso wirkungsvoller die Behandlung zur Linderung der Symptomatik:

- Mobilisation und Kräftigung abgeschwächter Muskelgruppen (5.2, 5.5, 5.6, 5.7, 5.17) (zur Vermeidung von Non-Use und Erhalt der Mobilität)
- Fußhebe-Gehorthese (6.5), prophylaktische US-Lagerungsorthesen (6.15) und Einlagen mit Fußlängsgewölbestreckung (6.3), Schuhzurichtung (rückverlagerte Ballenrolle, Absatzadaptierung für die Standsicherheit) (6.1), ggf. orthopädische Maßschuhe (6.2)
- durch frühe perkutane Plantarfasziotomie nach Steindler (7.42) Verzögerung einer progredienten Hohlfußentwicklung
- beim schmerzhaften, druckstellengefährdeten bzw. nicht schuhversorgbaren Ballenhohlfuß operative Korrektur mit Sehnentransfers und dorsaler Closed-Wedge-Keilosteotomie des Fußes (7.43)

Prognose: je nach Verlaufsform wenig bis deutliche Einschränkung der Lebensqualität

Literatur: Auer-Grumbach, 2008
Döderlein, 2021
Wachowsky, 2021

3.55 Spina bifida mit Myelomeningocele (MMC)

Definition: Fehlentwicklung während der frühen Embryogenese (22.–28. Tag), bei der das Schließen des Neuralrohrs auf unterschiedlicher Höhe (zervikal 1%, thorakal 3%, thorakolumbal 21%, lumbal 41%, lumbosakral 23% bis sakral 11%) und in unterschiedlichem Ausmaß ausbleibt (nur knöchern: Spina bifida occulta; bis ins Spinalmark: Myelomeningocele); Myelodysplasien, Neural Tube Defects; Erstbeschreibung 1769 durch Morgagni

Inzidenz: 1/1000, häufigste angeborene Fehlbildung der Wirbelsäule, seit Organscreening rückläufig; Spina bifida occulta bei 20%

Prädilektionsalter: Diagnose intrauterin bzw. bei Geburt

Ätiologie: unklarer Auslöser, genetische und nichtgenetische Faktoren, prohibitive Wirkung der Folsäure

Klinisches Bild: bei MMC (offener Spinalkanal, Meningen und Neuralrohr) je nach Lokalisation und Schwere inkomplette Querschnittsymptomatik mit unterschiedlichen motorisch-sensiblen Ausfällen, Inkontinenz und Harnwegsinfekte, progrediente Fehlbildungsskoliosen und Kyphosen, neurogene Hüftinstabilität, Hüft-, Kniebeugekontrakturen, Klump-, Haken-, Knick-Plattfüße, in 20% Hydrocephalus; später Dekubitus, Osteoporose/Osteomalazie, Epiphysenlösungen, pathologische Frakturen

DD: erworbene Querschnittläsion

Weiterführende Diagnostik: MRT, CT, Röntgen der Wirbelsäule, Hüftgelenke und Füße

Behandlung: multimodal nur in spezialisierten Zentren:

- intrauterine oder postpartale Deckung der MMC; Drainage bei Hydrocephalus
- frühe sensomotorische Förderung, Wachstumslenkung und Vertikalisierung mittels Mobilisierung und Muskelkräftigung (5.2, 5.5, 5.5, 5.7, 5.9, 5.10, 5.11, 5.12, 5.13, 5.16, 5.17) mit/ohne dynamische/n Orthesen und Hilfsmittel für selbständiges Sitzen, Stehen und Gehen (6.5, 6.7, 6.10, 6.11, 6.16, 6.17)
- bei Quadricepsschwäche zusätzlich frühe aktive Rollstuhlversorgung ab dem 3. Lebensjahr (6.20, 6.21)
- Skoliose-, Hüft- und Fuß-Screening und Korsett-, Hüft- und Fußversorgung (6.12, 6.13, 6.11, 6.5, 6.2)
- bei Skoliosen mit tieflumbalen Krümmungen, funktionell relevanten Hüftluxationen und Fußfehlstellungen Heranführen an den günstigsten Zeitpunkt für die operative Wirbelsäulenstabilisierung (7.14), Hüftrekonstruktion (7.16) und/oder Fußoperation (7.39, 7.40)
- Adaptierung der Wohnung zur langfristigen Selbständigkeit

Abb. 3.55.1

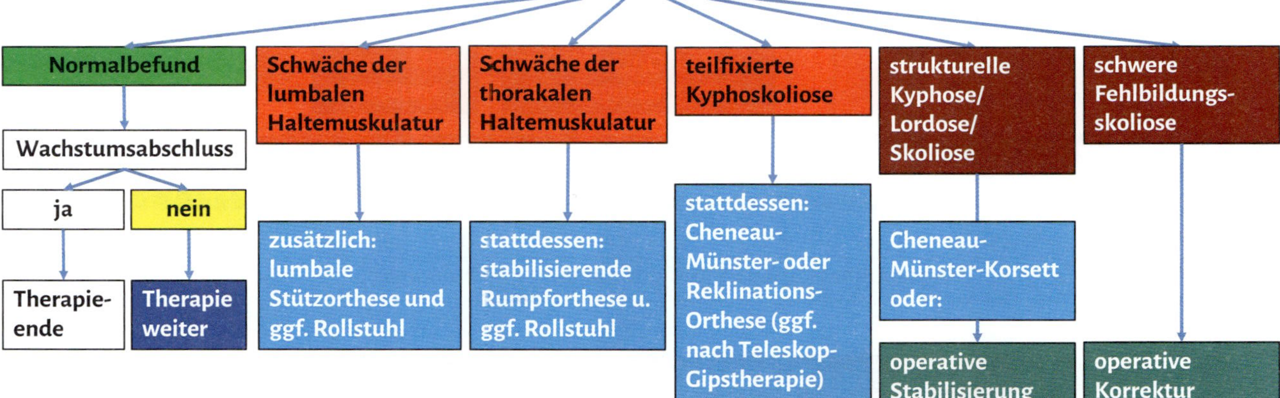

Abb. 3.55.1 Der Behandlungsalgorithmus der Wirbelsäuleninstabilität bei MMC zeigt das alters- und funktionsabhängige Vorgehen bei der bewegungstherapeutischen, stützorthetischen und operativen Prävention und Behandlung.

Abb. 3.55.2

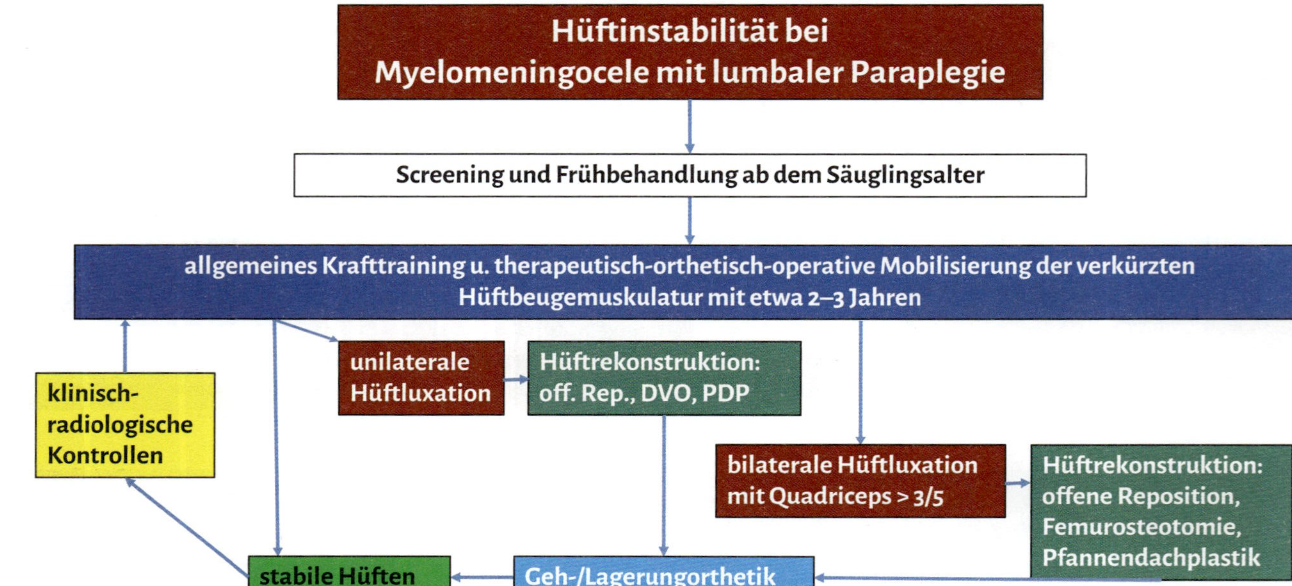

Abb. 3.53 Der Behandlungsalgorithmus der Hüftinstabilität bei MMC mit lumbaler Paraplegie zeigt das alters- und funktionsabhängige, stufenweise Vorgehen bei der konservativen und operativen Behandlung.

Prognose: reduzierte Lebenserwartung aufgrund neurologischer und urologischer Komplikationen sowie Hautulzera mit Sepsis und Atemfunktionsstörung bei hochgradiger Skoliose

Literatur: Au et al., 2010
Koch et al., 2023
Strobl, 2023

3.56 Erworbene Querschnittlähmung

Definition: traumatisch oder durch Erkrankung verursachte Kompression oder Blutung des Spinalmarks mit Querschnittläsion und sensiblen, motorischen und vegetativen Ausfällen im Bereich und distal der Schädigung (zervikal 40% mit Tetraplegie, thorakal und lumbal 60% mit Paraplegie)

Inzidenz: in Deutschland jährlich 1000–1800 Personen, 60% Männer

Prädilektionsalter: in jedem Alter, 50% zwischen 15.–40. Lebensjahr

Ätiologie: Schädigung des Spinalmarks bei Wirbelsäulenverletzungen (50–78%) oder Erkrankungen (22–50%), wie Tumoren, Infektionen, Discusprolaps

Klinisches Bild: unmittelbar nach Verletzung in 80% spinaler Schock unterhalb der Läsion mit kompletter schlaffer Plegie; nach Tagen bis 8 Wochen Zeichen der zentralen Lähmung mit je nach Lokalisation und Schwere Querschnittsymptomatik mit unterschiedlichen motorisch-sensiblen Ausfällen, Blasen- und Mastdarm-Inkontinenz, aufsteigende Harnwegsinfekte, gestörte Sexualfunktion, Hautläsionen (Druckulzera), Spastik und chronischer Schmerz, neurogene Hüft-, Kniebeugekontrakturen, Wirbelsäulen-/Hüftinstabilität, Fußfehlstellungen; Osteoporose/Osteomalazie, pathologische Frakturen, heterotope Ossifikationen;

Klassifikation: ASIA A (komplette Lähmung in S4/5), B (erhaltene Sensibilität S4/5), C (Restmotorik, Kraft < 3), D (Restmotorik Kraft > 3), E (normale Motorik und Sensibilität)

DD: angeborene Querschnittläsion

Weiterführende Diagnostik: MRT, CT, Röntgen der Wirbelsäule, Hüften und Füße

Behandlung: multimodal nur in spezialisierten Zentren für Paraplegie:

- umfassende multiprofessionelle Betreuung
- neuroorthopädisch relevant: akut meist operative Wirbelsäulenstabilisierung, mesenchymale Stammzelltransplantation (derzeit noch experimentell)
- oberhalb C4 Beatmung
- frühe Mobilisierung und Muskelkräftigung, Vertikalisierung (5.1, 5.2, 5.4, 5.5, 5.7, 5.8, 5.9, 5.10, 5.11, 5.12, 5.13, 5.17) mit dynamischen Orthesen und Hilfsmittel für selbständiges Sitzen, Stehen und Gehen (6.2, 6.5, 6.7, 6.11, 6.16); Elektrostimulation
- bei Quadricepsschwäche zusätzlich frühe aktive Rollstuhlversorgung (6.20, 6.21)
- Hand-, Wirbelsäulen-, Hüft- und Fuß-Screening und Hand-, Korsett-, Hüft- und Fußversorgung (6.12, 6.2, 6.11), bei Fußfehlstellungen Achillessehnenverlängerung oder komplexe Fußoperation (7.32, 7.40), Entfernung von Ossifikationen
- Adaptierung der Wohnung zur langfristigen Selbständigkeit

Prognose: reduzierte Lebenserwartung aufgrund neurologischer und urologischer Komplikationen sowie Hautulzera mit Sepsis

Literatur: Koukoulithras et al., 2023
Westhoff, 2021

3.57 Spinale Muskelatrophie (SMA)

Definition: autosomal-rezessiv vererbliche Degeneration der Alpha-Motoneurone im Vorderhorn des Myelons mit progredienter, symmetrischer, proximal betonter Muskelatrophie und -schwäche; Spinal Muscular Atrophy (SMA);
Klassifikation: Typ I: Werdnig-Hoffmann (schwere Form); Typ II: intermediäre Form; Typ III: Kugelberg-Welander (leichte Form); Typ IV: adulte Form;
Bulbärparalyse: Sprach- und Schluckmuskulatur betroffen
Inzidenz: 1/10.000
Prädilektionsalter: in 60% der Fälle Symptome intrauterin oder ab Geburt (Typ I), im 7.–18. Lebensmonat (Typ II), >18. Lebensmonat (Typ III) und 30.–40. Lebensjahr (Typ IV)
Ätiologie: mehrere bekannte Gendefekte (z. B. PIEZO2-Gen für Protein, das als Mechanorezeptor Druck und Dehnung in Muskeln und Haut erkennt) autosomal-rezessiv vererbliche Degeneration der Alpha-Motoneurone im Vorderhorn des Myelons
Klinisches Bild: Typ I: ab Geburt Saug-, Schluck- und Atemstörung, schwere Lähmungen der UE und OE, Kontrakturen, Luxationen, Frakturen, frühe Skoliose; Typ II: freies Sitzen und Krabbeln, evtl. Gehen mit Orthesen, Kontrakturen, schwere Kyphoskoliose, Schluck- und Atemstörung, pulmonale Komplikationen; Typ III: oft dauerhaft freie Gehfähigkeit, später Skoliose; Typ IV: wenig Einschränkungen, keine Atemstörung
DD: Muskeldystrophien, kongenitale Myopathien
Weiterführende Diagnostik: EMG, NLG, Labor, genetische Diagnostik; Neugeborenen-Screening mit frühem Behandlungsbeginn empfohlen; später Skoliose-Screening und Lungenfunktionsscreening
Behandlung: multimodal nur in spezialisierten Zentren:

- kausale Gentherapie (Nusinersen, AVXS-101/Onasemnogene abeparvovec)
- Erhalt der Steh- und Gehfähigkeit durch prophylaktische US-Lagerungsorthesen (6.15), Mobilisierung, dosiertes Krafttraining (CAVE: Überlastung!) und Optimierung von verkürzten Geweben, Massagen und Vibrationstherapie, Wärme-/Kälte- und Unterwassertherapie, Elektrotherapie und Atemtherapie (5.1, 5.2, 5.4, 5.5, 5.7, 5.8, 5.9, 5.10, 5.11, 5.12, 5.13, 5.14, 5.15, 5.17) ggf. Schuhzurichtungen (6.1) und temporär dynamisches rumpfstabilisierendes Korsett (6.12)
- frühe operative Wirbelsäulenstabilisierung, evtl. Korrekturoperationen
- E-Rollstuhlversorgung (6.20) und Heimbeatmungsprogramm
- Adaptierung der Wohnung zur langfristigen Selbständigkeit

Prognose: mit Therapien Verlängerung der Lebenserwartung bzw. der Gehfähigkeit; limitierend sind pulmonale Komplikationen und Herzinsuffizienz

Literatur: Kölbel & Müller-Felber, 2021 (S1-Leitlinie)
Westhoff, 2021

3.58 Enzephalitis disseminata

Definition: schubförmig langsam oder rasch progredient verlaufende, herdförmige chronisch-entzündliche Autoimmunerkrankung des Gehirns, die mit einer sensorisch-motorischen Seh-, Wahrnehmungs- und Bewegungsstörung, multiplen Kompensationsmechanismen und progredienten Sekundärschäden einhergeht; Multiple Sklerose (MS)

Inzidenz: 150–250/100.000; mehr Frauen 4:1

Prädilektionsalter: junges Erwachsenenalter, 3–5% im Kindes- und Jugendalter

Ätiologie: Auftreten multipler entzündlicher Demyelinisierungsherde in Gehirn und Spinalmark unklarer Genese

Klinisches Bild: erste Symptome meist zwischen 15.–40. Lebensjahr während eines Schubes (neue Ausfälle > 24 Stunden bis zu einigen Wochen anhaltend; Intervall mind. 30 Tage), die sich zunächst rückbilden, später zunehmend Defizite verursachen; typisches Erstsymptom: Augenschmerz bei Retrobulbärneuritis; Parästhesien, Schmerzen, Trigeminusneuralgie; Muskelkrämpfe, Beinparesen; Nystagmus, Dysphagie, Dysarthrie; Ermüdbarkeit (Fatigue) unabhängig von körperlicher Belastung; kognitive und affektive Störungen, Demenz; bei schweren sensorischen und motorischen Funktionsstörungen treten Muskel-Skelett-Veränderungen auf, wie Handgelenk-, Hüft-, Wirbelsäulen- und Sprunggelenk-Instabilität, und allmählich strukturelle Veränderungen des Bindegewebes, der Muskeln, Faszien, Gelenkkapseln, Knorpel und Knochen; Veränderungen der Hebelarme führen zu logarithmisch zunehmenden Hand-, Wirbelsäulen-, Hüft-, Knie- und Fußfehlstellungen

DD: progrediente neurologische Erkrankungen, wie Enzephalitis, Tumoren

Weiterführende Diagnostik: MRT, Labor; Röntgendiagnostik der Hüft-, Wirbelsäulen- und Fußentwicklung

Behandlung: multimodal nur in spezialisierten Zentren:

- Schubtherapie mit Glucocorticoiden
- medikamentöse Immunmodulation
- bei beginnenden neuroorthopädischen Problemen frühestmögliche Mobilisierung und Muskelkräftigung, z. B. mittels Virtual-Reality-Tools, Lokomotions- und Vibrationstherapie (5.1, 5.2, 5.4, 5.5, 5.7, 5.8, 5.9, 5.10, 5.11, 5.12, 5.13, 5.14, 5.15, 5.17) mit dynamischen (Senso-) Orthesen (inkl. Kompression oder/und EStimulation) (6.6.5, 6.6, und Hilfsmitteln für selbständiges Sitzen (z. B. dynamische Rumpforthese, Leichtbausitzschale) (6.12, 6.19), Greifen (z. B. dynamische Daumen-Abduktions-Oppositions- oder Handgelenk-Silikon-Orthese) (6.14), Stehen (z. B. Stehbrett) (6.17) und Gehen (Gehtrainer, Posterior-Walker, Rollatoren) (6.16); frühe Hilfsmittel für unterstützte Kommunikation und aktive Rollstuhlversorgung (6.20)

- bei Beeinträchtigung der Muskelkraft: Wirbelsäulen-, Hüft-, Arm-/Hand- und Fuß-Screening, besser möglichst frühe prophylaktische (z. B. US-Lagerungsorthese in Überkorrektur) (6.15), als später palliative Cheneau-Münster-Korsett- und Fußversorgung (6.12, 6.2)
- bei funktionell relevanten oder schweren schmerzhaften (Kypho-) Skoliosen, Knie- und Fußfehlstellungen: operative Wirbelsäulenstabilisierung, Beinachsen- und/oder Fußoperation zum bestmöglichen Zeitpunkt
- Psychotherapie
- Adaptierung der Wohnung zur langfristigen Selbständigkeit

Prognose: reduzierte Lebenserwartung aufgrund neurologischer Komplikationen sowie Hautulzera mit Sepsis und Atemfunktionsstörung sowie Herzinsuffizienz bei hochgradiger (Kypho-) Skoliose

Literatur: Finsterer, 2021
Strobl, 2021

3.59 Bilaterale spastische Cerebralparesen (BSCP)

Definition: Gruppe von prä-, peri- oder postnatal bedingten, nichtprogredienten Schäden bzw. Fehlentwicklungen des Gehirns, die mit einer sensorisch-motorischen Wahrnehmungs- und Bewegungsstörung, multiplen Kompensationsmechanismen und progredienten Sekundärschäden einhergehen; funktionell spastische Di- und Tetraparesen, zentrale Kinderlähmung, Cerebral Palsy; Erstbeschreibung 1862 William John Little (1810–1894; Orthopäde und Pädiater in London) und 1892 Sigmund Freud (1856–1939; Neurologe und Tiefenpsychologie in Wien)
Inzidenz: 0,2%
Prädilektionsalter: Diagnose intrauterin bis in den ersten Lebensmonaten
Ätiologie: oft unklar; pränatal: (syndromale) Hirnfehlbildungen, Infekte, Toxine, Stoffwechselstörungen, Frühgeburt, Dysplasien; perinatal: Hypoxämien und Infekte; postpartal: Infektionen, Schädel-Hirn-Verletzungen, Hypoxämien und Tumoren
Klinisches Bild: zunächst hypotone Muskulatur, Persistenz frühkindlicher Asymmetrie, Entwicklungsverzögerung; sensorische und motorische Funktionsstörung der Afferenzen und Efferenzen mit unterschiedlich ausgeprägter Haltungs-, Bewegungs-, Sprach-, Seh-, Hör-, Kognitionsstörung, cerebralen Anfällen und sekundärer, progredienter Non-Use-Problematik sowie Muskel-Skelett-Veränderungen, wie Handgelenk-, Hüft-, Wirbelsäulen- und Sprunggelenk-Instabilität und allmählich struktureller Veränderung des Bindegewebes, der Muskeln, Faszien, Gelenkkapseln, Knorpel und Knochen; Veränderungen der Hebelarme führen zu logarithmisch zunehmenden Hand-, Wirbelsäulen-, Hüft-, Knie- und Fußfehlstellungen.
Die orthopädische Symptomatik ist umso schwerer, je höher der grobmotorische Funktionslevel gemäß GMFCS-Klassifikation ist:

- Level I: frei gehfähig
- Level II: gehfähig mit Hilfen
- Level III: Fortbewegung zu je 50% gehend und mit Rollstuhl
- Level IV: Transferstehen und -gehen mit Unterstützung
- Level V: nur Lagerung möglich

DD: progrediente neurologische Erkrankungen, wie Enzephalitis, Tumoren
Weiterführende Diagnostik: MRT, CT, Labor: Stoffwechsel-Untersuchung; Röntgendiagnostik der Hüft-, Wirbelsäulen- und Fußentwicklung
Behandlung: multimodal nur in spezialisierten Zentren:

- frühestmögliche sensorisch-motorische Förderung, Wachstumslenkung und Vertikalisierung mit möglichst physiologischer Stimulation der Mechanorezeptoren mittels Mobilisierung und Muskelkräftigung, Vertikalisierung (5.1, 5.2, 5.3, 5.4, 5.5, 5.6, 5.7, 5.8, 5.9, 5.10, 5.11, 5.12, 5.13, 5.14, 5.15,

5.16, 5.17) z. B. mittels Virtual-Reality-Tools, Lokomotions- und Vibrationstherapie, mit dynamischen (Senso-) Orthesen (inkl. Kompression oder/ und EStimulation) (6.4, 6.5) und Hilfsmitteln für selbständiges Sitzen (z. B. dynamische Rumpforthese, Leichtbausitzschale) (6.12, 6.19), Greifen (z. B. dynamische Daumen-Abduktions-Oppositions- oder Handgelenk-Silikon-Orthese) (6.14), Stehen (z. B. dynamische Ganzkörperstehorthese, Stehbrett) (6.10, 6.17) und Gehen (Gehtrainer, Posterior-Walker, Rollatoren) (6.16, 6.17)

- bei guter Motivation und Kognition zusätzlich frühe Hilfsmittel für unterstützte Kommunikation und aktive Rollstuhlversorgung (6.20)
- besonders bei GMFCS-Level II–V: Wirbelsäulen-, Hüft-, Arm-/Hand- und Fuß-Screening, besser möglichst frühe prophylaktische (z. B. US-Lagerungsorthese in Überkorrektur) (6.15), als später palliative Cheneau-Münster-Korsett-, Hüftabduktionskeil- und Fußversorgung (6.12, 6.9, 6.2)
- bei funktionell relevanten oder schweren schmerzhaften (Kypho-) Skoliosen, Hüftluxationen, Knie- und Fußfehlstellungen operative Wirbelsäulenstabilisierung (7.14), Hüftrekonstruktion (7.16), Beinachsen- (7.18, 7.31) und/oder Fußoperation 7.32, 7.37, 7.38, 7.40, 7.46) nach strenger Indikationsstellung zum bestmöglichen Zeitpunkt
- Adaptierung der Wohnung zur langfristigen Selbständigkeit

Prognose: nur bei schweren Formen reduzierte Lebenserwartung aufgrund neurologischer Komplikationen sowie Hautulzera mit Sepsis und Atemfunktionsstörung sowie Herzinsuffizienz bei hochgradiger (Kypho-) Skoliose

Literatur: Brunner, 2015 und 2021
Strobl, 2023 und 2021

Abb.3.59.1

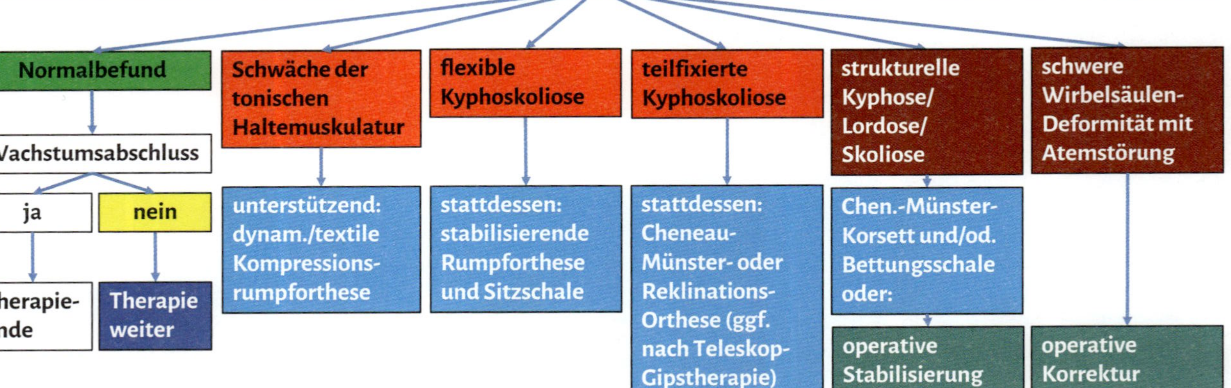

Abb. 3.59.1 Der Behandlungsalgorithmus der Wirbelsäuleninstabilität bei BSCP, GMFCS Level III-V zeigt das alters- und funktionsabhängige Vorgehen bei der bewegungstherapeutischen, stützorthetischen und operativen Prävention und Behandlung.

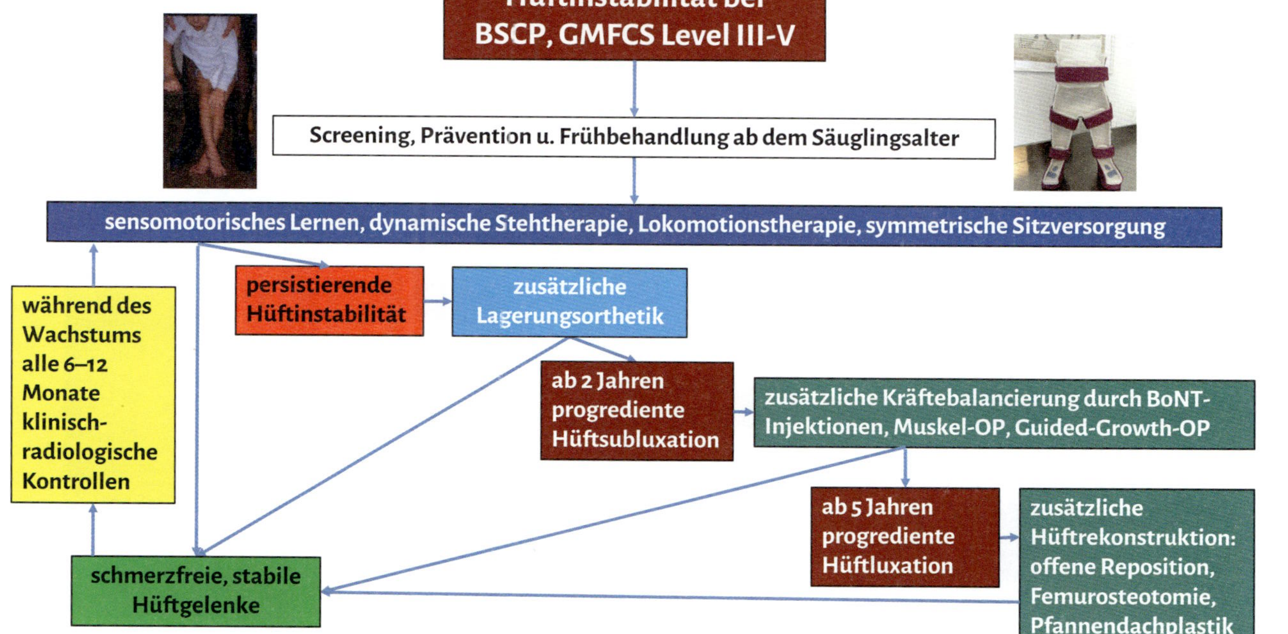

Abb. 3.59.2 Der Behandlungsalgorithmus der Hüftinstabilität bei BSCP, GMFCS Level III-V zeigt das alters- und funktionsabhängige, stufenweise Vorgehen bei der konservativen und operativen Prävention und Behandlung.

3.60 Unilaterale spastische Cerebralparesen

Definition: Gruppe von prä-, peri- oder postnatal durch Ischämie oder Hirnblutung bedingten, nichtprogredienten Schäden des Gehirns, die mit einer halbseitigen, im Kopfbereich ipsilateralen und kaudal des Hirnstamms kontralateralen sensorisch-motorischen Wahrnehmungs- und Bewegungsstörung, multiplen Kompensationsmechanismen und progredienten Sekundärschäden einhergehen; spastische Hemiparese

Inzidenz: 0,03%

Prädilektionsalter: Diagnose intrauterin bis zum 2. Lebensjahr

Ätiologie: prä-, peri- oder postnatale lokale cerebrale Ischämie (z. B. bei Arteria-cerebri-media-Infarkt) oder Hirnblutung (z. B. bei kongenitaler Gefäßanomalie)

Klinisches Bild: in schweren Fällen postpartal, in leichten Fällen in den ersten Lebensjahren erkennbare Hemiparese mit zunächst hypotoner Muskulatur, Persistenz frühkindlicher Asymmetrie und Entwicklungsverzögerung; halbseitige sensorische und motorische Funktionsstörung der Afferenzen und Efferenzen mit unterschiedlich ausgeprägter Greif-, Bewegungs- und Gangstörung und sekundärer, progredienter Non-Use-Problematik sowie Muskel-Skelett-Veränderungen, wie Handgelenks- und Sprunggelenks-Instabilität und allmählich struktureller Veränderung des Bindegewebes, der Muskeln, Faszien, Gelenkkapseln, Knorpel und Knochen; Veränderungen der Hebelarme führen zu logarithmisch zunehmenden Hand- und Fußfehlstellungen und seltenen unilateralen Hüftluxationen

DD: progrediente, lokale, neurologische Erkrankungen, wie Tumoren

Weiterführende Diagnostik: MRT und CT zur Lokalisation der Hirnschädigung; Röntgendiagnostik der Hand- und Fußentwicklung; Screening der Hüft- und Wirbelsäulen-Entwicklung

Behandlung: multimodal nur in spezialisierten Zentren:

- frühestmögliche sensorisch-motorische Förderung, Wachstumslenkung und Vertikalisierung mit möglichst symmetrischer physiologischer Stimulation der Mechanorezeptoren mittels Mobilisierung und Muskelkräftigung (5.1, 5.2, 5.3, 5.4, 5.5, 5.6, 5.7, 5.10, 5.11, 5.15, 5.16, 5.17) mittels Virtual-Reality-Tools, Lokomotions- und Vibrationstherapie, für die Hand Spiegel-, Forced-Use- bzw. Constraint-Induced-Movement-Therapie (CIMT), Armroboter, mit dynamischen (Senso) Orthesen (inkl. Kompression und/oder E-Stimulation) (6.4, 6.5) und Hilfsmitteln für selbständiges Greifen (z. B. Daumen-Abduktions-Oppositions- oder Handgelenk-Silikon-Orthese) (6.14), und Gehen (Knöchel-Sprunggelenk-/DAFO- oder US-Gehorthese oder Schuhversorgung) (6.4, 6.5, 6.2)

- Handgelenk- und Fuß-Screening und besser möglichst frühe prophylaktische (z. B. US-Lagerungsorthese in Überkorrektur) (6.6), als später palliative Hand- und Fuß-Lagerungsversorgung (6.15)
- bei funktionell relevanten oder schweren schmerzhaften Fuß- und Arm-/Handgelenkfehlstellungen oder seltenen Hüftluxationen: operative Fuß- und Arm/Handstabilisierung (7.3, 7.6, 7.7, 7.8, 7.9, 7.32, 7.37, 7.40, 7.45) oder Hüftrekonstruktion (7.16), zum bestmöglichen Zeitpunkt
- Adaptierung der Wohnung zur langfristigen Selbständigkeit

Prognose: bei frühem Behandlungsbeginn sehr gut; Gehbeginn meist zwischen 12–24 Monaten

Literatur: Brunner, 2015 und 2021
Strobl, 2023 und 2021

3.61 Hemiparese nach cerebralem Insult

Definition: Gruppe von durch Ischämie oder Hirnblutung bedingten, nichtprogredienten Schäden des Gehirns, die mit einer halbseitigen, im Kopfbereich ipsilateralen und kaudal des Hirnstamms kontralateralen sensorisch-motorischen Wahrnehmungs- und Bewegungsstörung, multiplen Kompensationsmechanismen und progredienten Sekundärschäden einhergehen; spastische Hemiparese nach cerebrovaskulärem Insult (CVI)

Inzidenz: alle Insulte nach Ischämie: 160–240/100.000, nach Hirnblutung: 24/100.000,

Prädilektionsalter: 51% über 75. Lebensjahr

Ätiologie: lokale cerebrale Ischämie (z. B. arterielle Embolie, Thrombosen, Gefäßspasmen) oder Hirnblutung (z. B. Gefäßriss bei arterieller Hypertonie, Gerinnungsstörung)

Klinisches Bild: Hemiparese mit sensorischer und motorischer Funktionsstörung der Afferenzen und Efferenzen mit unterschiedlich ausgeprägter halbseitiger Greif-, Bewegungs- Schluck-, Sprach- und Gangstörung und sekundärer, progredienter Non-Use-Problematik sowie Muskel-Skelett-Veränderungen, wie Handgelenks- und Sprunggelenks-Instabilität und allmählich struktureller Veränderung des Bindegewebes, der Muskeln, Faszien, Gelenkkapseln, Knorpel und Knochen; Veränderungen der Hebelarme führen zu logarithmisch zunehmenden Hand- und Fußfehlstellungen

DD: progrediente, lokale, neurologische Erkrankungen, wie Tumoren

Weiterführende Diagnostik: MRT und CT zur Lokalisation der Hirnschädigung; ggf. Röntgendiagnostik der Hand- und Fußfehlstellung

Behandlung: multimodal nur in spezialisierten Zentren:

- frühestmögliche sensorisch-motorische Förderung und Vertikalisierung mit möglichst symmetrischer physiologischer Stimulation der Mechanorezeptoren mittels Mobilisierung und Muskelkräftigung (5.1, 5.2, 5.3, 5.4, 5.5, 5.6, 5.7, 5.10, 5.11, 5.15, 5.16, 5.17) mittels Virtual-Reality-Tools, Lokomotions- und Vibrationstherapie, für die Hand Spiegel-, Forced-Use- bzw. Constraint-Induced-Movement-Therapie (CIMT), Armroboter, mit dynamischen (Senso-) Orthesen (inkl. Kompression und/oder E-Stimulation) (6.6) und Hilfsmitteln für selbständiges Greifen (z. B. Daumen-Abduktions-Oppositions- oder Handgelenk-Silikon-Orthese) (6.14), und Gehen (Knöchel-Sprunggelenk-/DAFO- oder US-Gehorthese oder Schuhversorgung) (6.4, 6.5, 6.2)
- bei schwerer Sprachstörung Hilfsmittel für unterstützte Kommunikation
- bei reduziertem sensorischem Input auch Biofeedback-Gangtraining

- bei pathologischer Überaktivität der nichtgeschädigten Hemisphäre Versuch einer transkraniellen Magnetstimulation, evtl. in Kombination mit Dopamin-Gaben
- Handgelenk- und Fuß-Screening und besser möglichst frühe prophylaktische (z. B. US-Lagerungsorthese in Überkorrektur) (6.6), als später palliative Hand- und Fuß-Lagerungsversorgung (6.15, 6.2)
- bei funktionell relevanten oder schweren schmerzhaften Fuß- und Arm-/Handgelenkfehlstellungen operative Fuß- (7.32, 7.37, 7.40) und Arm/Handgelenk-Stabilisierung (7.6, 7.7, 7.8, 7.9)
- Adaptierung der Wohnung zur langfristigen Selbständigkeit

Prognose: bei frühem Behandlungsbeginn sehr gut; abhängig von weiteren Insulten

Literatur: Finsterer, 2021
Nelles & Platz, 2023
Nowak et al., 2008
Spencer et al., 2021
Strobl, 2021

3.62 Morbus Parkinson

Definition: degenerative Erkrankung des extrapyramidal-motorischen Systems mit akinetisch-rigider Bewegungsstörung, besonders Bewegungsarmut, Muskelstarre, Ruhetremor
Inzidenz: 1% der Weltbevölkerung > 60. Lebensjahr
Prädilektionsalter: > 60. Lebensjahr
Ätiologie: primär/idiopathische oder sekundär/symptomatische (postenzephalitisch, toxisch, vaskulär, traumatisch, Tumor) Degeneration vor allem der dopaminergen Neurone in der Substantia nigra und somit Verminderung der aktivierenden Wirkung der Basalganglien auf den Kortex
Klinisches Bild: Ruhe-/Haltetremor, kleinere Schreibschrift, „unrundes“ Laufen, Rigor, verlangsamte Bewegungen (Bradykinesie) bis Akinesie und posturale Instabilität; auch sensible, vegetative, psychische und kognitive Störungen; sekundär in 7% der Fälle Wirbelsäulenveränderungen, wie Kamptokormie (Bent Spine Syndrome) mit Kyphose, Skoliose und konsekutiven osteoporotischen Wirbelkörper-Impressionsfrakturen
DD: Ausschluss von unbekannten Ursachen des Morbus Parkinson
Weiterführende Diagnostik: Röntgen Wirbelsäule, 3D-Ganganalyse
Behandlung:

- keine kausale Therapie
- symptomatische medikamentöse Therapie mit L-Dopa-Infusionen oder tiefer Hirnstimulation
- Mobilisierung und Muskelkräftigung (5.1, 5.2, 5.3, 5.4, 5.5, 5.6, 5.7, 5.10, 5.11, 5.15)
- E-Stimulation, besonders bei Kamptokormie; Korsett wenig hilfreich
- bei schmerzhaften schweren Kyphosen und Kyphoskoliosen besser frühzeitige langstreckige Spondylodese, als spätere kombinierte ventrodorsale Stabilisierung mit Neuromonitoring
- Psychotherapie
- Adaptierung der Wohnung zur langfristigen Selbständigkeit

Prognose: mit symptomatischer Behandlung relativ gut; bei Wirbelsäulenoperationen hohe Komplikations- und Re-Operationsrate
Literatur: Finsterer & Strobl, 2010 und 2011
Höglinger & Trenkwalder, 2023

3.63 Dystonien

Definition: Gruppe cerebraler Bewegungsstörungen mit unwillkürlicher, anhaltender Muskelanspannung, die zu unterschiedlich lokalisierter und ausgeprägter unkontrollierter Haltung und Bewegung und Einschränkungen von Alltagsaktivitäten führt

Inzidenz: 1:500

Prädilektionsalter: jedes Alter

Ätiologie: idiopathische Dystonie (sporadisch und familiär); hereditäre Dystonie (genetisch bedingt, z. B. Stoffwechselerkrankung Morbus Wilson); erworbene Dystonie (frühkindliche Hirnschädigung, Kernikterus, Schädelhirntrauma, infektiös, toxisch, medikamentös, vaskulär, psychogen)

Klinisches Bild: oft schmerzhafte und funktionell beeinträchtigende fokale (z. B. Blepharospasmus, zervikale Dystonie (Torticollis spasmodicus), laryngeale, oromandibulär, Extremitäten-Dystonie), segmentale (z. B. Hals und Arm), multifokale, generalisierte (z. B. dyskinetische Cerebralparese) oder als Hemidystonie auftretende unwillkürliche und anhaltende Muskel-Überaktivität; bei generalisierter Dystonie: rasch progrediente schwere Skoliose, sonst selten Muskel-Skelett-Veränderungen, psychische Belastung, soziale Stigmatisierung

DD: extrapyramidale Hyperkinesien, wie (Chorea-) Athetosen, Tics, Restless-Leg-Syndrom, stereotype Bewegungsstörungen, Tourette-Syndrom, psychogene Bewegungsstörungen

Weiterführende Diagnostik: CT, MRT zur Lokalisation der Schädigung

Behandlung: keine kausale Therapie möglich

- Mobilisierung und Muskelkräftigung (5.1, 5.2, 5.4, 5.5, 5.6, 5.7, 5.10, 5.11, 5.15)
- Logopädie; Psychotherapie
- orthopädietechnisch/ergotherapeutische Hilfsmittel (z. B. Schreibgerät bei Schreibkrampf; Ptosis-Brille bei Blepharospasmus), ggf. Beckenstabilisierung (6.18)
- medikamentös: systemische (z. B. L-Dopa) oder lokale Verabreichung (intramuskuläre Botulinumtoxin-Injektion)
- bei generalisierten Dystonien: neurochirurgische Tiefe Hirnstimulation
- nur in schweren therapieresistenten Fällen ggf. selektive Rhizotomie und neuroorthopädische Neurotomien, Tenotomien
- bei Skoliose: Korsettversorgung problematisch, ggf. Spondylodese indiziert

Prognose: bei fokalen Dystonien günstig; bei generalisierten Dystonien mit rasch progredienter Skoliose ungünstig

Literatur: Wang Ip, 2021
Strobl, 2021

3.64 Dissoziative Bewegungsstörung

Definition: Bewegungsstörungen auf der Basis psychisch-traumatischer oder belastender Ereignisse ohne somatische, insbesondere neurologische Ursache mit unwillkürlicher Einschränkung der Bewegungs- und Sprechfähigkeit, Tremor, Muskelkrämpfen und Parkinson-ähnlicher Steh- und Gangstörung; früher Konversionsstörung, hysterische Neurose

Inzidenz: selten (alle dissoziativen Störungen mit 1–2% sehr häufig); mehr Mädchen 3:1

Prädilektionsalter: meist Jugend- und junges Erwachsenenalter

Ätiologie: vermutlich im Rahmen einer dissoziativen Störung (Amnesien, Identitätsstörungen, verzerrte Realitätswahrnehmung) als Reaktion auf massive und unerwartete Traumatisierungen mit stark wechselnder Symptomatik (Gedächtnis-, Sensibilitätsstörung) auftretende Bewegungsstörung

Klinisches Bild: unwillkürliche Einschränkung der Bewegungs- und Sprechfähigkeit, Tremor, Muskelkrämpfe und Parkinson-ähnliche Steh- und Gangstörung mit sekundärer psychischer Belastung und sozialer Stigmatisierung

DD: cerebrale Bewegungsstörung, extrapyramidale Hyperkinesien, wie (Chorea-) Athetosen, Tics, Restless-Leg-Syndrom, stereotype Bewegungsstörungen, Tourette-Syndrom

Weiterführende Diagnostik: Psychotherapie mit Fragebogen zur Selbst- und Fremdeinschätzung; nur gezielte, unbedingt notwendige Diagnostik, wie MRT zum Ausschluss einer organischen Schädigung

Behandlung: multimodal nur in spezialisierten Zentren:

- Psychotherapie unter Einbeziehung der Familie;
- unterstützende medikamentöse Therapie (Antidepressiva, Benzodiazepine);
- Logopädie;
- Mobilisation, Kräftigung der Muskulatur (5.1, 5.2, 5.3, 5.5, 5.6, 5.10, 5.17), ggf. Kunst- und Musiktherapie,
- ggf. als Alltagshilfe bei schwerer Bewegungsstörung orthopädietechnisch/ergotherapeutische Hilfsmittel

Prognose: bei geeigneter Therapie günstig

Literatur: Roenneberg et al., 2017

4. Behandlung – Grundprinzipien (W. Strobl)

In diesem Kapitel werden einige für das Verständnis grundlegende Prinzipien der kinder- und neuroorthopädischen Behandlung erklärt, die für die Arbeit in Klinik und Praxis notwendig sind.

Alle kinder- und neuroorthopädischen Behandlungen nutzen die autonomen Ressourcen des Körpers zur Selbstheilung. Diese sind umso wirkungsvoller, je früher therapeutische Maßnahmen beginnen und je mehr sie Mindestanforderungen an Aktivität und Belastung sowie Gesetzmäßigkeiten von Fehlentwicklungen berücksichtigen. Prävention, Screening, Frühbehandlung, Belastbarkeit und Motivation sowie Vermeiden von Folgeschäden bilden daher einen zentralen Stellenwert.

4.1 Heilungsdauer der Gewebe

Bei Verletzungen ist die Heilungsdauer der verschiedenen Gewebetypen hilfreich für die Indikation und zeitliche Planung von Behandlungsmaßnahmen. Da diese abhängig vom Alter und assoziierten Erkrankungen sind, ist eine individuelle Entscheidung notwendig. Die vorliegende Abbildung kann daher nur einen Anhaltspunkt bieten (Abb. 4.1).

Abb. 4.1 Heilungsdauer der Gewebe

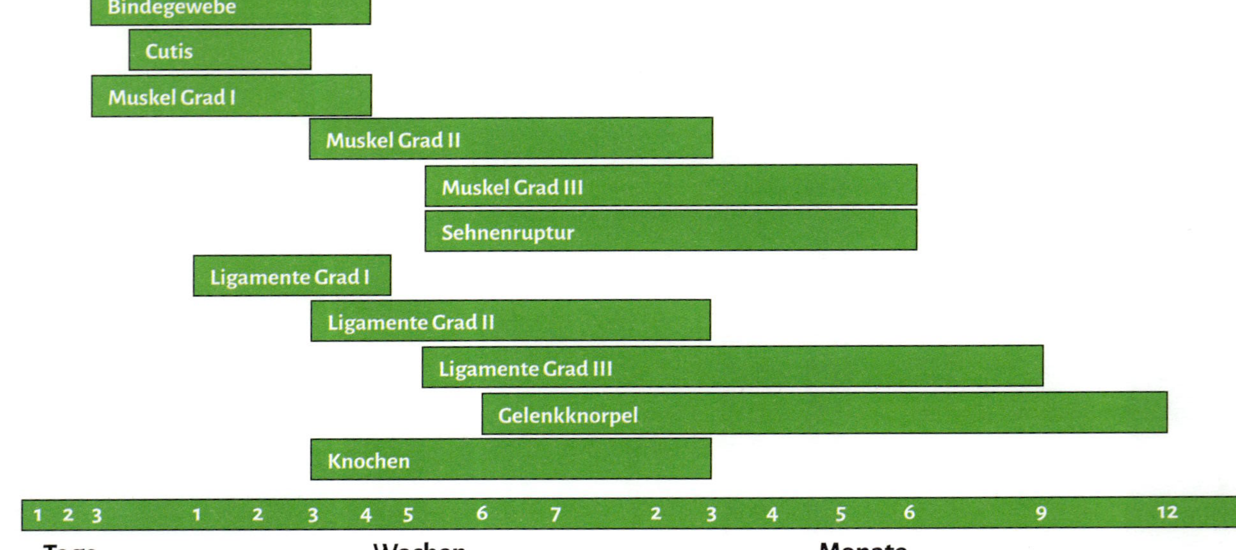

Abb. 4.1 Die Gegenüberstellung der Zeiträume bis zur vollständigen Wiederherstellung einzelner Gewebetypen und bei unterschiedlich schweren Verletzungen ist eine wichtige Grundlage für die Behandlungsplanung.

4.2 Frühbehandlung und Sekundärprävention von Deformitäten

Für mehrere kinderorthopädische Erkrankungen haben sich Screening und Frühbehandlung als wirkungsvoll erwiesen, um die betroffenen Kinder und ihre Familien weniger zu belasten, weitere Eingriffe aufgrund von Folgeschäden mit Muskel-Skelett-Veränderungen zu vermeiden und ein besseres Langzeitergebnis zu erzielen (Abb. 4.2.1). Für neuroorthopädische Erkrankungen werden Früherkennungsinstrumente erst regional und punktuell für einzelne Körperregionen und Krankheitsbilder (z. B. nationale Register, Hüft-, Wirbelsäulen- und Fuß-Ampel-Modelle bei Bilateralen Spastischen Cerebralparesen im Kinderbereich) eingesetzt (Abb. 4.2.2).

Abb. 4.2.1 Erfolgreiche Frühbehandlung in der Kinderorthopädie

idiopathischer Klumpfuß	Neugeborenes	Klinik	Etappengipse, perkutane OP. Lagerungorthese
Hüftdysplasie (DDH)	erste Lebenswochen	Hüftsonografie	Abspreizorthesen
muskulärer Schiefhals	erste Lebensmonate	Klinik	Dehnungstherapie, ggf. prox./dist. Release, Orthese
Fehlbildungen	Kleinkind	Klinik, Rö., MRT	Orthesen, frühe Korrekturoperationen
schwerer Knick-Plattfuß	Kleinkind/Schulalter	Klinik	Orthesen, Schuhzurichtung, Arthrorise-Operation
Achsfehlstellungen	Vorpubertät	Klinik, Rö.	temporäre Hemiepiphyseodesen, ggf. Osteotomien
Skoliose	Vorpubertät	Klinik, Rö.	Cheneau-Korsett, Krafttraining, Koordin.-Therapie

Abb. 4.2.1 Einige der häufigsten kinderorthopädischen Erkrankungen können bei früher Diagnostik mit wenig invasiven Verfahren wirkungsvoll behandelt werden.

Abb. 4.2.2 Erfolgreiche Frühbehandlung in der Neuroorthopädie

Fußfehlstellungen	Erkrankungsbeginn	Klinik	US-/Fuß-Orthese, Krafttraining, Koordin.-Therapie
Schulter-Ellbogen-Hand	Erkrankungsbeginn	Klinik	Handgel.-/Daumen-Orthese, Hand-Therapie
Hüftinstabilität	erste Monate	Sonografie, Rö.	Krafttraining, Geh-,Steh-Therapie, Abspreizorthesen
Wirbelsäuleninstabilität	erste Monate	Klinik, Rö.	Krafttraining, Geh-,Steh-Therapie, Rumpforthesen
Kniebeugekontraktur	erste Monate	Klinik	Krafttraining, Steh-Therapie, Soft-Streckorthesen
Gelenksbew.einschränk.	erste Monate	Klinik	Krafttraining, Orthesen, ggf. OP
Crouch Gait	erste Jahre	Klinik, Ganganalyse	Krafttraining, Geh-Therapie, ggf. Osteotomien
Stiff Knee Gait	erste Jahre	Klinik, Ganganalyse	Krafttraining, Geh-Therapie, ggf. Rectustransfer
Achsenfehlstellung	erste Jahre	Klinik, Rö., MRT	Krafttraining, Geh-Therapie, ggf. Osteotomien
Pathologische Fraktur	erste Jahre	Rö., BDM	Krafttraining, Geh-, Steh-Therapie, Medikation

Abb. 4.2.2 Die häufigsten beginnenden, noch reversiblen Muskel-Skelett-Veränderungen bei neuromotorischen Erkrankungen können bei früher Diagnostik mit wenig invasiven Verfahren wirkungsvoller behandelt werden.

4.3 Frühbehandlung versus Palliation bei Muskel-Skelett-Veränderungen und Deformitäten

Je früher reversible Funktionsstörungen entdeckt und behandelt werden, umso wirkungsvoller können progrediente Muskel-Skelett-Veränderungen sowie die Entstehung von Formveränderungen und Deformitäten mit bewegungstherapeutischen, orthopädietechnischen und minimal-invasiven, operativen Behandlungsmaßnahmen verhindert werden. Irreversible Veränderungen bedürfen meist einer aufwändigen rekonstruktiven und palliativen Vorgehensweise, um Schmerzen zu reduzieren, die Mobilität sowie soziale Teilhabe und damit die Lebensqualität zu verbessern (Abb. 4.3).

Abb. 4.3 Behandlung von Muskel-Skelett-Veränderungen bei neuromotorischen Erkrankungen

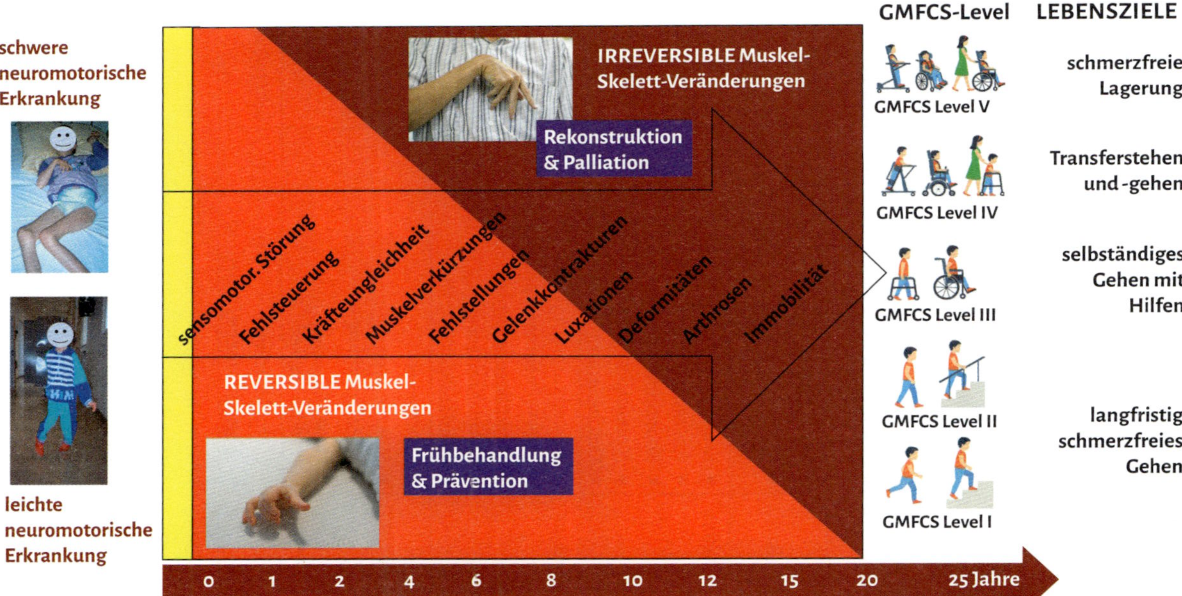

Abb. 4.3 Das Zeitfenster für die wirkungsvolle Frühbehandlung und Prävention bei reversiblen Störungen ist umso kleiner, je schwerer die neuromotorische Grunderkrankung verläuft. Dies muss bei der Behandlungsplanung berücksichtigt werden.

5. Bewegungstherapie-Ansätze (C. Abel)

Dieses Kapitel bietet eine systematische, stichwortartige Darstellung der in der Kinder- und Neuroorthopädie essenziellen, methodenunabhängigen Therapieprinzipien.

Im Wesentlichen lassen sich die Therapieansätze innerhalb der kinder- und neuroorthopädischen Physiotherapie nach Prinzipien, welche sich wiederum in den einzelnen ICF-Komponenten finden, gliedern. Die ICF unterteilt „Gesundheit" in einzelne Komponenten, von welchen fünf die Hauptbereiche abdecken, auf welche sich die Therapiemaßnahmen erstrecken: Gesundheit, Körperfunktion, Körperstruktur, Aktivitäten und Partizipation. Tabelle 5.0 zeigt die jeweilige Zuordnung der Therapieansätze zu den ICF-Komponenten und zu den Therapieprinzipien.

ICF	Therapieansatz	Prinzip
Gesundheit	▪ Schmerztherapie	physikalische Maßnahmen, Training
Körperfunktion	▪ Krafttraining ▪ Ausdauertraining ▪ Koordinationstraining ▪ Mobilisierungstraining (ROM) ▪ Detonisierung	Training, Rehabilitation
Körperstruktur	▪ Kontrakturprophylaxe ▪ Infekt-/Pneumonieprophylaxe ▪ Thromboseprophylaxe ▪ Zirkulationsanregung Stoffwechsel/ Kreislauf	Prävention
Aktivitäten	▪ Gehtherapie ▪ Stehtherapie ▪ Transfertraining ▪ Lagerung ▪ Handtherapie	ADL-Training, Habilitation und Rehabilitation
Partizipation	▪ Motor Learning ▪ sportmotorische Förderung	Lebensqualität

Tabelle 5.0: Therapieansätze, Therapieprinzipien und ICF-Komponenten

Elementare Therapieziele bei neuroorthopädischen Patienten sind: Schmerzfreiheit, (Eigen-) Aktivität und Partizipation. Innerhalb des Clinical-Reasoning-Prozesses muss eine Entscheidung gefällt werden, welche Konzepte und Methoden zur Erreichung des Therapieziels bei dieser Person zum Einsatz kommen sollen. In den folgenden Subkapiteln findet sich eine Übersicht, welche herkömmlichen und modernen Therapieansätze nach derzeitigem Wissensstand effektiv zum Erreichen des Therapieziels beitragen können bzw. häufig zum Einsatz kommen. Derzeit ist im Therapiebereich eher von Best Practice als von EBM-Grundlage (Evidence Based Medicine) zu sprechen.

Die Aspekte des motorischen Lernens (Repetition, Feedback, Shaping, Input etc.) müssen sich in jedem Therapieprogramm widerspiegeln. Die Therapie muss immer aufgabenorientiert und so alltagsnah wie möglich sein. Das Ziel der Therapie ist immer die größtmögliche Partizipation im Alltag, also, sofern möglich: der Übergang in (inklusive) Sportarten ohne Dauertherapie, dafür mit bewegtem Alltag.

Alle Therapieansätze, welche dem Training und der Rehabilitation der Körperfunktionen dienen, finden sich in den einzelnen Therapiegrundlagen, welche ein ADL-Training der Aktivitäten darstellen, wieder. Die Übergänge der Wirkmechanismen einzelner Methoden und Techniken sind fließend und höchstens theoretisch zu trennen. Jede Stufe der ADL-Aktivitäten (Handfunktion, Lagerung, Transfer, Stehen, Gehen) erfordert Training in jedem Therapieansatz der Körperfunktionen (Krafttraining, Ausdauertraining, Koordinationstraining, Mobilisierungstraining/ROM, Detonisierung). Abb. 5.1 zeigt, wie die einzelnen Therapieansätze ineinander übergehen und wie sich die einzelnen Aktivitäten gegenseitig beeinflussen. Abb. 5.2 veranschaulicht, dass die Therapieansätze innerhalb jeder der Therapieaktivitäten zum Einsatz kommen müssen.

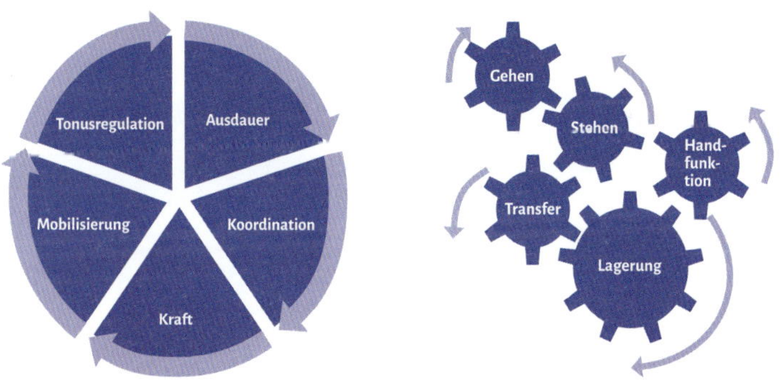

Abbildung 5.1: Zusammenhang Therapieprinzipien und Therapieansätze, 1

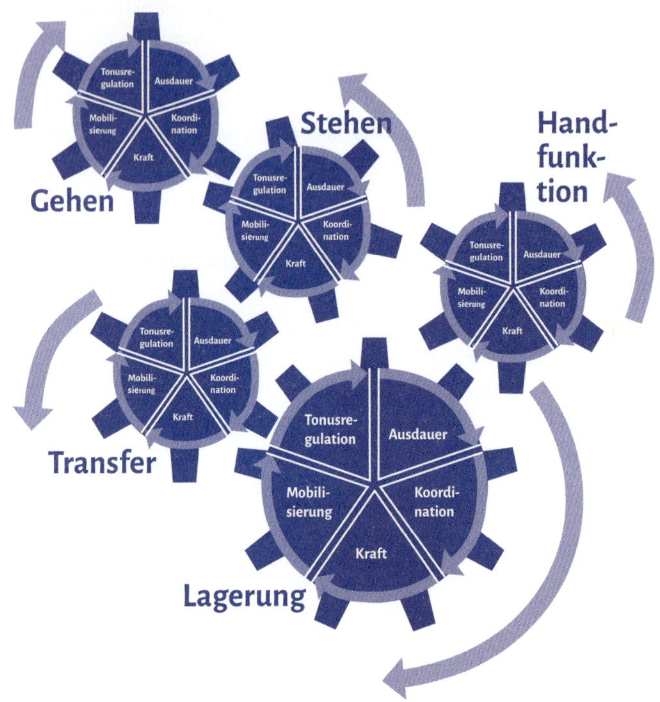

Abbildung 5.2: Zusammenhang Therapieprinzipien und Ansätze, 2

5.1 Schmerztherapie

Definition:
Therapeutische Interventionen, um den Schmerz, eine vielschichtige Reaktion mit somatisch-physiologischen, behavioral-motorischen und subjektiv-verbalen Komponenten in günstiger Weise zu beeinflussen.

Anwendungsarten und Methoden:

- Akupunktur, Akupressur
- Manuelle Lymphdrainage
- Cranio-Sacral-Therapie
- Manuelle Therapie, Parietale Osteopathie
- Entspannungsverfahren wie Yoga, Klangschalentherapie, Meditationen
- Massagetechniken
- Ganzkörpervibrationstherapie
- Medizinische Trainingstherapie
- Hippotherapie
- Neurodynamik
- Hydrotherapie
- Physikalische Therapiemaßnahmen: Wärme, Kälte
- Kinesio-Tape, Verbände
- Snoezelen
- Krafttraining
- Tiergestützte Therapieverfahren
- Lagerung
- Viscerale Osteopathie

Wirkungsweise, Therapietechnik, Grundlagen:
Innerhalb der Neuroorthopädie handelt es sich bei der Schmerztherapie selten um Akutinterventionen. Das Schmerzgeschehen schwerstmehrfachbetroffener Kinder ist als chronischer Schmerz zu betrachten – altersunabhängig.
Die bewusste Schmerzwahrnehmung steht in direktem Zusammenhang mit der Kognition. Bei geringer Kognition stellt der dann wahrscheinlich weniger bewusst wahrgenommene Schmerz dennoch einen massiven Stressfaktor für das System dar. Die Schmerzwahrnehmung unterliegt einem Entwicklungsprozess parallel zur kognitiven Entwicklung. Zuverlässige Verbalisierung von Schmerzzuständen ist daher im Kleinkindalter nicht zu erwarten. Größtes Problem in der Arbeit mit Kindern in der Kinderorthopädie und Kinderneuroorthopädie ist die Tatsache, dass die betroffenen Kinder nur in den seltensten Fällen Schmerzen äußern und diese daher massiv unterschätzt werden. Die mit dem Schmerz einhergehenden inflammatorischen Effekte verschlechtern dabei den Allgemeinzustand.
Je mehr schmerzhafte Prozeduren das Kind als Frühgeborenes erlebt hat, desto schlechter ist die motorische und geistige Entwicklung im korrigierten Alter von 8 und 18 Monaten.
Die Vielschichtigkeit des Schmerzempfindens spiegelt sich in der Vielschichtigkeit der Behandlung wider: als effektiv hat sich der bio-psycho-soziale Ansatz erwiesen, welcher als interdisziplinäre Maßnahme umgesetzt werden muss.

Die Behandlungsaspekte der Schmerzbehandlung überschneiden sich deutlich mit dem Themengebiet der Detonisierung und Entspannung.

Literatur: Herrmann, 2011
Grunau et al., 2009
Østergaard et al., 2020
Schmidt et al., 2020

5.2 Krafttraining

Definition:
Krafttraining ist ein körperliches Training mit dem Ziel, die Kraft zu steigern und/oder einen Muskelzuwachs zu erreichen. Dies umfasst konzentrische, isometrische und exzentrische Muskelarbeit.

Anwendungsarten und Methoden:

- Funktionelle Physiotherapie
- PNF
- Gangtraining, Laufbandtraining
- Schwimmtherapie
- Ganzkörpervibrationstherapie
- Vojta
- Hippotherapie, Reittherapie
- jede Sportart bei entsprechender Ausführung
- (Medizinische) Trainingstherapie

Wirkungsweise, Therapietechnik, Grundlagen:
Das Krafttraining kann je nach Intention phasisch oder tonisch bzw. dynamisch oder statisch ausgeführt werden.
Phasische Muskulatur (weißer Muskelfasertyp, Fast-Twitch-Faser): reagiert sehr schnell, ermöglicht kräftige Kontraktionen und ermüdet schnell.
Tonische Muskulatur (roter/dunkler Muskelfasertyp, Slow-Twitch-Faser): spricht langsamer auf Reize an, ermüdet langsamer und hat dabei eine längere Kontraktionszeit.
Phasische Muskulatur übernimmt eher die Bewegungsarbeit und neigt zum Kraftverlust. Die tonische Muskulatur übernimmt eher die Haltearbeit und neigt zur Verkürzung. Krafttraining der phasischen und tonischen Muskulatur ist jedoch im therapeutischen Setting kaum zu trennen. Die Therapieansätze sollen möglichst alltagsrelevante Bewegungsabläufe enthalten und sich an den Regeln der Trainingslehre orientieren. Ein Übergang zur Ausführung von Sport im Verein oder in der Schule ist anzustreben. Je nach Ziel sind eher Maximalkraft, Schnellkraft und/oder Ausdauerkraft zu trainieren.
Eine absolute Trennung des Krafttrainings von den anderen Trainingsarten, wie z. B. Ausdauertraining, ist nicht realistisch.

Literatur: Merino-Andrés et al., 2022
Shilesh et al., 2023

5.3 Ausdauertraining

Definition:

Aktives Training zur Erhöhung der Ermüdungswiderstandsfähigkeit bei Belastungen.

Anwendungsarten und Methoden:

- Funktionelle Physiotherapie
- Schwimmtherapie
- Gangtraining, Laufbandtraining
- Stehtherapie
- Ganzkörpervibrationstherapie
- jede Sportart bei entsprechender Ausführung
- (Medizinische) Trainingstherapie

Wirkungsweise, Therapietechnik, Grundlagen:

Repetition im Trainingsverlauf führt vor allem zur Adaptation des muskuloskelettalen und kardiovaskulären Systems.

Wichtige Effekte des Ausdauertrainings: muskulär, kardial, pulmonal und metabolisch.

Das Ausdauertraining überschneidet sich stark mit den Maßnahmen zur Zirkulationsanregung, wobei die Effekte der Zirkulationssteigerung eher unmittelbar und kurzfristig sind – im Gegensatz zu den Effekten des Ausdauertrainings, welche langfristig zu betrachten sind.

Die Verbesserung der Ausdauer ist essenziell, um das Ziel der Partizipation zu erreichen. Nur eine ausreichende Ausdauer, um in der Peer-Group dem Geschehen folgen zu können, ermöglicht die Teilhabe am Geschehen.

CAVE: Bei kardiovaskulärem Krankheitsgeschehen muss das Ausdauertraining immer in interdisziplinärer Absprache bezüglich der Belastbarkeit erfolgen!

5.4 Koordinationstraining

Definition:

Training zur Verbesserung der Koordination; dem Zusammenspiel von Sensorik, ZNS und Bewegungsapparat zur flüssigen, ökonomischen und aufgabengerechten Lösung von Bewegungsaufgaben.

Anwendungsarten und Methoden:

- Bobath
- (Medizinische) Trainingstherapie
- CO-OP-Therapie (Cognitive Orientation to daily Occupational Performance)
- Neurodynamik
- PNF
- Gangtraining, Laufbandtraining
- Psychomotorik
- Ganzkörpervibrationstherapie
- SI Jean Ayres
- Hippotherapie, Reittherapie

Komponenten/Prinzipien:

- Gleichgewichtstraining
- Anpassungsfähigkeit
- Reaktionsfähigkeit
- Differenzierungsmöglichkeit
- Orientierungsfähigkeit
- Bewegungsqualität, Eleganz
- Rhythmisierungsfähigkeit, Taktgefühl

Wirkungsweise, Therapietechnik, Grundlagen:

Die Koordination findet sich innerhalb der drei Phasen des motorischen Lernens überwiegend in der letzten Phase, in der Autonomiephase, in welcher Dual Tasking möglich wird und in welcher sich der Bewegungsablauf bereits an der Leistungsgrenze befindet.

Koordinatives Training erfordert ein gewisses Maß an Kognition, was im Bereich schwerstbetroffener Patienten eine Hürde darstellt.

5.5 Mobilisierungstraining/Vergrößerung ROM

Definition:
Maßnahmen zur Verbesserung des ROM, Beweglichkeitstraining.

Anwendungsarten und Methoden:

- aktive, passive und assistive Mobilisation
- Funktionelle Physiotherapie
- Gehtherapie/Gangtraining/Laufbandtraining
- Hippotherapie (Hüfte)
- Krafttraining
- Lagerung
- Manuelle Therapie
- Massage
- Mobilisierungstraining – Vergrößerung ROM
- Neurodynamik
- PNF
- Stehtherapie
- Stretching, Dehntechniken

Wirkungsweise, Therapietechnik, Grundlagen:
Aktive und/oder passive Mobilisierung der Faktoren, welche den ROM einschränken können:

- PNS
- Muskelapparat
- Gelenkapparat
- Weichteile, Bindegewebsstrukturen

Ergebnisse:
Geringe Hinweise auf Effekte passiver Dehnung auf die Beweglichkeit nichtneurologisch erkrankter Personen, kaum Hinweise auf positive Effekte passiver Dehnung auf Beweglichkeit, Schmerz und Lebensqualität neurologisch erkrankter Personen. Deutliche Hinweise auf eine Vergrößerung des ROM durch Krafttraining.

Literatur: Harvey et al., 2017
Morton et al., 2011
Simão et al., 2011

5.6 Detonisierung/Tonusregulation/Entspannung

Definition:
Maßnahmen zur Beeinflussung des patientenindividuellen physio- oder pathologischen Spannungs- und Erregungszustands der Muskulatur und des Nervensystems.

Anwendungsarten und Methoden:
- Bobath
- Castillo-Morales
- Cranio-Sacral-Therapie
- Elektrostimulation, Elektrotherapie
- Hippotherapie
- Neurodynamik
- PNF
- Yoga
- Manuelle Therapie, Osteopathie
- Ganzkörpervibrationstherapie
- Stretching
- Dehntechniken
- Massage
- aktive Bewegungsmaßnahmen
- Krafttraining
- Hydrotherapie
- Schwimmtherapie

Wirkungsweise, Therapietechnik, Grundlagen:
Überwiegend handelt es sich um entspannende und mobilisierende Maßnahmen, um den Tonus zu senken.
Aktive und/oder passive Beeinflussung der Faktoren/Gewebsarten, deren Erregungszustand höher oder niedriger ist, als erwünscht:
- ZNS
- PNS
- Muskelapparat
- Gelenkapparat
- Weichteile, Bindegewebsstrukturen

Da sich alle Anteile des Bewegungssystems gegenseitig beeinflussen, kann die Entspannung und somit das Senken des Erregungszustandes <u>einer</u> dieser Komponenten bereits eine deutliche Wirkung auf die anderen Komponenten zeigen.

5.7 Kontrakturprophylaxe

Definition:
Maßnahmen zur Verhinderung einer ROM-einschränkenden Gewebsveränderung.

Anwendungsarten und Methoden:

- aktive, passive und assistive Mobilisation
- Biofeedback
- Funktionelle Physiotherapie
- Gehtherapie/Gangtraining/Laufbandtraining
- Hilfsmittelversorgung, Hilfsmittelschulung
- Hippotherapie (Hüfte)
- Krafttraining
- Lagerung
- Manuelle Therapie
- Massage
- Mobilisierungstraining – Vergrößerung ROM
- Neurodynamik
- PNF
- Stehtherapie
- Stretching, Dehntechniken

Wirkungsweise, Therapietechnik, Grundlagen:
Die häufig als eigenes Therapieziel benannte Kontrakturprophylaxe stellt im engeren Sinne einen Unterpunkt unter „Mobilisierungstraining/Vergrößerung ROM" (Kapitel 5.5) dar. Die Kontrakturprophylaxe dient dem Erhalt der Beweglichkeit, während das Mobilisierungstraining eine Vergrößerung des ROM erzielt.

Indikationen:
Veränderungen des Bewegungsapparates, die eine Veränderung der Gelenksbelastung und Gelenksbeweglichkeit zur Folge haben:

- Immobilisation
- Kräfteungleichgewicht
- Veränderung von Hebelarmen
- GMFCS III bis V
- Paresen
- Narben

Ergebnisse:
Keine Hinweise auf positive Effekte bezüglich Kontrakturprophylaxe durch passive Dehnung/Stretching!

Literatur: Harvey et al., 2017
Novak et al., 2020

5.8 Infektprophylaxe/Pneumonieprophylaxe

Definition:
Maßnahmen zur Verhinderung von Infekten der Atemwege.

Anwendungsarten und Methoden:
- Atemtherapie
- (Medizinische) Trainingstherapie
- Schwimmtherapie (Atemtechnik)
- Ganzkörpervibrationstherapie
- Vojta
- Zirkulationsanregung
- jede Form der Bewegung und des Sports

Wirkungsweise, Therapietechnik, Grundlagen:
Ziele: vertiefte Atmung, Belüftung der gesamten Lunge, Sekretolyse.
Kommt postoperativ und/oder bei längerer Immobilisation zum Einsatz.
Sinnvoll bei Kindern mit rezidivierenden Atemwegserkrankungen (z. B. Trisomie 21).

5.9 Thromboseprophylaxe

Definition:
Medikamentöse und/oder nichtmedikamentöse Formen der Vorbeugung von Thrombosen.

Anwendungsarten und Methoden:

- Zirkulationsanregung
- Vertikalisierung/Stehtherapie
- Manuelle Lymphdrainage
- (Medizinische) Trainingstherapie
- jede Art der Bewegungstherapie

Wirkungsweise/Besonderheiten
Bei CP durch den erhöhten Muskeltonus auch postop. keine erhöhte Thrombosegefahr!

Therapietechnik:

- Frühmobilisation nach OP
- Anregung venöser Rückfluss entweder durch Vertikalisierung und Gehtherapie oder (falls nicht möglich) durch Aktivierung der Beinmuskulatur

Indikationen:

- Immobilisation, z. B. postoperativ
- maligne Erkrankungen
- Bettlägerigkeit
- GMFCS Level III bis V bei Querschnittslähmungen
- nach BoNT-Injektionen

Literatur: Rousseau et al., 2001

5.10 Kardiovaskuläres Training

Definition:
Jede Form des Trainings/der Therapie, die eine Verbesserung der Ausdauer anstrebt und/oder Stoffwechselprozesse und Kreislauf anregt.
Auch: Zirkulationsanregung Stoffwechsel und Kreislauf.

Anwendungsarten und Methoden:

- Colonmassage
- Funktionelle Physiotherapie
- Ganzkörpervibrationstherapie
- Manuelle Lymphdrainage
- (Medizinische) Trainingstherapie
- Narbenmobilisation nach OP der inneren Organe
- Schwimmtherapie
- Stehtherapie
- Viscerale Behandlung/Osteopathie/ Postoperative Narbenbehandlung

Wirkungsweise, Therapietechnik, Grundlagen:
Die Zirkulationsanregung ist für das metabolische und kardiovaskuläre System von höchster Bedeutung (vgl. Ausdauertraining)!
CAVE: Gerade bei internistischen (Begleit-) Erkrankungen ist hier die interdisziplinäre Absprache bezüglich der Belastbarkeit unerlässlich!
Einen häufig unterschätzten Faktor bei Kindern im Bereich der Neuroorthopädie stellen viscerale Probleme dar. Die vorliegenden neuromuskulären Krankheitsbilder erstrecken sich auch auf die viscerale Muskulatur und bringen eine Vielzahl internistischer Probleme mit sich. Die aktive Mobilisation ist der passiven Behandlung vorzuziehen. Je komplexer die Einschränkungen jedoch sind, desto effektiver wird eine Hands-on-Therapie gerade im Sinne der Colonbehandlung und der häufig im Rumpfbereich liegenden Narben sein.

5.11 Gehtherapie mit Belastung/Teilbelastung

Definition:

Therapeutisches Training mit dem Ziel des freien und sicheren Gehens, das sowohl mit Belastung (Rehabilitation und Habilitation) als auch mit Teilbelastung (Rehabilitation, postoperativ, bestimmte Krankheitsbilder, welche Entlastung notwendig machen) durchgeführt wird – immer mit dem Ziel, ein ökonomisches und zielgerichtetes Gehen zu ermöglichen, Alltagsfunktion zu ermöglichen und Sekundärproblematiken zu vermeiden.
Auch: Gangschule, Gangrehabilitation.

Anwendungsarten und Methoden:

- Bobath
- Castillo-Morales
- Funktionelle Physiotherapie
- Gangtraining
- Hilfsmittelversorgung und Hilfsmittelschulung
- Krafttraining
- Laufbandtraining
- Lokomotionstherapie
- (Medizinische) Trainingstherapie

Wirkungsweise, Therapietechnik, Grundlagen:

Wichtigste Grundlage jeder Gangrehabilitation (und Habilitation bei neuromuskulärer Erkrankung) ist die sorgfältige Ganganalyse. Bei komplexen neuroorthopädischen Erkrankungen ist hier die 3D-Ganganalyse das Mittel der Wahl, in der physiotherapeutischen Praxis findet oft die beobachtende Ganganalyse Anwendung.
Einen Sonderfall stellt die Gangschulung (oft mit Teilbelastung) als Teil der Rehabilitation nach operativen Eingriffen außerhalb der Neuroorthopädie dar. Hier ist im Normalfall keine umfangreiche Ganganalyse notwendig.
Die Gangschulung erfolgt als Overground-Gait-Training (direktes Gehen auf dem Untergrund; manchmal auch: Laufbandtraining). Das Stehtraining kann vorbereitend zum Einsatz kommen (Pre Gait Activity). Im Rahmen des Transfer-Trainings erfolgt der Übergang zwischen Steh- und Gehtherapie.
Die Versorgung mit Hilfsmitteln im Sinne von Unterarmgehstützen, Rollator etc. erfordert eine spezielle Gangschulung, um das Hilfsmittel optimal einsetzen zu können. Eine Erstversorgung mit einem Geh-Hilfsmittel ist immer mit einem Gangtraining zu kombinieren.

Literatur: Heitling & Ackermann, 2021
Novak et al., 2020

5.12 Stehtherapie

Definition:
Therapeutisches Training mit dem Ziel des aktiven, dynamischen Stehens, das sowohl im Stand als auch vorbereitend in niedrigeren Ausgangspositionen ausgeführt wird jedoch immer mit dem Ziel, die Dauer des dynamischen Stehens und dessen Qualität wesentlich zu erhöhen.

Anwendungsarten und Methoden:

- Bobath
- Castillo-Morales
- Funktionelle Physiotherapie, Übungsbehandlung
- Ganzkörpervibrationstherapie
- Hilfsmittelversorgung und Hilfsmittelschulung
- Krafttraining
- (Medizinische) Trainingstherapie
- Umfeldgestaltung

Wirkungsweise, Therapietechnik, Grundlagen:
Stehen ist eine essenzielle Fähigkeit des Menschen, die einen wichtigen Teil zur Partizipation beiträgt. Eine altersgerechte Vertikalisierung ist bei allen Krankheitsbildern anzustreben, wobei aktives Stehen gegenüber dem rein passiven Aufrichten zu bevorzugen ist.
Nebeneffekt: Tonusregulation und Kräftigung im Sinne der Kopf- und Rumpfkontrolle.
Zum Einsatz kommen hierbei eine Vielzahl an Hilfsmitteln: vertikale Stehhilfe, dynamische Stehhilfe, Schrägliegebrett, Stehschale, mobile Stehhilfe, Rollstühle mit Stehfunktion.
Es zeigen sich deutliche Effekte auf: vegetative Funktionen (Herz-Kreislauf-System, Lunge, Gastrointestinaltrakt, Blase), Muskel-, Knochen-, Knorpelstoffwechsel, Gelenkentwicklung, Kontrakturprophylaxe, Psyche, Sprache.
Das Stehtraining muss aufgabenorientiert und alltagsnah hochfrequent und mit langer Dauer ausgeführt werden. Die notwendige hohe Übungsfrequenz erfordert eine hohe Motivation und Compliance der Patienten und ihrer Angehörigen. Das Stehtraining dient als Vorbereitung auf das Gehtraining.

Literatur: Ackermann & Espei, 2021
Novak et al, 2020

5.13 Transfertraining

Definition:

Therapeutische Interventionen mit dem Ziel, Bewegungsübergänge aktiv und ökonomisch zu gestalten, sowohl im Sinne der Rehabilitation als auch der Habilitation. Der Transfer dient dem aktiven Wechsel der Körperposition.

Anwendungsarten und Methoden:

- Bobath
- Castillo-Morales
- Funktionelle Physiotherapie, Übungsbehandlung
- Funktionelle Bewegungslehre
- Hilfsmittelversorgung, Hilfsmittelschulung
- Krafttraining
- (Medizinische) Trainingstherapie

Wirkungsweise, Therapietechnik, Grundlagen:

Transfertraining stellt einen wesentlichen Baustein in der Kindertherapie und in der Therapie schwerstmehrfachbetroffener Erwachsener dar, da jeder motorische Entwicklungsschritt im Transfertraining abgebildet wird.

Transfertraining ermöglicht den Wechsel zwischen Bauch-, Seit- und Rückenlage, Sitz, Kniestand, Stand und allen erdenklichen Zwischenpositionen. Das Erlernen der Transferfähigkeiten ermöglicht Autonomie und Teilhabe.

Transfertraining dient als Vorbereitung auf das Stehtraining und beinhaltet immer auch Handtraining im Sinne der Stützfunktion. Es enthält außerdem auch ein Sitztraining.

Bei Einschränkungen in der Transferfähigkeit ist eine sorgfältige Auswahl von und Schulung im Umgang mit Hilfsmitteln zielführend. Griffe, Sitzerhöhungen, Transferhilfen und ähnliches können zum Einsatz kommen.

Der passive Transfer sollte nur in Ausnahmefällen zum Einsatz kommen, der assistive sollte später vom aktiven Transfer abgelöst werden. In Einrichtungen mit schwerstmehrfachbetroffenen Patienten ist die gemeinsame Schulung des interdisziplinären Teams in ökonomischen Transfertechniken, welche assistiv mit dem Patienten ausgeführt werden, unerlässlich.

Literatur: Eisenberger & Marsico, 2021

5.14 Lagerung/Basale Stimulation

Definition:
Therapeutische Interventionen zur Lagerung und Stimulation schwer beeinträchtigter Patienten (oder Patienten akut nach Operation oder Trauma) mit dem Ziel der Kontraktur- und Dekubitusprophylaxe sowie der Schmerzfreiheit.

Anwendungsarten und Methoden:
- Basale Stimulation
- Bobath
- Castillo-Morales
- Funktionelle Physiotherapie
- Hilfsmittelversorgung und Hilfsmittelschulung
- Sensorische Integrationstherapie
- Snoezelen
- Vibrationstherapie

Wirkungsweise, Therapietechnik, Grundlagen:
Schwerstmehrfachbetroffene Patienten, die keine Möglichkeiten selbständiger Positionswechsel haben, sind auf entsprechende Lagerungsmöglichkeiten angewiesen. Die Lagerung muss das Gefühl von Sicherheit und Halt vermitteln.
Die individuelle Lagerung soll eine möglichst großflächige Druckverteilung ermöglichen. Gleichzeitig sollte sie so variabel einsetzbar sein, dass verschiedene Positionen einnehmbar sind.
Die basale Stimulation umfasst Sinnesreize, die alle Sinne ansprechen sollen, um über den wiederholten Reiz eine optimale Förderung der betroffenen Kinder zu ermöglichen.
In Einrichtungen mit schwerstmehrfachbetroffenen Patienten ist die gemeinsame Schulung des interdisziplinären Teams in der Anwendung der zum Einsatz kommenden Hilfsmittel unerlässlich.

Literatur: Fröhlich, 2008
Fuchs & Bock, 2021

5.15 Handtherapie/Greiffunktion

Definition:

Jeglicher Therapieansatz, der eine Verbesserung der Stütz- und Greiffunktion der Hand mit dem Ziel der Verbesserung der ADLs zum Ziel hat.

Anwendungsarten und Methoden:

- Bimanual Hand Function
- Bobath-Therapie
- CIMT-Therapie
- CO-OP (Cognitive Orientation to daily Occupational Performance)
- Funktionelle Physiotherapie
- Ganzkörpervibrationstherapie
- Hilfsmittelversorgung und Hilfsmittelschulung
- Manuelle Therapie
- PNF

Wirkungsweise, Therapietechnik, Grundlagen:

Stützen und Greifen sind elementare Bestandteile der ADLs und als solche wesentlich für die bestmögliche Partizipation.

Die Therapie muss eine Kombination aus der Stabilisierung der Gelenke der oberen Extremität mit Erhalt der normalen Biomechanik und gleichzeitig ein Kraft- und Koordinationstraining der ausführenden Muskulatur enthalten. Hilfsmittel stellen einen wichtigen Bestandteil der Therapie dar. Die Therapie erfolgt aufgabenorientiert und alltagsnah.

Literatur: Bock et al., 2021
Novak et al., 2020

5.16 Förderung der Bewegungsentwicklung/motorisches Lernen

Definition:
Motorisches Lernen umfasst eine Reihe von Prozessen, die darauf abzielen, neue Fähigkeiten durch deren Ausübung zu erlernen und diese zu verfeinern. Motorisches Lernen ist der essenzielle Faktor der motorischen Entwicklung.

Anwendungsarten und Methoden:
- Bobath
- Castillo-Morales
- CIMT-Therapie (obere Extremität)
- CO-OP (Cognitive Orientation to daily Occupational Performance)
- Hippotherapie
- Gangtraining/Laufbandtraining

Wirkungsweise, Therapietechnik, Grundlagen:
Jede Form der Habilitation und Rehabilitation des Kindes umfasst als eines der obersten Ziele eine möglichst altersgemäße motorische Entwicklung mit Entfaltung des vollen Potenzials des Kindes. Die häufig als Behandlungsziel formulierte „Entwicklungsförderung“ ist das Resultat motorischen Lernens. Jede Therapieeinheit hat für sich den Anspruch, der Entwicklungsförderung des Kindes zu dienen – ergo muss sich jede Therapiemethode mit den Prinzipien des motorischen Lernens identifizieren.
Um die motorische Entwicklung zu fördern, werden die Aktivitäten des ADL-Trainings (Gehtherapie, Stehtherapie, Transfertraining, Lagerung, Handtherapie) nach den Prinzipien des motorischen Lernens sinnvoll miteinander kombiniert. Die Therapie orientiert sich an den Meilensteinen der kindlichen Entwicklung, wobei im Bereich der schwerstmehrfachbetroffenen Kinder und Jugendlichen Abweichungen möglich und häufig notwendig sind.

Prinzipien:
- Repetition
- Variabilität
- Extrinsisches und Intrinsisches Feedback
- Shaping
- implizite vs. explizite Lernprozesse
- Funktionsorientiertes Arbeiten
- Steigerung der Intensität

Literatur: Latash, 2001
Newell et al., 2001
Nieuwboer et al., 2019
Shumway-Cook & Woollacott, 2012

5.17 Sportmotorische Förderung und Beratung

Definition:
Interdisziplinäre Beratung des Patienten hinsichtlich der Ausführung geeigneter Sportarten.

Anwendungsarten und Methoden:
- Gruppentherapieangebote im Sportbereich
- Hippotherapie
- Schwimmtherapie
- (Medizinische) Trainingstherapie
- jede erdenkliche Sportart

Wirkungsweise, Therapietechnik, Grundlagen:
Jede therapeutische Intervention ist als eine kurzfristige Unterstützung des Patienten anzusehen. Das oberste Ziel der Partizipation kann nur erreicht werden, wenn aus Einzeltherapien Gruppenangebote werden und aus diesen dann der Übergang in den (inklusiven) Sportverein gelingt. Das Ziel ist immer ein bewegter Alltag mit Freude an der Bewegung innerhalb der Peergroup.
Die Beratung bezüglich geeigneter Sportarten erfolgt interdisziplinär und umfasst sowohl die patientenbezogenen Faktoren (z. B. Patientenpräferenzen, Logistik, Motivation, familiärer Support) als auch die extrinsischen Faktoren der Umgebung (z. B. mögliche Sportarten, Hilfsmitteleinsatz).
Entsprechend der individuellen Leistungsfähigkeit und Belastbarkeit (krankheitsbildabhängige Freigabe durch den betreuenden Mediziner) in Verbindung mit den Patientenpräferenzen wird die Entscheidung für den Sport getroffen. Im Zweifelsfall sollte vorher nochmals eine kindersportorthopädische Untersuchung durchgeführt werden, um eine langfristige Belastbarkeit einschätzen zu können.

Literatur: Hebestreit et al., 2002

6. Orthopädietechnische Hilfsmittel (F. Landauer)

In diesem Kapitel erhalten Sie eine systematische, stichwortartige Darstellung der wichtigsten Orthesen, Hilfsmittel, Schuhversorgung, Korsette, sensomotorischen Orthetik etc.:

- Definition des Hilfsmittels
- Indikation/Ziel
- Voraussetzungen/Vorbereitung
- Anpassung
- Instruktion für den Alltag
- Ergebnisse nach EBM-Kriterien (evidenzbasierte Medizin)
- Literatur

Heil- und Hilfsmittel in Deutschland/Österreich/Schweiz (DACH): (in verkürzter Form zur Darstellung der länderspezifischen Unterschiede)

- Heilmittel:
  Deutsches Recht (D): Heilmittel sind persönlich zu erbringende, ärztlich verordnete medizinische Dienstleistungen.
  Schweizer Recht (CH): Heilmittel ist ein Oberbegriff für Arzneimittel und Medizinprodukte.
  Österreichisches Recht (A): Heilmittel sind notwendige Arzneien und sonstige Mittel, die zur Beseitigung oder Linderung von Krankheit oder zur Sicherung des Heilerfolges dienen.
- Hilfsmittel:
  In allen drei Ländern handelt es sich um Behelfe zur Überbrückung ausgefallener oder unzureichender Körperfunktionen. Das Gebrechen ist nicht mehr positiv beeinflussbar (z. B. Prothesen, Rollstühle, Zimmertoiletten).
- Heilbehelfe:
  Heilbehelfe gibt es nur im österreichischen Recht: dazu zählen Brillen, orthopädische Schuheinlagen, Bruchbänder und sonstiges.

Personalisierte medizinische Hilfsmittel (Personalized Medical Device)**:**

- Maßanfertigung: Custom-made Medical Device; handwerkliche Ausführung
- Patientenangepasstes Medizinprodukt: Patient-matched Medical Device; industrielle Fertigung (z. B.: 3D-Druck) nach einer individuellen Messung (z. B.: Scan).
- Industriell gefertigte Hilfsmittel: Adaptable Medical Device (industrielle Fertigung in Standardgrößen an den Patienten adaptierbar)
  - Prothese: künstlicher Ersatz einer „Gliedmaße“
  - Orthese: äußerlich am Körper angebrachtes Hilfsmittel
  - Orthoprothese: Komponenten einer Orthese und Prothese sind kombiniert

– Bandage: Schutz-, Stützverband, weich/elastisch Körperteile umgreifend; mit/ohne Pelotte
– Mieder: Rücken-Bandage mit Versteifungselementen zur gezielten Kraftübertragung
– Korsett: auf einem Beckenkorb (beckenumgreifend) aufgebaute, miederartige Rumpforthese zur Ruhigstellung/Entlastung/Redression/Korrektur etc.

Gebräuchliche Abkürzungen für Orthesen: (ohne Anspruch auf Vollständigkeit, in alphabetischer Reihenfolge)

AFO	Ankle Foot Orthosis
CO	Cervical Orthosis
CTLSO	Cervico-thoraco-lumbo-sacral Orthosis
CTO	Cervico-thoracic orthosis
DAFO	Dynamic Ankle Foot Orthosis
FO	Foot Orthosis
HKAFO	Hip Knee Ankle Foot Orthosis
KAFO	Knee Ankle Foot Orthosis
LSO	Lumbo-sacral Orthosis
TLSO	Thoraco-lumbo-sacral Orthosis

Tabelle 6.0

Indikation/Ziel:

- Schaffung funktioneller Voraussetzungen für das Stehen- und Gehen, Handfunktion etc. (z. B.: Hüftdysplasiebehandlung, Kontrakturbehandlung etc.)
- Unterstützung der motorischen Entwicklung (z. B.: MMC: Sitz-, Steh-, Gehhilfe; CP: AFO zur Fußstabilisierung; etc.)
- Unterstützung beim Stehen und Gehen: als Therapie und/oder für die Mobilität (z. B.: Orthesen zur Vertikalisation, orthopädische Schuhe zum Ausgleich komplexer Fußfehlformen etc.)
- Unterstützung für die Selbständigkeit (z. B.: Orthesen, Gehhilfen, Rollstühle etc.)

Orthesen können Fehlformen und Fehlstellungen ausgleichen, das Wachstum lenken, jedoch bestehende Veränderungen nur eingeschränkt korrigieren. Daher müssen diese „zeitgerecht“ zum Einsatz kommen. Ein „präventives Handeln“ und nicht „Behandeln entstandener Fehlformen“ ist das Ziel.
Nicht zu vernachlässigen sind Adaptierungen der Umgebung (z. B.: Wohnungsadaptierung, behindertengerechtes Bauen etc.).

Literatur: Strobl et al., 2021
Medical devices reforms: Personalised medical devices, 2024

6.1 Schuhzurichtungen

Definition des Hilfsmittels: Adaptierung von Konfektionsschuhen (biomechanische Kriterien gelten auch für orthopädische Maßschuhe)

Indikation/Ziel: Lokale Druckentlastung, Stabilisierung einzelner Gelenke, Modifizierung der Schrittabfolge

Frontalebene: Beinlängenausgleich, Modifizierung der Beinachsenstellung (O-Bein, XBein)
Sagittalebene: Vorfußbeschwerden (Vorfußentlastung), Bewegungseinschränkung (Harmonisierung des Abrollvorganges),
Transversalebene: Innen-/Außen-rotiertes Gangbild (Adaptierung des Fußöffnungswinkels)

Voraussetzungen/Vorbereitung: Die für die Adaptierung vorgesehenen Konfektionsschuhe dürfen im Sohlenaufbau keine Hohlräume enthalten.

Anpassung Schuhsohlengeometrie:

- Sagittalebene:
  - Schuhabsatz:
    1. Beinlängenausgleich: als Absatzerhöhung oder Plateauschuh (Erhöhung der gesamten Sohlenlänge)
    2. Pufferabsatz: Fersenkontaktdämpfung (Initial Contact) und Harmonisierung der Belastungsübernahme (Loading Response) (Abb. 6.1)
    3. Einseitige Absatzverlängerung (Standstabilisierung)
  - Rollentechnik:
    1. Ballenrolle rückverlagert: Vorfußentlastung und Erleichterung des Abrollvorganges, Verkürzung der Standfläche und der Schrittlänge
    2. Zehenrolle: Kniestabilisierung
    3. Schmetterlingsrolle: mediale und laterale Stabilisierung mit Entlastung der Caput metatarsalia
  - Tintenlöschersohle: Erleichterung des Abrollvorganges, Stabilisierung des Fußes bei fehlender Sprunggelenksbeweglichkeit
- Frontalebene:
  - Schuhranderhöhung:
    1. Außenranderhöhung: mediale Kniegelenksentlastung (Genu varum)
    2. Innenranderhöhung: laterale Kniegelenksentlastung (Genu valgum)
  - Adaptierungen am Oberleder: sind in eingeschränktem Ausmaß möglich

- <u>Transversalebene:</u>
  - Rollentechnik:
    1. Richtungsrolle: nach lateral oder medial zur Adaptierung des Fußöffnungswinkels
    2. Torqheel-Absatz: führt zu einer Rotationsbewegung in der Schrittabfolge (aussagekräftige Informationen fehlen).

Mit zunehmender Fußfehlform wird die Versorgung mit Konfektionsschuhen schwieriger und die Indikation für orthopädische Maßschuhe ist erreicht.

Instruktion für den Alltag: In Abhängigkeit von der Indikation ist die Verwendungsdauer festzulegen – ob postoperativ bis zur stabilen Heilung einer Osteotomie oder langfristig als Schutz bei diabetischem Fußsyndrom.

Ergebnisse nach EBM-Kriterien: Eine Vielzahl von Ganganalysestudien und Studien aus dem Sport belegen den Einfluss der Sohlengeometrie und der verwendeten Materialeigenschaften auf den Bewegungsablauf.

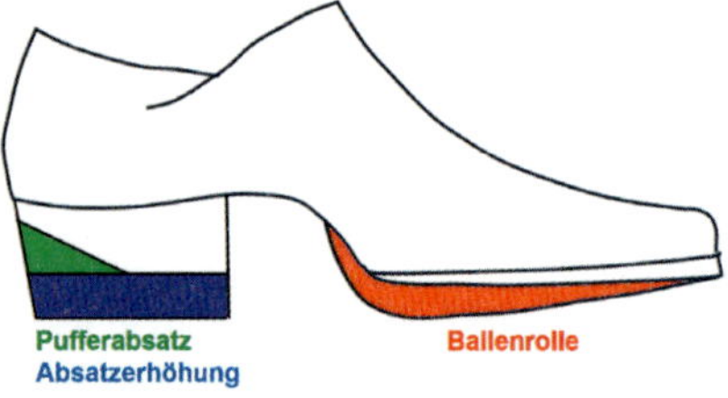

Abb. 6.1 Orthopädieschuhtechnische Zurichtungen an der Laufsohle für die Sagittalebene

Literatur: Baumgartner et al., 2010

6.2 Orthopädische Maßschuhe

Definition des Hilfsmittels: handwerkliche Einzelanfertigung nach individuellem Leisten

Indikation/Ziel: erkrankter, funktionsgestörter oder fehlgeformter Fuß, wenn eine Schuhzurichtung nicht ausreicht, um die Passform und Mobilität zu gewährleisten

Voraussetzungen/Vorbereitung: Versorgung nur bei stabiler Fehlform (Richtlinie der vorgegebenen Verwendungsdauer); Fußfehlstellungen die sich voraussichtlich rasch ändern, sind mit adaptierbaren Orthesen zu versorgen.

Anpassung: Orthopädische Maßschuhe können Seitendifferenzen ausgleichen, rückfußstabilisierende Elemente enthalten, Freiraum für komplexe Zehenfehlstellungen bieten etc. Bei komplexer Fußfehlstellung kann ein individueller Schuhaufbau ein stabiles Stehen und Gehen ermöglichen. Individuelle Verschlusssysteme ermöglichen auch bei Einschränkungen an den oberen Extremitäten ein selbständiges Aus- und Anziehen.
Es gelten auch alle Kriterien der Schuhzurichtung an der Laufsohle. (Abb. 6.1)

Instruktion für den Alltag: als Dauerversorgung zu verwenden

Ergebnisse nach EBM-Kriterien: Die Indikation der Schuhversorgung ist unstrittig. Das Verbesserungspotenzial gegenüber Konfektionsschuhen ist individuell zu beurteilen (handwerkliche Streubreite). Es besteht eine Vielfalt von Versorgungsoptionen (z. B. Abb. 6.2).

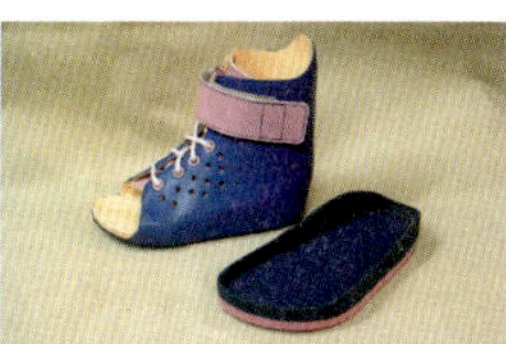

Abb. 6.2 Orthopädische Innenschuhe mit Klettsohle

Literatur: Baumgartner et al., 2010

6.3 Schuheinlagen

Definition des Hilfsmittels: Die Schuheinlage (Einlage/Einlegesohle) gleicht Fußpathologien in der Standphase aus und bildet mit den Schuhen eine Einheit (individuelle Fertigung).

Indikation/Ziel: Fußfehlform oder lokal schmerzhafte Überbelastungen. Es existieren eine Vielzahl von Behandlungskonzepten:

- Schuheinlagen als Ausgleich: von reellen oder funktionellen Beinlängendifferenzen mit und ohne Schuhzurichtung
- bettende Schuheinlagen: großflächige Druckverteilung, Verhinderung lokaler Druckspitzen
- korrigierende Schuheinlagen (Korrektur durch Unterstützung): Fußeinstellung in eine funktionell belastungsfähige Form, rezidivierende Fehlbelastungen verhindern und Entwicklung unterstützen. Bei Kindern und Jugendlichen ist das langfristige Ziel ein leistungsfähiger Fuß. Bei chronischen Erkrankungen ist das Ziel eine beschwerdearme Mobilität.
- korrigierende Schuheinlagen (Korrektur durch Stimulation):
  + „sensomotorische Schuheinlagen": Korrektur durch sensiblen Input und reflektorisch muskuläre Antwort (die Bezeichnung „propriozeptiv" ist daher zu vermeiden). Der neurologische Regelkreis (Afferenz, spinale Verschaltung, Efferenz) sowie die funktionelle Antwort (Muskulatur und Bindegewebe) müssen intakt sein. Grunderkrankungen in diesem Regelkreis sind zur Versorgung ungeeignet.
  + „podologische Einlagen" dienen der Optimierung des Körperschwerpunktes.

Voraussetzungen/Vorbereitung: Die Steh- und Gehfähigkeit der Patienten muss gegeben sein, da nur bei axialer Belastung die Schuheinlagen wirken können.

Anpassung: Für eine individuelle Versorgung ist eine Modellnahme (Fußabdruck, Gipsmodell, Scan etc.) erforderlich. Ausführung entsprechend der diagnostischen Zielsetzung und Adaptierung an die verwendeten Schuhe. Kontrolle nach einer ersten Tragedauer zur Beurteilung der Tragespuren und entsprechende Adaptierung.

Instruktion für den Alltag: Kinder: Einlagen in die Schuhe für die Aktivität einpassen. Dem „Barfußgehen" zur Aktivierung der Fußmuskulatur kommt eine besondere Bedeutung zu.

– Erwachsene und besonders Diabetiker: Schutzfunktion mit großflächiger Druckverteilung – daher auch in den Hausschuhen verwenden (Verletzungsrisiko minimieren).

Die Grunderkrankung und Indikation für die Hilfsmittelversorgung modifiziert die Verwendungsempfehlung.

Ergebnisse nach EBM-Kriterien: Es gibt keinen Beweis für den kindlichen Knick-Senkfuß. Alternative: Operation (Arthrorise).

Bei lokalen Überbelastungen ist die Indikation unstrittig.

Für die Versorgung von Diabetikern mit bettenden Schuheinlagen besteht ein Konsens.

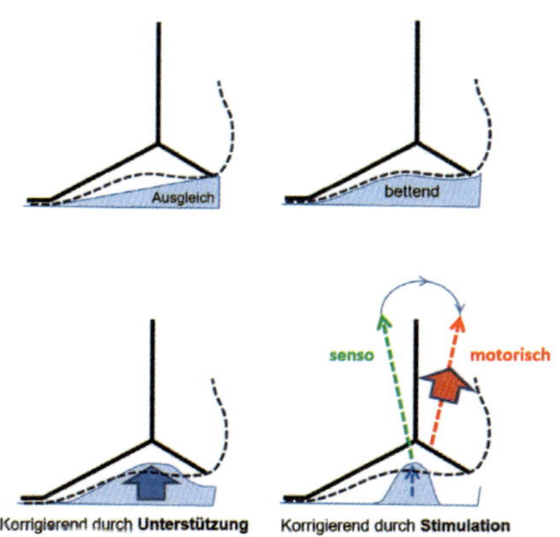

Abb. 6.3 Funktionsprinzipien der Schuheinlagenversorgung

Literatur: S2k-Leitlinie Kindlicher Knick-Senkfuß, 2022
S3-Leitlinie NVL Typ-2-Diabetes, 2023

6.4 Fußorthesen (FO)

Definition des Hilfsmittels: Fußorthesen wirken durch ihre zirkuläre, den Fuß umfassende Ausführung sowohl in der Stand- als auch in der Schwungphase und ermöglichen eine stabile Korrektur zwischen Rückfuß und Vorfuß (Schuheinlagen erhalten ihre zirkuläre Fassung durch den Schuh).
Synonym: Foot Orthosis (FO)

Indikation/Ziel: Rückfußpathologie (ausgeprägter Plattfuß oder Klumpfußstellung):

- Talus-Repositions-Ringorthese: nach Dr. Monique Baise und Kurt Pohlig. Der Calcaneus wird über eine „Drehbewegung" unter den Talus reponiert – das obere Sprunggelenk und die Mittelfußgelenke bleiben frei. (Abb. 6.4/1)
- Nancy-Hylton-Orthese: elastische Kunststofforthese (ähnlich einem überknöchelhohen Schuh). Die Sohlenform ist vergleichbar mit sensomotorischen Einlagen bei gleichzeitiger Rückfußkorrektur mit freigelegter Achillessehne. Diese Orthese wird der DAFO (Dynamic Ankle Foot Orthosis und Dynamic Foot Orthosis) zugeordnet und bildet so den Übergang von der FO zur AFO. (Abb. 6.4/2–3)
- Innenschuhe: individuell gefertigte Innenschuhe als Ausgleich zur Verwendung von Konfektionsschuhen
- Orthesenschuhe: sind für eine gleichzeitige Orthesenanwendung geeignet. Orthesenschuhe können durch ihre Ausführung und Adaptierbarkeit als Halbfabrikate die Funktion von Fußorthesen übernehmen.

Voraussetzungen/Vorbereitung: Der Rückfuß muss passiv korrigierbar sein.

Anpassung: nach Gipsmodell in korrigierter Stellung oder als Scan in partiell korrigierter Position

Instruktion für den Alltag: Die Orthesen müssen mit den verwendeten Schuhen eine Einheit bilden. Ausnahme: bei Ausführung mit einer Laufsohle.

Ergebnisse nach EBM-Kriterien: Zwischen Form und Funktion ist zu unterscheiden. Entscheidend ist der Zeitpunkt der Indikationsstellung. Kann eine Progredienz der Pathologie verhindert werden (EBM-Kriterien kaum erfüllbar)? Kann eine Mobilität erreicht werden (EBM-Kriterien erfüllt)?

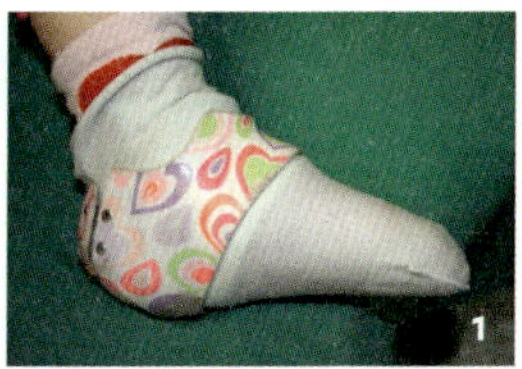

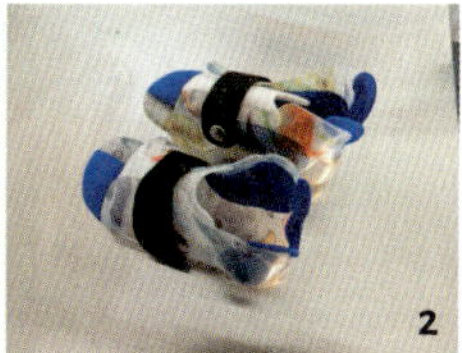

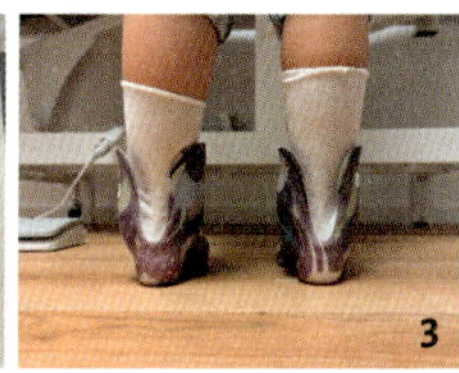

Abb. 6.4: DAFO – Knöchelfußorthese zur Stabilisierung des USG (links TR-Ringorthese und mittig/rechts Nancy Hylton-Orthesen)

Literatur: Fuchs, 2021
Landauer, 2021

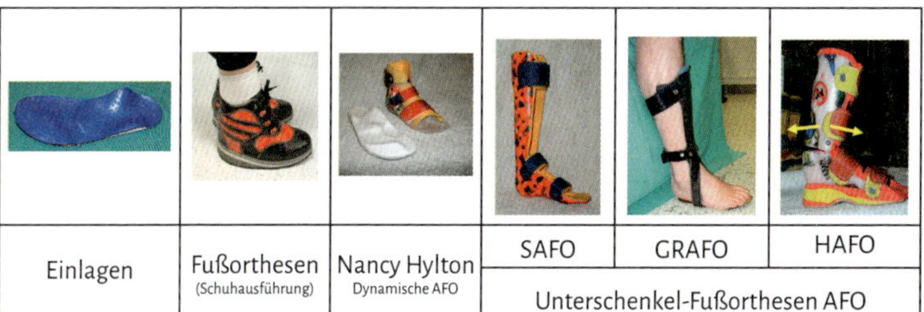

Einlagen	Fußorthesen (Schuhausführung)	Nancy Hylton Dynamische AFO	SAFO	GRAFO	HAFO
			Unterschenkel-Fußorthesen AFO		

Abbildung 6.5: Systematischer Überblick über die Fußorthetik: Einlagen, Fußorthesen und Unterschenkel-Fußorthesen

6.5 Unterschenkel-Fußorthesen (AFO)

Definition des Hilfsmittels: Unterschenkelorthesen können die Position und Bewegung der Knöchelgelenke führen und stabilisieren, muskuläre Schwächen ausgleichen und Fußdeformitäten ausgleichen, verhindern oder korrigieren.
Synonym: Ankle Foot Orthosis (AFO)

Indikation/Ziel: Wachstumsstörungen und muskuläres Ungleichgewicht

- Lagerungsorthesen: Wachstumslenkung bei muskulärem Ungleichgewicht. In der frühen Kindheit ist eine knöcherne Deformierung zu verhindern. Nach der weitgehenden Ossifikation des Fußes (nach dem 4.–7. Lebensjahr) sind nur mehr Gelenksfehlstellungen zu verhindern.
- Funktionsorthesen: Stabilisierung der Knöchel- und Fußgelenke in Funktionsstellung für ein sicheres Stehen und Gehen sowie Anheben des Fußes in der Schwungphase.
    - Sprunggelenksbandagen: Bei Schwäche der peronealen Muskelgruppe kann durch Gurte in der Schwungphase eine Spitzfußstellung verhindert werden (z. B.: nach Apoplex).
    - Orthesen mit *fixiertem* Sprunggelenk (Solid Ankle Foot Orthosis, SAFO): Zur Ruhigstellung und Wachstumslenkung sprunggelenksnaher Pathologien oder auch als Gehorthese mit Adaptierung der Sohlengeometrie (Ausgleich von Fußfehlformen gegenüber der Standfläche). Zu unterscheiden sind eine dorsale (SAFO) und ventrale (FRAFO, GRAFO) Unterschenkelanlage.
    - Orthesen mit *beweglichem* Sprunggelenk (Dynamic Ankle Foot Orthosis, DAFO): bei achsengerechter Beweglichkeit des Sprunggelenkes. Dies bedeutet Wachstumslenkung, funktionelle Korrektur sowie Verbesserung der Steh- und Gehfähigkeit durch Verlängerung der Bodenkontaktphase mit der Möglichkeit, den Körperschwerpunkt über dem Sprunggelenk zu balancieren. Wachstumslenkung bedeutet, dass der Rückfuß vor seiner Ossifikation (< 4.–7. Lebensjahr) in eine funktionelle Form gebracht wird. Die Ausbildung der Talusrolle verlangt nach einer konsequenten Mobilisierung des oberen Sprunggelenkes durch Verhinderung einer Spitzfußstellung.
    - Orthesen mit *freiem* Bewegungsumfang: Der Fuß und der Unterschenkel werden durch die Orthese gekoppelt. Flexions- und Extensionsbewegung bleiben frei.

- Orthesen mit *limitiertem* Bewegungsumfang: Eine Balancierung des Körpers über dem Sprunggelenk bleibt trotz Stellungskorrektur erhalten, während die pathologische Stellung verhindert wird.

  Mögliche Ausführungen (ohne Anspruch auf Vollständigkeit):

  1. Bewegungsumfang durch das Orthesendesign: Die Orthesenform und Material auf Höhe des Sprunggelenkes bestimmen den Bewegungsumfang, z. B.: „nach Dr. Baumann" (Materialschwächung), „Ferrari-Prinzip" (zwei Halbschalen sind überlappend verbunden), „flexibler Stab" (zum Synonym wurde das Tamarack®-Gelenk) etc.
  2. Orthesen mit einem Gelenksdrehpunkt für das obere Sprunggelenk: monolaterale oder bilaterale Ausführung. Je größer der Bewegungsumfang gewählt wird, desto bedeutender wird die Übereinstimmung mit dem natürlichen Drehpunkt.
     + Ein dorsaler „Anschlag" verhindert eine Spitzfußstellung zur Erleichterung der Schwungphase. Ein ventraler Anschlag führt zu einem kniestreckenden Moment in der Abstoßphase.
     + Federelemente können den Gangzyklus harmonisieren. Die als „Vorbringerfeder" bezeichnete Ausführung hebt den Vorfuß in der Schwungphase und erleichtert so das Gehen. Eine gleichzeitig auch ventrale Ausführung harmonisiert den Bewegungsablauf und ermöglicht eine individuelle Einstellung.
  3. Dynamische Fußheberorthesen in „Karbonfederausführung" etc. nehmen die axiale Energie auf, unterstützen die Abstoßphase und die Schwungphase.
     + laterale Führung und dorsale oder ventrale Halbschale (ToeOFF®, WalkOn® etc.)
     + mediale und laterale Führung
     + dorsale Blattfeder
     + spiralförmige Ausführung
- Funktionelle Elektrostimulation (FES): Bei Erkrankungen des zentralen Nervensystems besteht der Einsatz als Fußheberorthese durch Stimulation des Nervus peroneus.

Klare biomechanische Überlegungen und eine für den Patienten individuelle Entscheidung auf Basis von Erfahrungen des Behandlungsteams sind zu berücksichtigen.

***Tabelle 6.5** Ankle Foot Orthosis (AFO)*
Eine aktuelle Systematik mit den Abkürzungen, die sich aus der Internationalität auf die englische Bezeichnung von Unterschenkel-Fußorthosen bezieht, ist in der nachfolgenden Tabelle 6.5 dargestellt.

SAFO	**S**olid AFO	starre Orthese mit **dorsaler** Schale
FRAFO **GR**AFO	**F**loor **R**eaction AFO **G**round **R**eaction AFO	starre Orthese mit **ventraler** Schale
DAFO	**D**ynamic AFO	dynamische Unterschenkelorthese
HAFO	**H**inged AFO	Orthese mit dorsaler Schale und Gelenk
PLS-AFO	**P**osterior **L**eaf **S**pring AFO	Unterschenkelorthese mit Plattfeder dorsal der Achillessehne
SMO	**S**upra **M**alleolar **O**rthosis	knöchelübergreifende Orthese, die dynamische Eigenschaften aufweisen kann
FES	**F**unktionelle **E**lektro-**S**timulation	bei zentraler Nervenläsion

Voraussetzungen/Vorbereitung: Längenwachstum zur Wachstumslenkung und/oder eine korrigierbare Bewegungspathologie im Sprunggelenk mit/ohne Fußfehlstellung

Anpassung: nach Gipsmodell in korrigierter Stellung oder als Scan in partiell korrigierter Position unter Berücksichtigung des funktionellen Bewegungsumfanges für die Gelenkseinstellung

Instruktion für den Alltag: Der Muskel formt den Knochen, daher ist präventiv zu handeln, um so vorhersehbare Fußfehlformen zu verhindern („Wachstumslenkung") und nicht eine entstandene Fehlform zu behandeln. Kapitel 1.6 „Form Follows Function" bildet damit die Basis für diese Aussage.

Ergebnisse nach EBM-Kriterien: Funktion: Das Behandlungsergebnis ist mit und ohne Orthese unterscheidbar.
Formkorrektur: nur in den ersten Lebensjahren erfolgversprechend
Verhinderung von Fehlformen: Handeln und nicht behandeln muss das Ziel sein.

Literatur: Hefti, 2014
Döderlein, 2015

6.6 Fuß- und Beinachsen-korrigierende Orthesen

Definition des Hilfsmittels: Orthesen, deren Zweck in der Wachstumslenkung an den Wachstumsfugen und Modifizierung des Bewegungsablaufes in den Gelenken der unteren Extremität besteht

Indikation/Ziel: Wachstumslenkung in 3 Ebenen (Abb. 6.6) und/oder Verbesserung des Gangbildes

Beispielhaft:

- Frontalebene:
  - Vorfußpronation und -supination:
    Die Koppelung von Vorfuß und Rückfuß muss in Zusammenhang mit der anatomischen Beinachse und funktionellen Beziehung zur Lotlinie beurteilt werden.
  - Genu varum und Genu valgum:
    - Kinder: Nachtlagerungsorthesen zur Wachstumslenkung (durch die temporäre Epiphysiodese weitgehend ersetzt). Besonders zu beachten sind Patienten mit Adipositas, die zu einem Genu valgum in der Pubertät neigen (OP-Indikation).
    - Erwachsene (Arthrosebehandlung): Funktionsorthesen reichen von der einfachen Schuhranderhöhungen bis hin zu Orthesen mit lateraler oder medialer Unterschenkelanlage, Knieorthesen etc. (durch die Endoprothetik in den Hintergrund gedrängt).
- Sagittalebene:
  - Spitzfuß:
    - Kinder (Zehenspitzengänger): als Nachtbehandlungsorthese mit/ohne beweglichem oberen Sprunggelenk zum Ausgleich des temporären Missverhältnisses zwischen knöchernem und muskulärem Wachstum (knieübergreifend kaum alltagstauglich)
    - Erwachsene (z. B. nach Apoplex): Vermeidung einer Spitzfußentwicklung
  - Kniebeugekontraktur/Genu recurvatum:
    - Kinder: Die Ausbildung einer funktionellen Kniegeometrie und orthograder Beinachsen ist essenziell (Orthesen mit Quengelgelenk)
    - Erwachsene: Kniebeugekontrakturen sind z. B. nach Apoplex unbedingt zu verhindern (Orthesen mit Quengelgelenk und/oder Bewegungsführung).
- Transversalebene:
  - Kongenitale Klumpfußkorrektur nach Ponseti:
    1. Korrektur des Varus (Gips)

2. Korrektur des Adductus (Gips)
3. Korrektur des Equinus (Achillessehnenverlängerung)
4. Korrektur der Unterschenkeltorsion (Dennis-Brown-Orthese, Mitchell-Orthese etc.). Die lange Verwendungsdauer bis zum 4. Lebensjahr (in Abhängigkeit vom Korrekturergebnis) ist der Unterschenkeltorsion geschuldet (Nachtorthese).

- Knick-Senk-Fuß und Plattfuß:
  1. Die Differenzierung zwischen Knick-Senk-Fuß und Plattfuß besteht darin, dass im Ballenstand das Längsgewölbe aktiv korrigierbar (Talus obliquus) oder nicht korrigierbar ist (Talus verticalis).
  2. Die Korrektur muss ebenfalls entsprechend aller drei Ebenen im Raum erfolgen (Pes plano valgus et abductus). Damit erklärt sich für die Korrektur des Talus verticalis die Technik nach Dobbs (Reversed Ponseti). In Abhängigkeit von der Ausprägung des Knick-Senk-Fußes erfolgt die orthopädietechnische Versorgung durch Schuheinlagen, Fußorthesen und bei ausgeprägtem Befund mit Fuß- und Beinachsen-korrigierenden Orthesen.
- Innenrotiertes Gangbild:
  - Knick-Senkfuß als Kompensationsmechanismus: Einflussnahme auf den Abrollvorgang durch Adaptierung der Schuhsohlengeometrie (Ballenrolle)
  - Unterschenkeltorsion: eine erfolgversprechende technische Lösung nur in den ersten Lebensjahren denkbar
  - Antetorsion des Femurs: durch die Kugelform des Caput femoris besteht ein hohes Kompensationspotenzial (Torsionsstäbe, Derotationsbandagen, Taping etc.). Diese Therapieoptionen sind kaum erfolgversprechend. Therapieversuche sind jedoch akzeptabel, da die Belastungen durch chirurgische Maßnahmen für den Patienten erheblich sind.

Voraussetzungen/Vorbereitung: Längenwachstum und/oder korrigierbare Bewegungspathologie

Anpassung: Wachstumslenkende Orthesen müssen durch einfache Maßnahmen an das Wachstum und das Korrekturergebnis adaptierbar sein.
Funktionsorthesen müssen im Gegensatz dazu an den Bewegungsablauf adaptierbar sein.

Instruktion für den Alltag: Wachstumslenkung erfolgt meist mittels Nachtorthesen, wohingegen der Bewegungsablauf durch Funktionsorthesen während des

Abb. 6.6

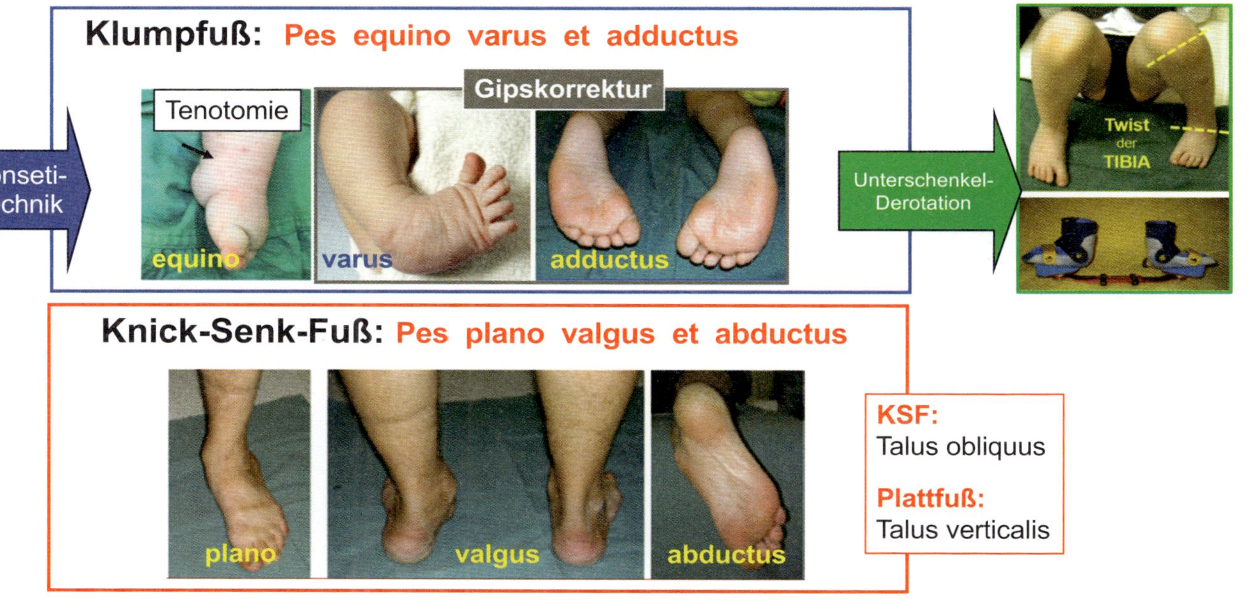

Abbildung 6.6: Nomenklatur entsprechend aller drei Ebenen im Raum; Ponseti-Technik als Beispiel der dreidimensionalen Korrektur mit der anschließenden Unterschenkelderotation mittels Orthesen. Die Nomenklatur für den Knick-Senk-Fuß (KSF) folgt ebenfalls der drei Ebenen im Raum.

Tages modifiziert wird. Die Frage, wann (Alter, Tag/Nacht) und wie lange (pro Tag, Therapiebeginn bis Therapieende) eine konservative Therapie durchzuführen ist, kann nicht schlüssig beantwortet werden.

Ergebnisse nach EBM-Kriterien: Zu einzelnen Indikationen, wie der Klumpfußbehandlung nach Ponseti, gibt es eine gute Datenlage. Die Funktionsorthesen stehen nicht im Fokus der Wissenschaft.
Bei Therapiebeginn sind die Kriterien für Erfolg und Therapieabbruch festzulegen – damit kann ein erster Schritt zur EBM geliefert werden.

Literatur: Cady et al., 2022
Dobbs et al., 2017

6.7 Knieübergreifende Orthesen

Definition des Hilfsmittels: Knieübergreifende Orthesen sind Beinorthesen, die sowohl Fuß, Sprunggelenk und Kniegelenk umfassen.
Synonym: Knee Ankle Foot Orthosis (KAFO)

Indikation/Ziel: Das Haupteinsatzgebiet knieübergreifender Orthesen sind neuromuskuläre Krankheitsbilder mit muskulärer Schwäche oder Gelenkinstabilität. Für den Bereich von Fuß und Sprunggelenk gelten die bei den AFO aufgezeigten biomechanischen Überlegungen, ergänzt und fokussiert auf die Versorgung des Kniegelenkes. Das angrenzende Hüftgelenk und die Wirbelsäulenstatik sind für das funktionelle Ergebnis ebenfalls zu berücksichtigen. Das zentrale Ziel ist Sicherheit beim Stehen und Gehen.

Die geforderte Korrektur und die notwendige Kniegelenkstabilisierung sind festzulegen:

- Knieübergreifende Lagerungsschalen sind postoperativ indiziert.
- Frei bewegliche Gelenke kommen bei mediolateraler Kniegelenkinstabilität zur Anwendung. Ein rückverlagerter Gelenksdrehpunkt führt zur Stabilisierung in der Standphase.
- Mechanische Sperre (z. B.: „Schweizer-Sperre") dient zur Sicherung in der Schwung- und Standphase bei fehlender muskulärer Kniestabilisierung und kann für das Sitzen entriegelt werden.
  Mechanische Standphasensicherungen haben eine Verbindung zwischen Knie- und Knöchelgelenk. Bei einer Quadricepsschwäche wird in der Standphase das Orthesengelenk stabilisiert und in der Schwungphase freigegeben.
- Elektronische Gelenksteuerung der Schwung- und Standphase adaptieren sich an die Ganggeschwindigkeit und an die Geländegegebenheiten (z. B. Bergabgehen etc.).
- Gelenke mit Extensoren: Elastische Zügel, Spiralfedern, Gasdruckfedern etc. unterstützen aktiv in der Schwungphase die Kniestreckung und sichern die Einleitung der Standphase bei Quadricepsschwäche oder leichter Beugekontraktur.
- Funktionelle Elektrostimulation (FES): Bei Erkrankungen des zentralen Nervensystems besteht der Einsatz als Fußheberorthese durch Stimulation des Nervus peroneus, aber auch zur Kniestreckung durch Stimulation des Nervus femoralis.

Voraussetzungen/Vorbereitung: Eine aktive Hüftflexion und Hüftextension ermöglicht das Gehen mit einer knieübergreifenden Orthese. Beim Stehen ist Kniestabilität für die Sicherheit entscheidend. Energieeffizientes Gehen verlangt in der Schwungphase eine Kniebeugung und Fußextension. Das Ausmaß der Quadricepsschwäche ist entscheidend für die Kniekomponentenwahl.

Anpassung: Das Alignement der Knie- und Knöchelgelenke ist für das funktionelle Ergebnis entscheidend. Bewusste Achsabweichungen, wie ein rückverlagerter Kniegelenksdrehpunkt, können zur Stabilisierung in der Standphase eingesetzt werden.

Instruktion für den Alltag: Einsatz zur Mobilisierung

Ergebnisse nach EBM-Kriterien: Erlangung der Mobilität: „Ja" oder „Nein"

Literatur: Greitemann & Baumgartner, 2017
Hohmann & Uhlig, 2004

6.8 Knieorthesen

Definition des Hilfsmittels: Knieorthesen sind ein medizinisches Hilfsmittel, das aus elastischen und starren, adaptierbaren Schienen zur Kniestabilisierung besteht.

Indikation/Ziel: Die Indikation reicht von der lokalen Kompression, Gelenksführung, Stellungskorrektur bis zur Immobilisation des Kniegelenkes. Damit ist die Indikation für neuromuskuläre Krankheitsbilder nur eingeschränkt.

- Kniebandagen: lokale Kompression mit und ohne Pelotten, für abschwellende Maßnahmen und sensomotorische Effekte
- Zur Gelenksführung: Der Bewegungsablauf wird durch seitliche Schienen geführt. Durch eine exzentrische Gelenkanordnung kann eine ventro/dorsale Stabilisierung erreicht werden (z. B. nach Kreuzbandplastik)
- Zur Stellungskorrektur: Über Gurte und Pelotten kann eine gezielte Korrekturkraft eingeleitet werden (z. B. Varus-Valgus-Gonarthrose, Patellazentrierung).
- Immobilisation: gelenkfreie Orthesenausführung zur temporären, posttraumatischen oder postoperativen Gelenksruhigstellung

Voraussetzungen/Vorbereitung: Orthesen, die über eine zirkuläre Druckausübung wirken, sind bei arteriellen Verschlusskrankheiten kontraindiziert. Die Form des Beines muss eine lokal stabile Fixierung gewährleisten. Problematisch bei morbider Adipositas.

Anpassung: meist als adaptierbare Handelsware ausgeführt

Instruktion für den Alltag: eine stabile Lageposition ist entscheidend.

Ergebnisse nach EBM-Kriterien:
Ergebnisse für neuromuskuläre Krankheitsbilder liegen kaum vor.

Literatur: Hochmann, 2012

6.9 Hüftübergreifende Orthesen

Definition des Hilfsmittels: Hüftübergreifende Orthesen sind Orthesen, die eine oder beide unteren Extremitäten und die Hüfte einschließen.
Synonym: Hip Knee Ankle Foot Orthosis (HKAFO)

Indikation/Ziel:

- Lagerungsorthesen: z. B. zur postoperativen Lagerung nach Beckenosteotomien, zur Unterstützung der Hüftpfannenentwicklung, aber auch zur Bettung bei ausgeprägten Kontrakturen.
  Die wohl bekannteste und erfolgreichste Behandlung erfolgt im Rahmen der angeborenen Hüftdysplasiebehandlung und Neugeborenensonografie der Hüfte nach Prof. R. Graf. Die zur Anwendung kommenden Orthesen (Pavlik-Bandage, Graf-Mittelmeier-Spreizhose®, Tübinger Hüftbeugeschiene®, etc.) bewirken die Ausreifung einer dysplastischen Hüfte.
  Die Hüftabduktionsbehandlung im Rahmen einer neuromuskulären Erkrankung reicht von der postoperativen Abduktionslagerungsorthese bis hin zu Steh- und Gehorthesen. Auch Softorthesen wie „Lycrabody" etc. sind in dieser Gruppe zu erwähnen.
- Steh- und Gehorthesen (Abb. 6.9):
  Die Hüftregion übergreifende Orthesen kommen zur Verhinderung einer Adduktionseinstellung und damit Gehbehinderung zur Anwendung. Beispielhaft wird die dynamische Hüftabduktionsorthese nach Pohlig und die S.W.A.S.H.-Orthese von der Firma Basko genannt, ohne damit eine qualitative Reihung vorzunehmen.
  Nach einer aufgetretenen Hüftendoprothesenluxation kommen ebenfalls hüftübergreifende Orthesen zum Einsatz. Eine vereinfachte Darstellung besagt:
  Eine *vordere Luxation* führt zu einer Positionierung der unteren Extremität in Hüftstreckung und Außenrotation – damit ist mit der Orthese eine maximale Extension und Außenrotation zu verhindern. Häufig wird der Luxationsmechanismus als ein Umdrehen in der Liegeposition in Hüftstreckung beschrieben. Eine *hintere Luxation* mündet (meist) in einer Flexions-Innenrotationsstellung der unteren Extremität – damit ist die maximale Flexion einzuschränken. Häufig wird der Luxationsmechanismus als ein Aufstehen aus einer tiefen Sitzgelegenheit beschrieben.
  Eine hüftübergreifende Beinorthese ist bei glutealer und peripherer Schwäche indiziert (Spina bifida, inkompletter Querschnitt etc.). Aktive Extensionshilfen (Gasdruckfedern, Spiralfedern etc.) und stabilisierende Sicherungen unterstützen die Beckenaufrichtung.

- Reziproke Gehorthesen (RGO) und Swivel Walker bilden den Übergang zu Geh-Orthesen-Apparaten und werden dort behandelt.

Voraussetzungen/Vorbereitung: Hüftübergreifende Orthesen mit Steh- und Gehfunktion verlangen aufgrund ihrer Komplexität ein sicheres Gleichgewichtssystem und hohe kognitive Voraussetzungen.

Anpassung: Entscheidend ist ein lotrechter Aufbau, der Hüfte, Knie, und Sprunggelenk, aber auch den Oberkörper berücksichtigt. Kontrakturen sind ein Versorgungshindernis.

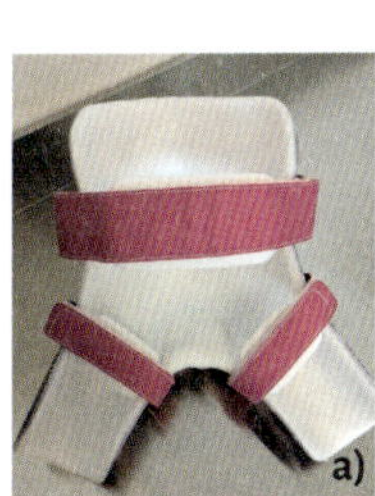

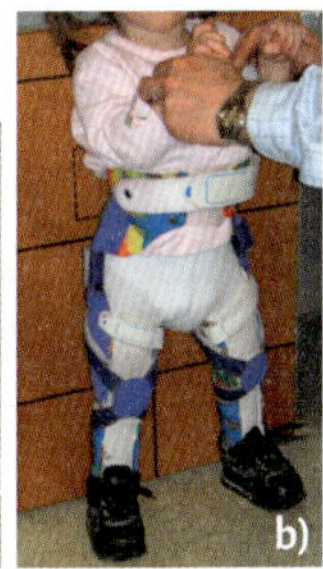

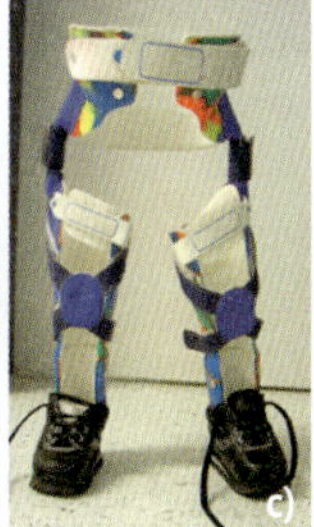

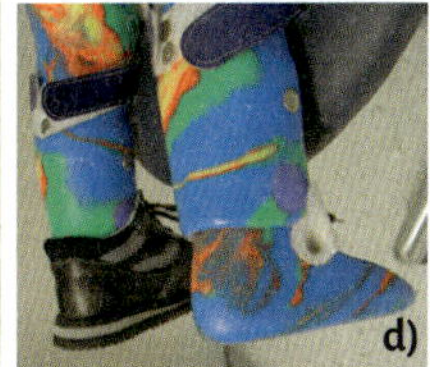

Abb. 6.9: Hüftübergreifende Orthese zur a) Hüfteinstellung oder b–d) als Steh- und Gehorthese („Ferrari-Prinzip“: Halbschalen sind überlappend verbunden)

Instruktion für den Alltag: Vertikalisation ist für die knöcherne Entwicklung und die Ausbildung der Gelenkgeometrie essenziell – ob als Therapiegerät oder als Alltagshilfe ist damit zweitrangig. Auch wenn mit zunehmendem Wachstum die Chancen für die weitere Verwendung besonders bei Spina bifida abnehmen, so ist die Bedeutung der temporären Vertikalisation nicht zu unterschätzen.

Ergebnisse nach EBM-Kriterien: Es handelt sich um eine handwerkliche Herausforderung mit dem Ergebnis „Stehen und Gehen: Ja/Nein“.

Literatur: Thaler et al., 2011
Bartonek & Eriksson, 2023

6.10 Rumpfstabilisierende Orthesen, Ganzkörperorthesen

Definition des Hilfsmittels: Orthesen, die den gesamten Körper umfassen und für die Vertikalisation zum Einsatz kommen.
Synonym: Thoracal Hip Knee Ankle Foot Orthosis (THKAFO)

Indikation/Ziel: Die Funktion des Stehens als Aufrichtung gegen die Schwerkraft ist für jeden Menschen ein bedeutender Entwicklungsschritt zur Ausbildung eines belastbaren Skelettes. Der Ausbildung der Hüftgeometrie und der Fußentwicklung kommt dabei eine besondere Bedeutung zu. Die Aktivierung der Rumpfmuskulatur und die Verbesserung der Atemfunktion sind von entscheidender Bedeutung. Der Kontakt mit der Umgebung „auf Augenhöhe" bildet für die soziale Teilhabe einen weiteren wichtigen Aspekt.

Voraussetzungen/Vorbereitung: Die entscheidende Voraussetzung für das Stehen ist, dass in der Vorbereitungsphase die Kontrakturentwicklung an den unteren Extremitäten verhindert wird. Eine selbständige Kopfkontrolle und ein suffizienter Kreislauf sind zu fordern. Stehorthesen mit einem Kippmechanismus stellen eine Alternative dar (Anlage im Liegen und individuelles Aufkippen ist gewährleistet).

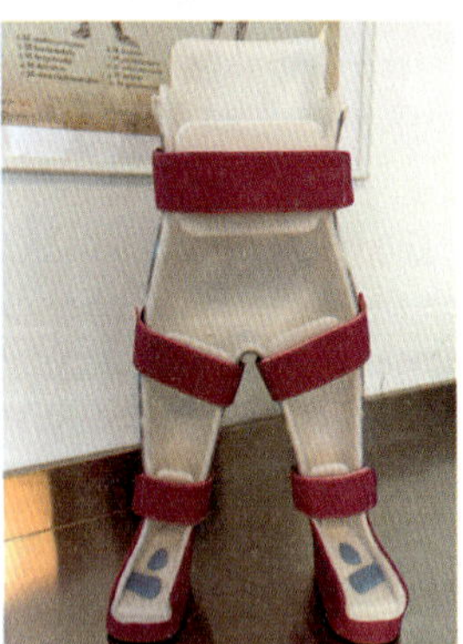

Abb. 6.10: Dreidimensional elastisch flexible Ganzkörperstehorthese für eine dynamische Stehtherapie

Anpassung: Stehorthesen können als eine individuelle Anfertigung oder ein adaptierbares „Stehgestell" für verschiedene Anwender ausgeführt werden. Besonders in Betreuungseinrichtungen ist die Verwendbarkeit für mehrere Nutzer sehr hilfreich. Ob die Stehorthese mit einer dorsalen oder ventralen Anlage ausgeführt wird, hängt von den Einschränkungen der Patienten ab (Bauch- und Rückenstehgeräte). Die verschiedensten Fixierungsoptionen sind für den Alltagsgebrauch entscheidend. Auf welcher Basis die Orthese montiert wird, muss entsprechend den Anwendungsbedingungen festgelegt werden. Stabile Sicherheit steht dabei an erster Stelle. Mobilität oder stationäre Anwendung werden damit sekundär. (Abb. 6.10)

Instruktion für den Alltag: Die individuelle Anwendungsdauer ist variabel. Ziel muss es sein, allen Patienten altersentsprechend das Stehen anzubieten. Die skelettale Entwicklung und funktionelle Fortschritte gehen Hand in Hand. Beispielsweise bei Cerebralparesen zur Verbesserung der Hüftentwicklung frühkindliche Stehtherapie in 15-30° Abduktion mind. 10 Stunden pro Woche.

Ergebnisse nach EBM-Kriterien: CPUP (Uppföljningsprogram För Cerebral Pares) wurde als nationales Qualitätsregister für Cerebralparese in Schweden gegründet. Die Daten von CPUP zur Hüftdysplasie bei Kindern mit Cerebralparese sind der bedeutendste Beweis für die Notwendigkeit der frühen Vertikalisation dieser Patienten.

Literatur: Bertoncelli et al., 2023
Graham et al., 2021
Mark et al., 2022
Martinsson & Himmelmann, 2021
Wang et al., 2023

6.11 Gehorthesen-Apparate

Definition des Hilfsmittels: Gehorthesen-Apparate sind Hilfsmittel, die durch zirkuläre Fassung der unteren Extremitäten und des Beckens ein selbständiges Gehen ermöglichen.

Indikation/Ziel: Gehorthesen-Apparate als beckenübergreifende Hilfsmittel finden besonders bei Spina bifida zur Vertikalisation Anwendung. Die Entwicklung des Skelettsystems, Aktivierung der vorhandenen Muskulatur sowie des Gleichgewichtssystems stehen im Vordergrund. Mit zunehmender Körpergröße werden die biomechanischen Voraussetzungen ungünstiger und die Patienten wenden sich dem Rollstuhl zu. (Abb. 6.11)
Gehorthesen-Apparate als Exoskelette erfahren aktuell eine sehr rasche Entwicklung, die über die Bedürfnisse von Patienten weit hinaus gehen. Besonders in der Industrie wird das „Hilfsmittel" zu einem Zwitter zwischen Gehapparat und Werkzeug.

– Reziproke Gehorthese (RGO): Die fehlende Hüftmuskulatur wird über eine Beckenwippe kompensiert. Die Hüftbeugung der einen Seite führt zu einer Streckung der Gegenseite und damit zur Schrittabfolge. Oberkörper und obere Extremitäten benötigen eine uneingeschränkte Funktion für die Stand- und Gangsicherheit.

– Parawalker®: wird als Exoskelett für Querschnittpatienten (obere Lendenwirbelsäule bis zur Brustmarke) beschrieben, wobei die muskuläre Aktivität der Patienten durch eine Bewegungskoppelung in Vorwärtsbewegung umsetzt wird. Ein freier Gelenkumfang an den unteren Extremitäten und kräftige obere Extremitäten sind Voraussetzung. Die Orthese wird im Sitzen angelegt, und im Stehen wird die Flexion von Hüfte und Knie gesperrt. In einem eingeschränkten Maß wird in Abhängigkeit vom Lähmungsniveau eine „Selbständigkeit" erreicht.

– Swivel Walker: Patienten sind in der Orthese stabil fixiert. Die Fortbewegung wird durch eine wechselnde Seitneigung über eine Bewegungsplatte erzeugt. Bei hochthorakalem Querschnitt oder ausgeprägter Muskelschwäche kann noch eine Vorwärtsbewegung umgesetzt werden (Trainingsgerät).

– Exoskelette: Die genannten Orthesen setzen die verbliebene aktive Muskelfunktion in eine Mobilitätsbewegung um. Die sich abzeichnende Entwicklung der Exoskelette bietet durch externe Energie neue noch nicht abschätzbare Möglichkeiten für die Selbständigkeit der Patienten. Der Einsatz vergleichbarer „Hilfsmittel" in der Industrie liefert rasche Entwicklungsfortschritte und ist kostendämpfend.

– NF-Walker®: Dieser wird beispielhaft für Gehhilfen angeführt, die weder die Definition einer Orthese noch eines Fahrzeuges erfüllen (siehe 6.17 Steh- und Gehtrainer).

Voraussetzungen/Vorbereitung: Voraussetzung ist ein funktionierendes Gleichgewichtssystem. Gelenkkontrakturen sind nur in geringem Ausmaß akzeptabel. Die notwendigen muskulären Voraussetzungen sind bei den einzelnen Hilfsmitteln beschrieben.

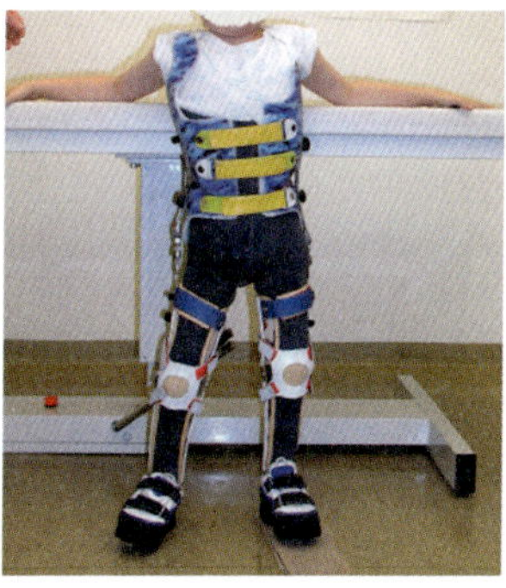

Abb. 6.11: Ganzkörperstehorthese mit Gelenken für die Gehfunktion

Anpassung: Die Anpassungen reichen von der individuellen Fertigung bis zur Einstellung bei der Verwendung durch mehrere Personen.

Instruktion für den Alltag: Die angeführten Hilfsmittel reichen von der Therapieanwendung (z. B. RGO, Parawalker, Swivel Walker) bis zur Mobilitätshilfe (NF-Walker®) und zu den Exoskeletten als Hilfsmittel für Patienten und Anwendungen in der Industrie.

Ergebnisse nach EBM-Kriterien: Vertikalisation und Mobilisation als Funktion sind unstrittig. Welche differenzierten Effekte für die Patienten erzielt werden können, ist hingegen wenig erforscht.

Literatur: Keine Literaturangabe, da die Entwicklung der Exoskelette sehr rasch voranschreitet.

6.12 Rumpfstabilisierende Stützorthesen

Definition des Hilfsmittels: Den Rumpf zirkulär umgreifende Hilfsmittel zur Wirbelsäulenstabilisierung und Stellungskorrektur bevorzugt in der Sagittalebene.

Indikation/Ziel:

- Kompressionsorthesen:
  - aus elastischem Material körperumgreifend individuell gefertigt, kommen bei milder Cerebralparese, Hypotonie und sensorischen Störungen zum Einsatz (Körperstamm und Extremitäten). Die Wirkungsweise wird mit dem sensomotorischen Regelkreis erklärt, indem Mechanorezeptoren durch sensorische Reizapplikation die Haltungs- und Bewegungskontrolle verbessern (Beobachtungsstudien).
  - Eine Spezialindikation stellt die Behandlung von Verbrennungen dar.
- Bandage: individuell adaptierbarer weich/elastischer körperumgreifender Stützverband, mit/ohne Pelotte. Bei akuter Lumbalgie/Lumboischialgie thermische Wirkung und verbreiterte Krafteinleitung in die Wirbelsäule mit Stellungsadaptierung der Lendenwirbelsäule. Indikationsstellung nach suffizienter klinischer Untersuchung entsprechend der Red Flags.
- Mieder: Bandage mit Versteifungselementen zur gezielten Kraftübertragung mit Stabilisierung in schmerzreduzierter Position für die Mobilisierung und Selbständigkeit. Röntgenaufnahme zur Beurteilung der lokalen Situation ausreichend.
- Korsett: auf einem Beckenkorb (beckenumgreifend) aufgebauter, miederartiger Rumpfapparat zur Ruhigstellung/Entlastung/Redression/Korrektur etc. Eine differenzierte Diagnose mittels Bildgebung ist gefordert (Wirbelkörperfrakturen, Metastasen, segmentale Instabilitäten, Listhesen etc.).
- Soft-Body-Jacket: gepolsterte, stabile, symmetrische Doppelschalen (ventral und dorsal) zur Stabilisierung und Korrektur der Wirbelsäule
- Rumpforthesen: äußerer Kraftträger zur Stützung, Entlastung, Ruhigstellung, Fixierung oder Stellungskorrektur eines Wirbelsäulenabschnittes. Orthesen, die die Kriterien für Korsette nicht erfüllen, z. B. Jewett-Brace, Rumpforthese nach Voigt/Bähler etc.
- Zervikalorthesen: adaptierbare Zervikalorthesen in der Trauma-Erstversorgung zum Schutz des Myelons. Individuell in der Stellung adaptierbare Zervikalorthesen unverschobener Frakturen und zur postoperativen Ruhigstellung. Zur Ruhigstellung im zervikothorakalen Übergang ist eine ventrale und dorsale Thoraxanlage notwendig (z. B. Yale-Brace). Ruhigstellung des okzipitozervikalen Überganges bedarf einer Schädelfixierung (z. B. Holo-Fixateur).

Voraussetzungen/Vorbereitung: Die Voraussetzungen sind bei den einzelnen Hilfsmitteln aufgezeigt.

Anpassung: industriell gefertigte und adaptierbare Hilfsmittel, in Einzelfällen Maßfertigung

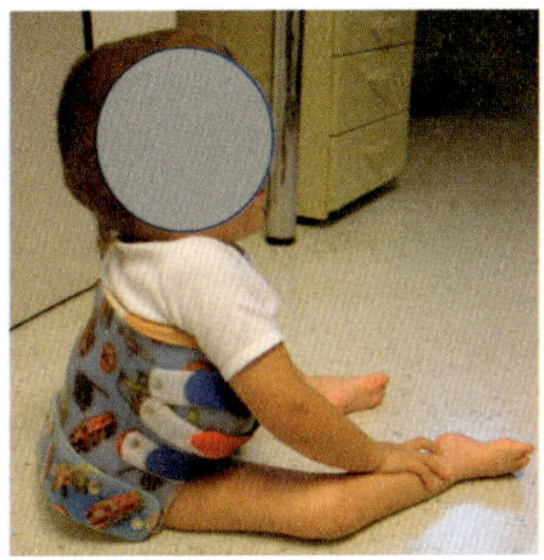

Abb. 6.12: Rumpfstabilisierende Stützorthese für eine freie Sitzfähigkeit bei MMC

Instruktion für den Alltag: Trageinstruktionen erfolgen entsprechend der Indikation (z. B. Fraktur) und dem Verlauf der neuromuskulären Erkrankung zur Verhinderung neurologischer Störungen.

Ergebnisse nach EBM-Kriterien: Sehr kontroversielle Veröffentlichungen, die kaum neuromuskuläre Gesichtspunkte behandeln.

Literatur: Hägglund et al., 2018
Landauer & Trieb, 2022

6.13 Wirbelsäulenkorrigierende Orthesen

Definition des Hilfsmittels: Den Rumpf zirkulär umgreifende Hilfsmittel zur Korrektur von dreidimensionalen Wirbelsäulenfehlstellungen.

Indikation/Ziel:

- Skoliose-Korsette:
  - Im deutschen Sprachraum meistverwendet ist das Cheneau-Korsett und seine Derivate, als „Inspirations-Derotations-Korsett" auf thorakale/thorakolumbale Krümmungen fokussiert. Das Drei-Punkte-Korrekturprinzip wird durch die Freiräume für die Aufnahme der Atemexkursion, die Größenzunahme sowie dem Korrektureffekt ergänzt. Das Ziel ist eine Skoliosekorrektur bei erhaltener Beweglichkeit. Korsetttragedauer pro Tag von 16–18 Stunden zur Krümmungskorrektur, während die korsettfreie Zeit (physiotherapeutisches Übungsprogramm, Sport etc.) für die Aufrechterhaltung der Wirbelsäulenbeweglichkeit verantwortlich ist. Indikationsrichtlinien (abgeleitet von der idiopathischen Skoliose) betreffen ein Krümmungsausmaß von 20–50° Cobb-Winkel bei einem noch zu erwartenden Wachstum von 2 Jahren. Abklärung möglicher Skolioseursachen durch intraspinale oder extraspinale Pathologien. Alle zervikalen/hochthorakalen und lumbalen Krümmungen sind für eine nichtidiopathische Skoliose verdächtig. (Abb. 6.13)
  - Boston Korsett (der Korrekturaufbau startet mit einem symmetrischen Modul)
  - Charleston Bending Brace© (als Nachtorthese mit Überkorrektur durch Umkrümmung)
  - SpineCore (ein Gurtsystem das sich für thorakale mäßige Krümmungen eignet)

    Auf die Aufzählung weiterer Eigennamen wird verzichtet, da die Evidenz dafür zu gering ist.
- Kyphose-Korsette: für Pathologien des sagittalen Profils. Haltungsschwäche, psychosomatische Störungen, Morbus Scheuermann, Metastasen etc. bilden die Indikationen. Aus biomechanischer Sicht ist besonders die hochthorakale Hyperkyphose (häufigste Form) durch die ungünstigen Hebelverhältnisse einer konservativen Korrektur schwer zugänglich (auch operativ kritisch). Ein Kyphosescheitel am thorakolumbalen Übergang ist für eine Korsettbehandlung mit Beckenfassung und sternaler Pelotte oder lateraler Schulteranlage (keine Atemeinschränkung) deutlich besser geeignet. Die therapeutische Zielsetzung muss klar kommuniziert werden.

Voraussetzungen/Vorbereitung: Die biomechanischen Korrekturprinzipien sind bei neuromuskulären Skoliosen und Kyphosen vergleichbar mit der idiopathischen Skoliose. Die Indikationsstellung, Erfolgsaussichten und Zielsetzungen weichen jedoch weit voneinander ab. Bei progredienter Grunderkrankung ist die Heranführung an den günstigsten Operationszeitpunkt ein wichtiges Ziel. Im Gegensatz dazu kann sich eine Rollstuhladaptierung mit Pelotten oder Sitzschalenversorgung für Patienten als alltagstauglicher erweisen.

Anpassung: Die Korsettanpassung muss mit flexibleren Materialien als bei der idiopathischen Skoliose erfolgen, da Patienten mit neuromuskulären Erkrankungen dem Korrekturdruck nur eingeschränkt aktiv ausweichen können.

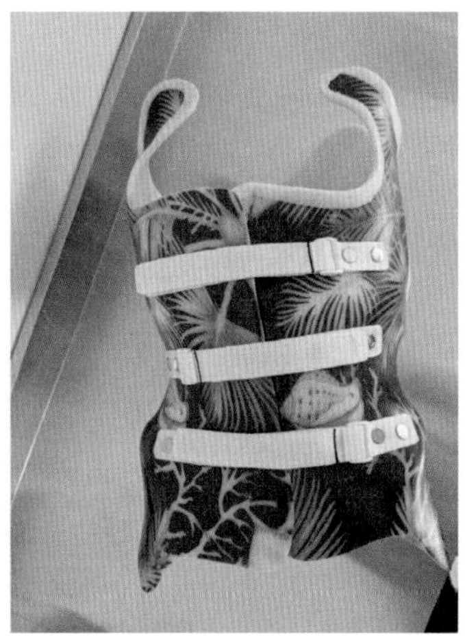

Abb. 6.13: Wirbelsäulenkorrigierende Orthese: Cheneau-Korsett zur Skoliosekorrektur

Instruktion für den Alltag: Die Tragedauer pro Tag ist von der Zielsetzung abhängig (Lagepositionierung, Sitzhilfe etc.). Das Ausmaß der Einschränkung durch die Orthese ist in einem realistischen Zusammenhang mit den positiven Effekten zu bewerten. Zu bedenken ist, dass häufig die ebenfalls notwendigen, aktiven Begleitmaßnahmen wegen der Grunderkrankung nicht möglich sind.

Ergebnisse nach EBM-Kriterien: Die Ergebnisse beziehen sich auf die Grunderkrankung und kaum auf die orthetische Versorgung bei neuromuskulären Erkrankungen.
Es gibt zwei Arbeiten, die für die Evidenz der Korsettversorgung bei der idiopathischen Skoliose entscheidend sind: Nachemson hat den Beweis für die Effektivität der Korsettversorgung erbracht und Weinstein konnte in einer prospektiven ran-

domisierten Studie den Beweis für die Wirksamkeit in Abhängigkeit von der Tragedauer erbringen. Viele weitere Studien konnten Detailfragen beantworten. Ein besonderes Augenmerk wird aktuell der Physiotherapie und seinem Zusammenwirken mit der Korsettbehandlung gewidmet.

Literatur: Nachemson,1997
Landauer et al., 2003
Winter, 1994
Weiss et al., 2006
Weinstein et al., 2013

6.14 Funktionsorthesen für die oberen Extremitäten

Definition des Hilfsmittels: Funktionsorthesen an der oberen Extremität sind äußere Kraftträger zur Stützung, Entlastung, Ruhigstellung, Fixierung und/oder Stellungskorrektur damit die erhaltenen Funktionen gezielt eingesetzt werden können.

Indikation/Ziel: Funktionsorthesen an der oberen Extremität sind davon geprägt, dass im Unterschied zu den Orthesen an der unteren Extremität die Gravitationskräfte für einen funktionellen Einsatz fehlen. Diese fehlende Möglichkeit, eine passive Kraft in Funktion umzuwandeln, ist das große Handicap der oberen Extremität. Externe Energie wird meist durch elastische Bänder, Federn oder elektrischen Antrieb generiert. Damit wird das Gewicht der Orthese zum limitierenden Faktor. Der Komplexität der Funktionen an den oberen Extremitäten kann durch externe Vorrichtungen nicht gerecht werden. Auch an dieser Stelle ist wieder auf die aktuelle Entwicklung von Exoskeletten hinzuweisen, die Hilfsmittel, Therapiegerät und Werkzeug sein können. Unter diesen Voraussetzungen hat sich die Ergotherapie als eigenständiges Berufsbild entwickelt.

- Schulterorthesen:
  Das Ziel von Schulterorthesen bei Plexusparese ist es, die entstehende Innenrotation der gesamten Extremität durch eine Zügelung in eine funktionelle Außenrotation zu führen.
  Beim Schlaganfall kommt es in einigen Fällen durch die Schwäche der Schultermuskulatur zu einer schmerzhaften kaudalen Subluxationsstellung des Humeruskopfes. Durch entsprechende Bandagen mit Gurtverstärkung wird dieser Pathologie entgegengewirkt.
- Ellbogenorthesen:
  Das Ziel dieser Versorgungen ist eine Stabilisierung des Armes in einer Funktionsstellung. Friktionsggelenke ermöglichen eine stufenlose Fixierung. Zur Kontrakturprophylaxe und Behandlung kommen Quengelgelenke zum Einsatz (z. B. Spiralfedergelenke mit einstellbarer Stärke und Bewegungsumfang).
- Unterarm-, Handgelenks-, Funktionsorthesen:
  Zu definieren ist das Wort „Funktion“: Es ist nicht gleichbedeutend mit Bewegung, denn das wären nur „dynamische“ Orthesen. Vielmehr ist damit die Einstellung des Handgelenkes in einer Funktionsstellung zu verstehen, damit die verbliebene Muskelaktivität alltagstauglich verwendet werden kann (Karpaltunnelsyndrom, Radialislähmung, Apoplex etc.).

Die Möglichkeit der Ausstattung der Orthese mit funktionellen Hilfsmitteln wie Besteck, Schreibutensilien oder Werkzeugen ist zu bedenken. Die Vielfalt der Versorgungen ist in dem Berufsbild der Ergotherapie gemündet.
Ist ein Orthesengelenk verbaut, so steht die Führung der Bewegung, Bewegungslimitierung oder temporäre Sperre, aber auch die aktive Krafteinleitung als muskulärer Ersatz im Vordergrund. Ob dies durch die Umlenkung der Hilfsmuskulatur, elastische Komponenten oder externe Energie erfolgt, ist zweitrangig. Die komplexen Bewegungsoptionen der Hand und die fehlende Energie aus der Gravitation zur Korrektur und Dynamik lassen keinen Vergleich mit den unteren Extremitäten zu. Entscheidend ist die Ausgangsstellung des Handgelenkes und die zu erreichende Endstellung. Dies kann bei einer Lagerungsorthese auch durch schrittweise Nachstellmöglichkeiten der Orthese angestrebt werden.

- Handgelenksorthese (Handgelenksmanschette) ist beim Karpaltunnelsyndrom, Radialislähmung (Fallhand), Apoplex (Krallenhandbildung) etc. zur Stabilisierung in Funktionsstellung indiziert.
- Flexor Hinge Splint (Tobelbad-Schiene) ist bei Tetraparese, Tetraplegie C6 zur passiven Fingerextension indiziert.
  Der Daumen unterscheidet sich durch seine Oppositionsstellung in seiner Funktion ganz wesentlich von den Fingern II–V. Das entscheidende Ziel der orthetischen Versorgung ist es daher, den Daumen in einer Funktionsstellung zu positionieren, um damit den Pinzettengriff zu gewährleisten. Stabilisierung unter Einsatz der muskulären Restfunktionen ist das Ziel.
  Bei neuromuskulären Krankheitsbildern ist die Positionierung des Daumens in der Hohlhand bereits frühzeitig zu verhindern.
  Handgelenksorthese mit Daumeneinschluss: in Funktionsstellung zur Erleichterung der Greiffunktion oder Verhinderung der Krallenhandbildung nach Apoplex.
- Daumensattelgelenksorthese: bei Opponenslähmung, Daumeninstabilität nach Ulnarisparese mit Lähmung des Musculus adductor pollicis für den Pinzettengriff indiziert.

Voraussetzungen/Vorbereitung: Die Grundvoraussetzung vor jeder orthopädietechnischen Versorgung an der oberen Extremität besteht darin, dass die zu erwartende Funktion der Orthese und die zwangsläufig einhergehenden Einschränkungen mit dem Patienten erörtert werden. Die funktionelle Untersuchung zur Erhebung der Voraussetzungen für eine mögliche Versorgung und die Zieldefinition sind die Basis der Vorbereitung. Die Orthopädietechnik kann ihre technischen Möglichkeiten im Zusammenwirken mit der Ergotherapie einbringen.

Anpassung: An den oberen Extremitäten reicht die Versorgung von sehr einfachen Hilfsmitteln, die das selbständige Essen gewährleisten, bis hin zu fremdkraftunterstützten Exoskeletten. Adaptierbare Hilfsmittel stehen im Vordergrund. Individuelle Fertigungen werden vermehrt nach Scantechnik modelliert und im 3D-Druck gefertigt.

Instruktion für den Alltag: Die Instruktion und Anwendung der Hilfsmittel hat in Absprache mit den Ergotherapeuten zu erfolgen.

Ergebnisse nach EBM-Kriterien: Die Erfolgsmessung besteht darin, dass das am Beginn festgelegte funktionelle Therapieziel erreicht wird.

Literatur: Le Granse et al., 2019

6.15 Lagerungsorthesen für obere und untere Extremitäten

Definition des Hilfsmittels: Lagerungsorthesen für obere und untere Extremitäten sind Orthesen zur Bettung von Extremitäten in gezielter Gelenkseinstellung mit Adaptierungsoptionen.

Indikation/Ziel: Die Funktion einer Lagerungsorthese besteht in der Stabilisierung eines Körperabschnittes, einer Gelenksruhigstellung, Verhinderung einer Deformität oder einer Wachstumslenkung. Funktionelle Elemente zur Vermeidung lokaler Druckspitzen und Stellungsadaptierungen sind möglich.

- Stabilisierung eines Körperabschnittes: z. B. Sarmiento brace (Kunststoffverband, mit dessen Hilfe Frakturen der langen Röhrenknochen funktionell-konservativ behandelt werden)
- Lagerungsorthesen: zur postoperativen Sicherung des Operationsergebnisses, Verhinderung von lokalen Druckstellen, als Schutzfunktion etc. Die Lagerung in einer vorgegebenen Stellung bedarf besonders bei Spastizität einer häufigen Druckstellenkontrolle. Orthesen mit nachjustierbaren Elementen sind eine Option.
- Verhinderung einer Deformität: Wenn durch muskuläres Ungleichgewicht eine zunehmende Deformierung zu erwarten ist, so muss dies durch zeitgerechten Therapiebeginn verhindert werden. Die Verhinderung einer Deformität ist realistisch, während die Korrektur einer Deformität durch Orthesen nur in der frühen Kindheit erfolgversprechend ist.
  Als Beispiel werden Schlaganfall und cerebrale Traumen genannt. Diese haben ein hohes Potenzial zur Entwicklung von Gelenkfehlstellungen (Spitzfuß, Beugekontrakturen, Krallenhand etc.). Unter allen Umständen ist das durch Orthesen zu verhindern. Frühzeitiges Handeln und nicht Behandeln entstandener Veränderungen ist zu fordern.
- Wachstumslenkung: Das Wachstum im Sinne einer Deformitätenkorrektur ist nur in der frühen Kindheit erfolgversprechend. Das wohl erfolgreichste Beispiel ist die Flexions-Abduktions-Behandlung zur Ausheilung einer angeborenen Hüftdysplasie. Auch die Abduktionseinstellung mit der Dennis-Brown-Schiene zur Wachstumslenkung im Rahmen der Klumpfußbehandlung nach Ponseti ist ein anschauliches Beispiel. In den ersten Lebensjahren ist der noch knorpelig präformierte Knochen formbar. Ab dem 4. Lebensjahr nimmt diese Therapieoption rapide ab.
- Ganzkörper-Lagerungsorthesen: Indikation: Cerebralparese GMFCS V mit bereits bestehenden Kontrakturen, die eine Lagerung auf einer konventionellen Matratze nicht mehr erlauben, ohne das lokale Druckstellen entstehen.

- Schmerzfreie Lagerung: Lagerungsorthesen werden meist aus einem Schaumstoffblock gefräst. Für prominente knöcherne Strukturen (z. B. Trochanter major, Ferse etc.) ist ein zusätzlicher Freiraum zu schaffen. Als großer Nachteil muss der fehlende Positionswechsel angesehen werden.
- Kontrakturprophylaxe: für Patienten mit bevorzugter asymmetrischer Körperstellung und progredienter Skoliose mit stark rotatorischer Komponente. Die Verhinderung einer Windschlagdeformität ist ein entscheidendes Ziel.

Voraussetzungen/Vorbereitung:
- Deformitätenprävention: Therapiebeginn, sobald das muskuläre Ungleichgewicht abschätzbar ist
- Wachstumslenkung: erfolgversprechend nur in den ersten Lebensjahren
- Druckentlastung: sobald erste Hautrötungen sichtbar werden
- temporäre Immobilisation: als postoperative Maßnahme zur Frakturruhigstellung bei Pseudarthrosen etc. indiziert

Anpassung: im Allgemeinen als individuelle Fertigung

Instruktion für den Alltag: Die Tragedauer pro Tag und bis zur Abschulung ist indikationsabhängig.

Ergebnisse nach EBM-Kriterien: Es liegen kaum allgemeingültige Ergebnisse vor, wobei Detailergebnisse für einzelne Fragestellungen erhoben wurden.

Literatur: Sarmiento & Latta, 1995

6.16 Gehhilfen

Definition des Hilfsmittels: Gehhilfen sind Hilfsmittel, die ein gestütztes Gehen ermöglichen.

Indikation/Ziel: selbständige Mobilisierung, Vergrößerung des Aktionsradius, Vermeidung von Stürzen etc. (Abb. 6.16)
Bei den empfohlenen Produkten ist auf eine normengerechte Versorgung zu achten: DIN steht für Deutsches Institut für Normung, EN für Europäische Norm und ISO für International Organization for Standardization. Die DIN, EN, ISO besagen also, dass die Norm in Deutschland, in Europa und international anerkannt wird. Auch nationale Richtlinien wie die ONR 111107-6 sind zu beachten.

- Walking-Stock: für die Gangsicherheit
- Gehstöcke: Zu unterscheiden ist die Griffausführung (z. B. anatomische Griffe) und die Bodenkontaktfläche (Gummi, Spikes etc.).
- Krücken: Unterarmstützkrücken (Entlastung einer unteren Extremität), Achselstützkrücken (Entlastung auch der oberen Extremität), Stützkrücken mit Unterarmauflage (Arthritisstützen) und Spezialanfertigungen bei komplexen Einschränkungen
- Mehrpunktstöcke/Mehrfußgehhilfe: stabilere Unterstützung; die Gehhilfe bleibt im Gegensatz zu Gehstöcken und Krücken selbständig stehen.
- Gehgestelle ohne Räder: reziprokes Gehgestell im Gegensatz zum Gehbock mit Gelenken ausgeführt (ohne Räder bei starker Unsicherheit indiziert) etc.
- Rollatoren: Rollator, zwei Räder und zwei Festteile (Vorsetzgang, das Hilfsmittel wird geschoben), Rollmobil mit 3 oder 4 Rädern (Anlehngang) mit oder ohne Sitzfläche (Faltfunktion), Posterior-walker (Verbesserung der Körperaufrichtung, das Hilfsmittel wird gezogen)
- Gehwagen: mit Achsel- oder Armauflage (Anlehngang); Gehwagen mit Fußhalterung zur Gehtherapie etc.

Voraussetzungen/Vorbereitung: Es handelt sich um industriell gefertigte Hilfsmittel unter Berücksichtigung der internationalen und nationalen Normen. Mit jeder Abänderung wird der Techniker zum Erzeuger mit allen Rechten und Pflichten.

Anpassung: Adaptierungen entsprechend den Erzeugervorgaben sind möglich.

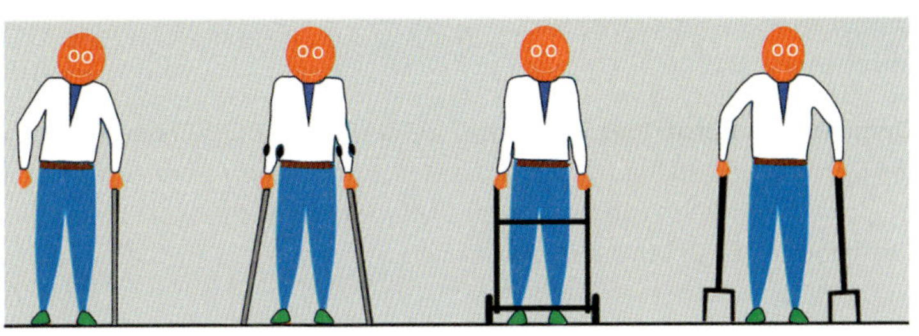

Abbildung 6.16: Häufig verwendete Gehhilfen

Instruktion für den Alltag: Eine Aufklärung entsprechend der vorliegenden Gebrauchsanweisung ist zwingend erforderlich.

Ergebnisse nach EBM-Kriterien: In der medizinischen Literatur werden diese industriellen Produkte kaum abgehandelt.

Literatur: DIN EN ISO 11199-2:2021-11: Technische Hilfen zum Gehen
Normensammlung: „Mobilitätshilfen – Rollstühle und Gehhilfen"
ISBN 978-3-85402-328-9

6.17 Steh- und Geh-Trainer

Definition des Hilfsmittels: Das Wirkprinzip der Steh- und Geh-Trainer besteht in der Dehnung und Kräftigung der für das Stehen und Gehen essenziellen Muskelgruppen. Damit sollen Patienten im Idealfall wieder Gewicht auf die Beine selbst übernehmen und stehen oder gehen können.

Indikation/Ziel:

- Stehen: In der Evolution ist Stehen die Überwindung der Schwerkraft und entscheidend für die muskuloskelettale Entwicklung, die kardiopulmonale Leistungsfähigkeit, die gastrointestinalen Funktionen, die sozialen Kontakte und damit für das Wohlbefinden. Eine frühzeitige, altersentsprechende Vertikalisation ist zu fordern und bei progredientem Krankheitsverlauf so lange wie möglich aufrechtzuerhalten. Dafür gibt es eine Unzahl von Angeboten, die in einer funktionellen Übersicht dargestellt werden.
  - Stehständer: feststehend, fahrbar oder zur selbständigen Fortbewegung (evtl. mit Bewegungsfunktionen, mit oder ohne Rumpf-Führung)
  - Schrägliegebretter: feststehend oder fahrbar, kippbar, mit oder ohne Tischvorrichtung, Fixierung in Rücken- oder Bauchlage.
  - Rollstühle mit Stehvorrichtung: Vorteil da kein Transfer notwendig
  - Stehbetten: für die Frührehabilitation und gleichzeitige Ulkusprophylaxe
- Gehen: Das Gehen als Überwindung von Distanzen wird zur individuellen Freiheit. Gehen (Fortbewegung) als sehr frühe Entwicklung der Evolution ist daher in den basalen Hirnregionen verortet. Diese Lokalisation ist entscheidend für die Beeinträchtigung in Abhängigkeit von der Pathologie der neuromuskulären Grundkrankheit. Gehen, als aktive Bewegung, potenziert alle beim Stehen genannten positiven Eigenschaften. Beim Gehen unter Verwendung von Hilfsmitteln ist zu unterscheiden zwischen Gehen als Training oder Gehen als Freiheit der selbstbestimmten Fortbewegung. Gehen mit Hilfsmittel ist häufig anstrengend und wird daher gerne durch die Rollstuhlverwendung ersetzt. Die gesellschaftliche Akzeptanz des Rollstuhles drängt die Patienten auch in diese Richtung.
  - Gehhilfen für aktives oder passives Gehen: aktiv (Bewegungsauslösung mit eigener Muskelkraft), passiv (Bewegung durch dynamische Gehhilfen bei schwacher/fehlender Muskelkraft)
  - Gehgeräte ohne Beinführung: bei Sturzneigung aber selbständigem Wechselschritt
  - Gehtrainer mit reziproker Beinführung für eine selbständige Mobilität (mit Becken-Rumpf-Stabilisierung): die Hüftbeugung der einen Seite (Ausfallschritt) wird in eine Hüftstreckung der Gegenseite und damit

Vorwärtsbewegung übertragen („Lokomotion"). Besonders für Kinder mit Cerebralparese, Spina bifida etc. geeignet (z. B. NF-Walker®, ProWalker®, Thomy-Walker®)

- Gehtrainer mit reziproker Beinführung als stationäre Ausführung (mit Becken-Rumpfstabilisierung): eine rasche Patientenadaptierung des elektrisch betriebenen dynamischen Bewegungstrainers ist möglich (z. B. Innowalk®)
- Gehen durch Verringerung des Körpergewichtes: Der Körperstamm wird fixiert und die Gehbewegung der unteren Extremitäten wird ohne Gewichtsbelastung ermöglicht (z. B. AlterG®)
- Laufroboter „Lokomaten": passives Gehen auf einem Laufband mit elektrisch gesteuerten Gehorthesen
- Der Entwicklung sind keine Grenzen gesetzt.

Voraussetzungen/Vorbereitung: Steh- und Gehtrainer sind für Patienten, die das Gleichgewicht in aufrechter Position nicht halten können, daher muss das Hilfsmittel trotz unkoordinierter Bewegungen des Patienten die aufrechte Position sichern. Für die Verwendung des Hilfsmittels ist eine Hilfsperson notwendig.

Anpassung: Es gibt Hilfsmittel, die einer individuellen Anpassung bedürfen und andere, die für die jeweilige Verwendung an den Patienten adaptiert werden.

Instruktion für den Alltag: Entscheidend ist, ob das Hilfsmittel im alleinigen Besitz des Patienten steht und damit auch eine individuelle Verwendung ermöglicht, oder ob es sich um ein allgemeines Trainingsgerät handelt.

Ergebnisse nach EBM-Kriterien: Die grundsätzliche Frage von Stehen und Gehen kann durch die erfolgreiche Verwendung beantwortet werden. Zu allgemeinen Fragen der Verbesserung des Wohlbefindens, Osteoporoseprophylaxe, Kontrakturverhinderung etc. gibt es positive Hinweise.

Literatur: Strobl, 2019

6.18 Sitzhilfen

Definition des Hilfsmittels: Sitzhilfen sind vorgefertigte Hilfsmittel, die funktionelle Defizite ausgleichen und die Patienten beim aktiven Sitzen oder Aufstehen unterstützen.

Indikation/Ziel: Aktives Sitzen: Sitzen mit eigener Muskelkraft bzw. physiologischer Rumpf-Becken-Untere Extremität-Position unter Ausnützung der Schwerkraft. Wenn Sitzen die dominierende Körperposition darstellt, ist eine entsprechende großflächige Druckverteilung notwendig. Dies kann mit unterschiedlichen Sitzkissen erreicht werden. Eine individuelle Formgebung ist nicht zielführend, da die Sitzposition aktiv verändert wird.
Ziel ist es, ein entspanntes Sitzen für längere Zeit zu ermöglichen. Ein zwischenzeitiger Positionswechsel vom aktiven zum passiven Sitzen oder auch in die Liegeposition (ohne Transfer) kann ermöglicht werden. Jede zusätzliche Option von Verstellmöglichkeiten bedeutet Gewichtszunahme des Hilfsmittels mit allen Vor- und Nachteilen.

Sitzadaptierungen an konventionelle Sitzgelegenheiten: Sitzpolster, Keilkissen, individuell gefertigte Kissen, Lordosestützen etc.

Aufstehhilfen: Trapezgriff zur Aufrichtung aus der Liegeposition, Katapultsitz bei fehlender selbständiger Aufrichtung aus der Sitzposition, aber Gehfähigkeit; Aufstehsessel mechanisch oder elektrisch.

Therapiestühle: zu unterscheiden ist die Sitzpositionierung vom Unterbau

- Adaptierbare Sitzflächen z. B. Abduktionskeil, einseitig absenkbare Oberschenkelanlage etc.
- adaptierbare Lehnen mit Pelotten zur Positionierung, Ruhepositionseinstellung etc.
- adaptierbare Fußbank
- Höhen- und Neigungsverstellbarkeit bis hin zur Stehfunktion. Besonders für Kinder ist die Höhenverstellbarkeit an die aktuelle Situation und an das Größenwachstum entscheidend.
- Untergestell mit Rädern, Bremsen, Schiebefunktion etc.

Sitzadaptierungen an Rollstühlen etc.:

- Höhenadaptierung: vom einfachen Schaumstoffkissen, Keilkissen, individuellen Sitzkissen bis zur Toilettenerhöhung

- Sitzverstellbarkeit: Kantelung, individuelle Einstellbarkeit zwischen Sitz- und Rückenfläche sowie der Fußpositionierung bis hin zur Liegeposition (mechanisch oder elektrisch)
- Sitzflächenadaptierung: Antidekubitussitzkissen (unterschiedlicher Shore-Härte, pneumatische Kissen, individuelle Fertigung etc.), Beckenpositionierung, Ausgleich von Asymmetrien etc.
- Rückenlehnenadaptierung: Lordosekissen, individuell geformte Kissen bei ausgeprägten Skoliosen oder Kyphosen, Pelottenadaptierungen
- Armlehnenadaptierung: für eine entspannte Armhaltung, großflächige Armauflage, Unterstützung der Sitzbalance etc.
- Tischadaptierung an die Sitzhilfe: zur Unterstützung der Selbständigkeit, als Geräteträger (z. B. Rollstuhlsteuerung, Computersteuerung, Versorgungsstation)

Voraussetzungen/Vorbereitung: Einschränkungen bei längerem Sitzen

Anpassung: Die Hilfsmittel sind als Handelsware individuell auszuwählen und zum Teil adaptierbar.

Instruktion für den Alltag: Die Sicherheitshinweise für die Verwendung sind einzuhalten.

Ergebnisse nach EBM-Kriterien: Nicht bekannt.

Literatur: Strobl, 2014

6.19 Sitzschalen

Definition des Hilfsmittels: Sitzschalen sind an den Körper nach Maß oder individuell gefertigte Orthesen, die die funktionellen Möglichkeiten der Patienten beim passiven Sitzen unterstützen.

Indikation/Ziel: Passives Sitzen: Es handelt sich um ein Hin-„Setzen". Das Sitzen ist nur mit Sitzhilfe wie Rumpforthese oder Sitzadaptierung wie Pelottenanlage am Rollstuhl, Sitzschale etc. möglich (unabhängig, ob durch mangelnde Muskelkraft, -steuerung und/oder pathologischer Positionierung von Wirbelsäule-Becken-Untere-Extremität-bedingt). Eine Balancierung des Körpers ist notwendig. Der Aufbau muss nach den Kriterien „Bottom-up" (Druckverteilung und stabile lotrechte Einstellung) aber auch „Top-down" (Erhalt der freien Kopfbeweglichkeit, Zwangshaltungen sind unbedingt zu vermeiden) erfolgen. Die Sitzschale muss eine Einheit mit dem verwendeten Unterbau bilden. Fragen des bevorzugten Einsatzgebietes sind damit entscheidend (Indoor/Outdoor). (Abb. 6.19)
Sitzschalen sind für passives Sitzen indiziert, da die Körperposition langfristig vorgegeben ist. Zu unterscheiden sind Nachstellmöglichkeiten durch Techniker (Wachstum, Progredienz von Skoliosen etc.) von Einstellmöglichkeiten durch Begleitpersonen (Kleidung Indoor/Outdoor, Positionierung zur sozialen Teilhabe oder zum sicheren Fahrzeugtransport etc.).

Entscheidungskriterien für eine Sitzschale:

- Verbesserung der Atmung durch Aufrichtung und Rumpfstabilisierung
- Wirbelsäulenstabilisierung (Skoliose, Kyphose etc.)
- Sitzpositionierung mit Anpassung der gesamten Körperposition von Kopf bis Fuß
- Wahrnehmung und soziale Teilhabe werden verbessert
- Aktivitätsverbesserung, da weniger Kraft und Energie für das Sitzen benötigt werden
- Stabilität für die Rollstuhlsteuerung

Ausführungsoptionen bei einer Sitzschale:

- aus Schaumstoffblock gefräst (großflächige Druckverteilung, fixierte Körperposition)
- Sitzfläche, Rückenfläche sind geteilt und die Position einstellbar
- Sitzfläche unterschiedlicher Shore-Härten oder Vakuum adaptierbar
- adaptierbare Pelotten (Skoliose etc.), Abduktionskeil etc.
- Kopfstützen einstellbar mit/ohne Fixierungsgurt (Fahrzeugtransport)
- Fußhalterungen einstellbar mit Fixierungsoption

- Armlehnen individuell geformt oder einstellbar
- Fixierungsgurte (Brust-, Bauch- oder Beckengürtel)
- Der Stoffbezug ist für das Mikroklima entscheidend.

Untergestell: Sitzschalen kommen auf fahrbaren Untergestellen wie manuellen Rollstühlen und Elektrorollstühlen, Reha-Buggys und Zimmeruntergestellen sowie auf Therapiestühlen, Autositzen etc. zum Einsatz.
Die handwerkliche Erfahrung in Auswahl und Ausführung der Sitzschale ist für das Ergebnis entscheidend. Die Auswahl des Untergestells und entsprechende funktionelle Verbindung ist für die Alltagstauglichkeit und das Handling für die Hilfsperson ausschlaggebend.

Voraussetzungen/Vorbereitung: Die entscheidende Voraussetzung ist, dass der Patient längerfristig eine „fixierte" Sitzposition akzeptieren kann.

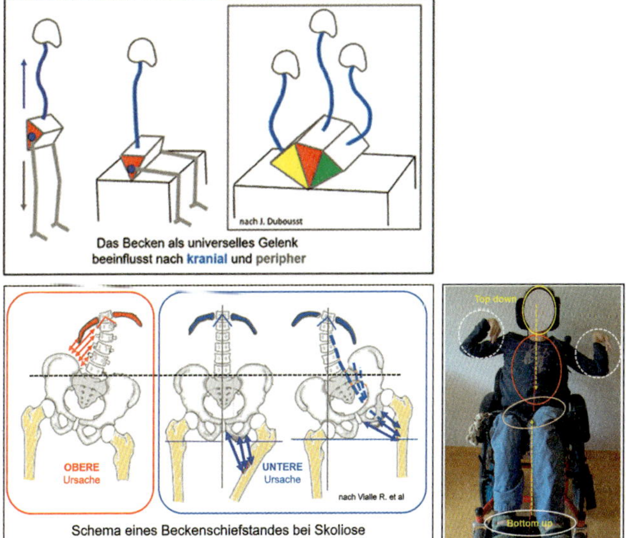

Abbildung 6.19: Das Becken als Basis für ein freies Sitzen. Stabilität durch die unteren Extremitäten sowie freie Kopfbeweglichkeit und Einsatz der oberen Extremitäten.

Anpassung: Jede Sitzschale muss individuell angepasst (angefertigt) werden. Eine entsprechende Modellnahme ist notwendig (Gipstechnik, Scan, Vakuumtechnik etc.). Ein Anpassstuhl ermöglicht zusätzlich eine balancierte Positionierung der Sitzfläche, Rückenlehne, Fußeinstellung und Kopfpositionierung zueinander.

Instruktion für den Alltag: Die diagnoseabhängige, individuelle Bandbreite der Verwendung lässt allgemeine Aussagen kaum zu.

Ergebnisse nach EBM-Kriterien: Das Thema steht nicht im Fokus der Wissenschaft.

Literatur: Strobl, 2014
Vialle et al., 2013

6.20 Rollstühle

Definition des Hilfsmittels: Einem Sessel ähnliches Fahrzeug mit drei oder vier Rädern für Menschen, die nicht oder nur eingeschränkt gehen können.

Indikation/Ziel: Die Indikation stellt eine krankheitsbedingte eingeschränkte Gehfähigkeit voraus. Damit wird das Hilfsmittel von der Krankenkasse/Gesundheitskasse zur Verfügung gestellt. Die Auswahl des Hilfsmittels wird von den individuellen Einschränkungen des Patienten bestimmt. Die Zielfestlegung und damit Auswahl der Ausführung richtet sich damit nach dem Patienten. Zu berücksichtigen sind die notwendigen körperlichen und kognitiven Voraussetzungen des Patienten. Die länderspezifischen und versicherungsspezifischen Kriterien sind häufig mit den Patientenwünschen nicht deckungsgleich.

Unterscheidung nach Antriebsart:
Pflegerollstuhl: verfügt üblicherweise über eine Sitzkantelung und Rückenwinkelverstellung per Gasdruckfeder. Eine einfache Desinfektion muss in öffentlichen Einrichtungen gewährleistet sein. Wasserfeste Duschrollstühle und vieles mehr sind erhältlich.
Schieberollstuhl: zum Schieben durch eine Hilfsperson (Schiebegriffe an der Rückenlehne, Bremshebel für die Sicherheit, Kippschutz etc.)
Standardrollstuhl: erfüllt die grundsätzlichen Anforderungen an einen Rollstuhl, ist aber nur sehr begrenzt einstellbar
Greifreifenrollstuhl: Greifringe dienen zum Antrieb (auch für Einhandbetrieb)
Trippelrollstuhl: wie Greifreifenrollstuhl mit entferntem Fußbrett zur selbständigen Fortbewegung mit den Füßen
Kinderrollstühle: Der Radsturz verbessert die Stabilität und erleichtert gleichzeitig die Bedienung der Greifreifen.
Adaptive oder Aktivrollstühle: individuelle Anpassung in Maßen und Ausstattung an den jeweiligen Nutzer. Es gibt elektrische Zusatzantriebe für Rollstühle in verschiedensten Funktionsausführungen.
Sportrollstühle: Der Radsturz für die Verbesserung der Stabilität ist ein wichtiges Kriterium (entsprechend der Sportart gibt es verschiedenste Ausführungen), Rennrollstühle etc. Der Übergang zum Sportgerät ist fließend.
Elektrorollstühle: Auswahl entsprechend dem Anwendungsgebiet

- Indoor: kann auf geringster Bodenfläche drehen (Mittelradantrieb)
- Outdoor: kann durch die Radanordnung (größere Räder vorne und Vorderradantrieb) Gehsteigkanten etc. leichter überwinden.
- Allround: Heckantrieb mit den kleinen Rädern vorne (360° drehbar) – gilt als der Klassiker für Indoor und Outdoor.

- Steuerungseinheit: elektronische Ansprechbarkeit einstellbar für Patienten mit muskulärer Schwäche (Feinmotorik) oder Spastizität (Grobmotorik). Spezielle Steuersysteme wie Mund- oder Augensteuerung sind im Angebot.
- Zusatzfunktionen: elektrische Kantelung (Einstellung der Rückenlehne und Sitzfläche), Steh- und Liegefunktion, Höhenverstellbarkeit etc.
- Sicherheitsfunktionen: Beleuchtung etc. für den Straßenverkehr, und vieles mehr

Elektromobile: fließender Übergang von den Rollstühlen zu den im freien Handel in verschiedensten Ausführungen erhältlichen Elektromobilen

Weitere Kriterien bei der Rollstuhlauswahl:

- individuelle Zielsetzung, Körpermaße, Fixierungspunkte für den Transport im PKW, Wechsel von der Sitz- in die Liege- oder Stehposition, Tischmontage etc.
- Auswahl der Räder: Große Räder vorne oder hinten sind entscheidend für das Überwinden von Gehsteigkanten, Luftreifen oder Vollgummi etc.
- Wohnungsadaptierungen, Erreichbarkeit der Wohnung, Türbreite, unterfahrbare Tischhöhe, Toilette und Bad etc.
- Baunormen für Wohnungen und Betriebsstätten sowie den öffentlichen Raum sind zu berücksichtigen.
- Möglichkeiten des Kfz-Umbaus und die Erlangung der Fahrerlaubnis ist mit Reha-Spezialisten zu erörtern.

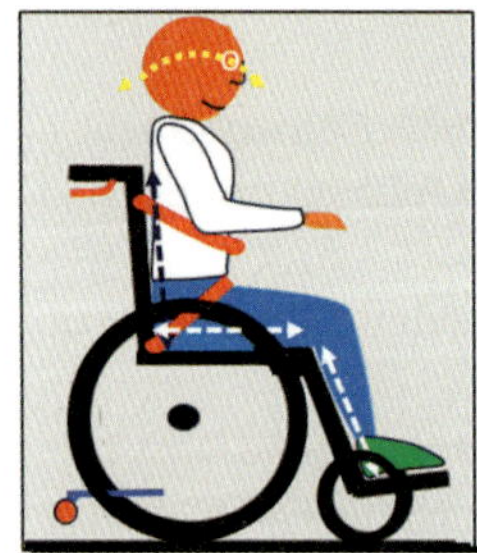

Kippschutz, Brust- und Beckengurt
Bremse für Patient und Hilfsperson
Sitztiefe, Rückenlehne, Fußraster,
Armlehne, etc.

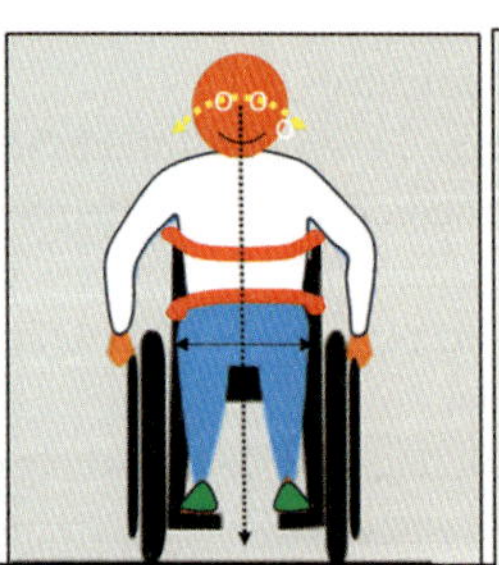

Top down = Kopfbalancierung
Bottom up = großflächiger Druck
und stabile lotrechte Einstellung
Sitzbreite, etc.

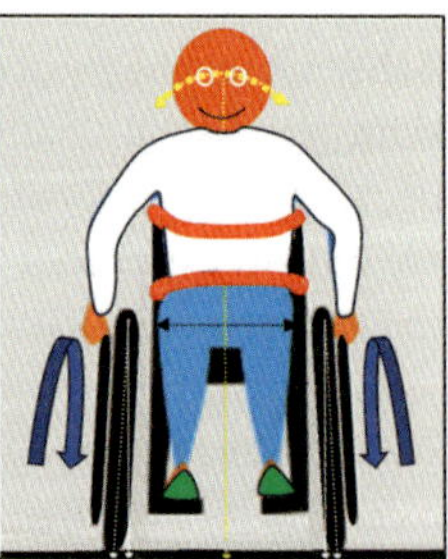

Radsturz, Greifreifen,
Antriebsunterstützung,
z.B. Radnabenantrieb
etc.

Abbildung 6.20.1: Grundprinzipien der Rollstuhlausstattung

Voraussetzungen/Vorbereitung: Entsprechend dem Krankheitsbild müssen die Voraussetzungen für einen sicheren Betrieb durch den Patienten oder die Hilfsperson gewährleistet sein. Zu unterscheiden ist zwischen der Sicherheit der Mobilität (Einhaltung der Normen) und der Sicherheit des Sitzens und der Körperpositionierung des Patienten (6.18 Sitz-Hilfen und 6.19 Sitzschalen).

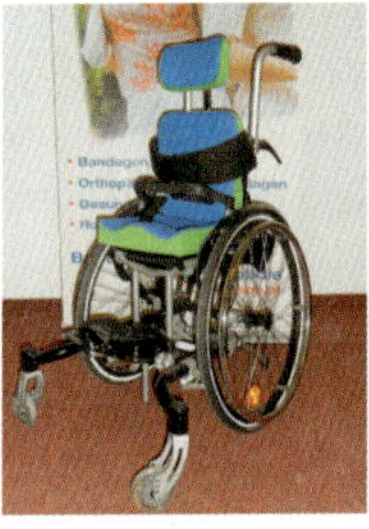
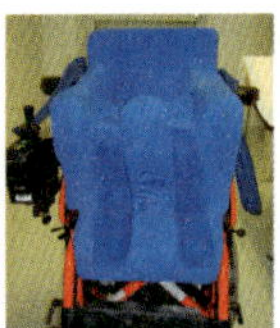
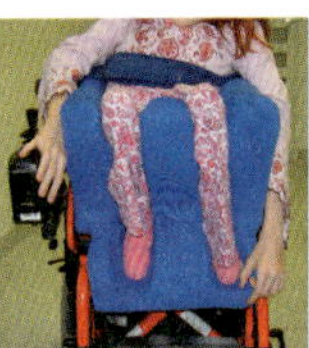
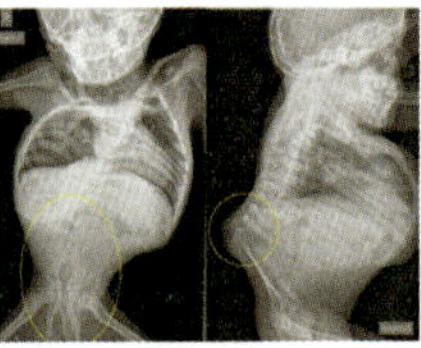

Abb. 6.20.2: Rollstuhl mit Sitzadaptierung und Elektrorollstuhl mit Sitzschale bei caudalem Regressionssyndrom

Anpassung: Die individuelle Anpassung wird von den Körpermaßen und den funktionellen Einschränkungen des Patienten bestimmt. Der geplante Einsatzbereich des Rollstuhles bestimmt die Ausführung des Hilfsmittels. Die Anpassung der Körperposition bis hin zur Maßfertigung ist für die Alltagstauglichkeit entscheidend. (Abb. 6.20.1 und 6.20.2)

Instruktion für den Alltag: Die Sicherheitsvorschriften für die Verwendung sind zu beachten.
Die Bauvorschriften im privaten wie im öffentlichen Raum sind zu berücksichtigen und können eingefordert werden.

Ergebnisse nach EBM-Kriterien: Nicht bekannt.

Literatur: Shishodia, 2017
Lange & Minkel, 2017

6.21 Sportrollstühle und -geräte

Definition des Hilfsmittels: Sportrollstühle und -geräte sind Rollstühle, die speziell für eine Sportart erzeugt oder adaptiert werden.

Indikation/Ziel: Sportrollstühle sind häufig Einzelanfertigungen oder individuelle Adaptierungen an das geplante sportliche Einsatzgebiet:
Rollstuhlbasketball: notwendiger frontaler Schutzbügel, starker Radsturz für die notwendige Stabilität, kleine vordere und hintere Räder nur für die Kippsicherheit etc.
Rollstuhltennis: maximaler Radsturz, kleine vordere und hintere Räder nur für die Kippsicherheit etc.
Rennrollstuhl: Leichtgewichtrollstuhl mit langem Vorbau und großem Einzelrad
Handbike-Rollstuhl: reicht in der Ausführung vom Alltagsgerät mit Elektrounterstützung bis zur sportlichen Trainingsausführung
Mono-Ski für Querschnittsgelähmte: Mono-Ski mit Sitzfunktion und zwei Krückenski
Individuelle Lösungen: Es gibt keine Grenzen.

Voraussetzungen/Vorbereitung: Voraussetzung ist, dass die Kriterien für die gewählte Sportart erfüllt sind.

Anpassung: Die individuelle Anpassung an den Patienten und an die Sportart steht an erster Stelle. Adaptierungen im Rahmen der sportlichen Regeln wollen zum Vorteil des Anwenders ausgenützt werden.

Instruktion für den Alltag: in Abhängigkeit von der Sportart

Ergebnisse nach EBM-Kriterien: Die sportlichen Erfolge sind ausschlaggebend.

Literatur: Attia, 2022
Schliermann et al., 2013

6.22 Trainingsgeräte

Definition des Hilfsmittels: Trainingsgeräte in der Neuroorthopädie sind Teil medizinischer Trainingsgeräte, die an die speziellen Erfordernisse der Diagnosen anzupassen sind.

Indikation/Ziel: Die therapeutischen Ziele sind in vielen Fällen nicht mit den Zielsetzungen der allgemeinen Rehabilitation zu vergleichen.
Die erste Frage ist der zu erwartende Krankheitsverlauf:

- Kann der allgemeine Krankheitsverlauf gestoppt, verzögert, verbessert werden?
- Ist eine Rehabilitation im Sinne der Wiederherstellung der physischen und psychischen Gesundheit möglich?
- Ist die Verhinderung von zu erwartenden negativen Entwicklungen (Spitzfuß, Hüftdysplasie, Skoliose, Windschlagdeformität, Krallenhand etc.) möglich?
- Ist ein Ausgleich von negativen Entwicklungen (Ateminsuffizienz, kardiovaskuläre Insuffizienz, Verlust der Mobilität etc.) durch Training in Aussicht zu stellen?
- Training für das körperliche Wohlbefinden
- Training als soziales Gemeinschaftserlebnis

Ziel der Trainingsgeräte:

- individuelle Anwendung als Heimtherapie
- individuelle Trainingsgeräte zur Anwendung in Institutionen (Exoskelette als Zwitter zwischen Orthese und Trainingsgerät)
- stationäre Trainingsgeräte in Institutionen (Lokomotionstrainer, Antischwerkraft-Laufbänder z. B. AlterG® etc.)
- Training von Patienten ohne deren aktive Mithilfe (z. B. Atemtherapie bei apallischem Syndrom etc.)
- Training zur Verhinderung oder Reduktion von Kontrakturen, oder weiteren negativen Entwicklungen

Voraussetzungen/Vorbereitung: Keine. Je geringer die Selbstbestimmung der Patienten, desto wichtiger ist die Motivation der Umgebung, aktiv zu werden, um die drohenden Veränderungen abzuwenden.

Anpassung: Individuelle Einstellungen sind vor der Anwendung meist notwendig.

Instruktion für den Alltag: Nur die Regelmäßigkeit bringt den Erfolg.

Ergebnisse nach EBM-Kriterien: Atemtraining und Muskeltraining dominieren die Literatur.

Literatur: Strobl et al., 2021

7. Operationen (M. Hübner)

In diesem Kapitel erhalten Sie jeweils eine stichwortartige Beschreibung der wichtigsten kinder- und neuroorthopädisch-chirurgischen Interventionen. Zu jeder Methode werden die folgenden Punkte kurz beschrieben:

- Operation/Definition
- Indikation
- Präoperative Diagnostik/Vorbereitung
- OP-Technik
- Postoperative Behandlung
- Langfristige Behandlung
- Kontrollintervalle
- Komplikationen
- Literatur

7.1 Proximales und distales Release des M. sternocleidomastoideus

Operation/Definition: proximales und distales Release des M. sternocleidomastoideus

Indikation: sog. kongenitaler muskulärer Schiefhals/Torticollis, ab dem 24. Lebensmonat, bei vorangegangener Physiotherapie und konservativ therapierefraktärem Schiefhals (siehe 3.11)

Präoperative Diagnostik/Vorbereitung: Wirbelsäulenfehlbildungen; otogene, vestibuläre, visuelle und entzündliche Ursachen müssen ausgeschlossen werden; Röntgen der Halswirbelsäule in 2 Ebenen

OP-Technik: Rückenlage. Kopflagerung in maximal möglicher Extensions-, Seitneigungs- und Rotationskorrektur. Proximaler Release: Schnitt 1 Querfinger distal des Mastoids, stumpfes Präparieren des Muskelansatzes, Durchtrennung und Resektion der Sehne um 0,5 cm; CAVE: ventral verlaufender N. facialis! Distaler Release: Hautschnitt Oberrand Klavikula, Durchtrennung Pars clavicularis, Pars sternalis des M. sternocleidomastoideus

Postoperative Behandlung: asymmetrische Schaumstoffkrawatte für 23 Stunden täglich, Abnahme nur zur Körperpflege; Gips historisch; Physiotherapie ab dem 1. postoperativen Tag; Tragedauer der Krawatte entspricht etwa Alter des Kindes in Monaten

Langfristige Behandlung: Physiotherapie: Umlernen der Kopffehlhaltung und Kräftigung, Krawatte

Kontrollintervalle: 1–2-mal jährlich bis Wachstumsabschluss

Komplikationen: Fazialisparese, Verletzung N. accessorius, Verletzung V. subclavia

Literatur: Kaplan et al., 2018
Kim et al., 2015
Lee et al., 2017
Cheng et al., 2001

7.2 Operation bei Sprengel-Deformität

Operation/Definition: Operation nach Green, alternativ Operation nach Woodward

Indikation: Sprengelsche Deformität (siehe 3.12) zwischen 4.–6. Lebensjahr bei wesentlicher Einschränkung der Abduktionsfähigkeit; bei Operationswunsch aus kosmetischem Grund Operation erst nach Pubertät

Präoperative Diagnostik/Vorbereitung: Röntgen Scapula 2 Ebenen, Röntgen Thorax, Wirbelsäulenganzaufnahme in 2 Ebenen, ggf. CT-Diagnostik

OP-Technik: Bauchlage. Hautschnitt entlang der Processi spinosi, Freipräparation des medialen Scapularandes, extraperiostaler Release aller inserierenden Muskelgruppen der Scapula

Bei vorliegendem Os accesorius Entfernung desselben, Mobilisierung der Scapula nach kaudal, Neupositionierung und Fixierung der Scapula in einer Tasche des M. latissimus dorsi

Postoperative Behandlung: 4 Wochen Schulterverband, im Anschluss Physiotherapie mit aktiver und passiver Mobilisierung

Langfristige Behandlung: Physiotherapie

Kontrollintervalle: 6 Wochen postoperativ, dann nach 6 Monaten, dann jährlich bis Wachstumsabschluss

Komplikationen: hypertrophe Narbe, Scapula alata, Rezidivrisiko

Literatur: Harvey et al., 2012
Elzohairy & Salama, 2019
Gonen et al., 2010
Hefti, 2015

7.3 Pectoralis-major-Verlängerung bei Pectoralisverkürzung

Operation/Definition: Pectoralis-major-Release offen oder perkutan

Indikation: Hemiparese (siehe 3.60, 3.61), Tetraparese (3.58, 3.59) und Plexusparese (3.13) mit Abduktionseinschränkung des Schultergelenks (3.14), Hautprobleme bei Pflege, Probleme bei Korsettversorgung

Präoperative Diagnostik/Vorbereitung: Klinische Untersuchung

OP-Technik: Rückenlage. Deltoideopectoraler Zugang, Z- oder U-förmige Verlängerung der Sehne, bei sehr starker Spastizität und fehlender Willkürkontrolle komplette Durchtrennung der Sehne möglich

Postoperative Behandlung: Abduktionskissen in 90° für 4 Wochen Tag und Nacht, dann nachts für weitere 6–8 Wochen, passive Schultergelenksmobilisierung aus dem Kissen heraus möglich

Langfristige Behandlung: Physiotherapie und Abduktionsübungen

Kontrollintervalle: zur Bandagenabnahme, dann nach 12 Wochen, dann halbjährliche Kontrollen

Komplikationen: Verletzung V. cephalica, Rezidivrisiko

Literatur: Pehlivanoglu et al., 2019
Sabapathy et al., 2017
Louden et al., 2013
Seruya & Johnson, 2016
Strobl et al., 2021

7.4 Humerusderotationskorrektur

Operation/Definition: Humerusderotationskorrektur bei IR-Kontraktur (Plexusparese)

Indikation: obere Plexusparese (siehe 3.13) mit insuffizienter Außenrotation bei Innenrotationskontraktur nach Weichteilrelease der Schulter (3.14)

Präoperative Diagnostik/Vorbereitung: klinische Untersuchung

OP-Technik: Rückenlage. Ventraler Schnitt mittleres Drittel, Spaltung M. brachialis, Darstellen des Schaftes, Bestimmung der Osteotomiehöhe, Derotation des distalen Fragmentes nach außen (Hand muss nach Korrektur noch zum Mund geführt werden können), Plattenosteosynthese

Postoperative Behandlung: 4 Wochen Schulterverband, passive Finger-Ellenbogen-Gymnastik

Langfristige Behandlung: Physiotherapie

Kontrollintervalle: Röntgenkontrolle 6 Wochen postoperativ, nach 6 und 12 Monaten

Komplikationen: Pseudarthroserisiko, Gefäß- und Nervenverletzungen, besonders N. radialis

Literatur: Waters & Bae, 2006
Strobl et al., 2021

7.5 Triceps-Transfer bei Bicepsinsuffizienz

Operation/Definition: Triceps-Transfer bei Plexusparese mit Bicepsinsuffizienz

Indikation: obere Plexusparese (siehe 3.13), OP zwischen 2.–6. Lebensjahr mit Kontraktionen zwischen Triceps und Biceps mit Ellenbogenbeugeschwäche

Präoperative Diagnostik/Vorbereitung: EMG-Untersuchung, Ausschluss Neurinom Truncus superior, Botulinumtoxin-Testung

OP-Technik: Rückenlage. Medialer Hautschnitt, Präparation N. ulnaris und Anschlingen des Nervs mit einem Vessel-Loop, Darstellen und Anschlingen der Brachialgefäße, dann Abduktion der Schulter und maximale Flexion des Ellenbogens, Entnahme des langen Tricepskopfes am Olecranon, Ziehen der Sehne zur Tuberositas radii und Fixieren der Sehne transossär in Extension und Abduktion

Postoperative Behandlung: Oberarm-Gipsschiene für 4 Wochen postoperativ in 110° Flexionsstellung, dann Beginn mit vorsichtiger aktiver und passiver Mobilisierung

Langfristige Behandlung: Physiotherapie

Kontrollintervalle: nach Gipsabnahme, nach 3 Monaten und nach 6 Monaten, sowie 1 Jahr postoperativ

Komplikationen: Gefäß- und Nervenverletzungen

Literatur:
Haninec & Szeder, 1999
Naidu et al., 2007
Brahm et al., 2009

7.6 Pronatorenrelease oder -transfer des UA

Operation/Definition: Pronatorenrelease/Pronatorentransfer Unterarm bei Pronationskontraktur

Indikation: Hemiparese (siehe 3.60, 3.61), Tetraparese (3.58, 3.59) und Plexusparese (3.13) mit Pronationskontraktur des Unterarms zur Funktionsverbesserung bei guter Sensorik

Präoperative Diagnostik/Vorbereitung: klinische Untersuchung; passiv sollte eine nahezu komplette Supination und Handgelenksextension erreicht werden können; Willkürmotorik muss vorhanden sein, ebenso postoperatives Rehabilitationspotenzial

OP-Technik: Rückenlage. Hautschnitt von 6 cm mittleres Drittel Unterarm, Schonung N. cuteaneus antebrachii im Intervall, Aufsuchen der A., V. u. N. radialis, diese werden gesichert; Aufsuchen der Sehne des Pronator teres und Verfolgung möglichst weit nach distal; Ablösen der Sehne oder Z-förmige Verlängerung und Armierung; Eröffnen der M. interossea, Sehne wird um den Radius in max. Supinationsstellung geführt und dort transossär mit Ankern oder mit dem Sehnenende vernäht

Postoperative Behandlung: 3–6 Wochen Oberarm-Gipsschiene postoperativ in 90° Beugung des Ellenbogens und maximaler Supination des Unterarmes

Langfristige Behandlung: Physiotherapie ab der 3. postoperativen Woche

Kontrollintervalle: nach Gipsabnahme, nach 3 und 6 Monaten, sowie 1 Jahr postoperativ

Komplikationen: Verletzung A., V., N. radialis, Verlust aktiver Pronation

Literatur: Ho J. et al., 2015
Čobeljić et al., 2015
Gschind, 2003
Strobl et al., 2021

7.7 Ellenbeugekontrakturrelease

Operation/Definition: Release M. brachioradialis und brachialis bei Ellbogenbeugekontraktur

Indikation: Hemiparese (siehe 3.60, 3.61) und Tetraparese (3.58, 3.59) mit Extensionsdefizit > 50° im Ellenbogen (siehe 3.14)

Präoperative Diagnostik/Vorbereitung: klinische Untersuchung, fehlende volle Extension des Ellenbogens mit Bewegungseinschränkung, Pflegeeinschränkung, Tonuserhöhung M. biceps, M. brachialis, M. brachioradialis

OP-Technik: Rückenlage. Ventraler Zugang zum Ellenbogen, S-förmiger Schnitt, Darstellen des distalen Ansatzes des M. biceps brachii, Schonung der N. musculocutaneus, cutaneus brachii und der V. cubitalis; Durchtrennen der Aponeurose und Z-förmige Verlängerung der Sehne, Sichern des N. radialis, Durchtrennen der Aponeurose des M. brachialis; bei Kontrakturen über 30° Ablösen des M. brachioradialis am Ursprung suprakondylär; danach Spalten des M. brachialis in Längsrichtung; Darstellen der Gelenkskapsel ventral und Inzidieren derselben; Readaptation der Bicepssehne in adäquater Vorspannung

Postoperative Behandlung: Oberarmgips für 4 Wochen in Extensionsstellung, aus dem Gips heraus aktive und passive Extension möglich; Quengelung; im Anschluss Nachtlagerungsschiene für 6–12 Monate postoperativ

Langfristige Behandlung: Physiotherapie

Kontrollintervalle: 6 Wochen postoperativ zur Gipsabnahme, 3–6-monatliche Kontrollen

Komplikationen: Verletzung N. radialis, V. cubitalis; Rezidivrisiko

Literatur: Manske et al., 2001
Gong et al., 2014
Strobl et al., 2021

7.8 FCU- auf ECR-Transfer

Operation/Definition: Flexor-carpi-ulnaris-Transfer (FCU-Transfer) auf Extensor carpi radialis (ECR) bei Handgelenksbeuge- und Ulnarabduktionsfehlstellung, funktionelle Arthrodese

Indikation: Hemiparese (siehe 3.60, 3.61), Tetraparese (3.58, 3.59) und Plexusparese (3.13) mit Funktionsdefizit, Stellung des Handgelenks in Flexion und Pronation sowie Ulnardeviation, Einschränkung der Greiffunktion; auch kosmetische Gründe bei schulpflichtigen Kindern

Präoperative Diagnostik/Vorbereitung: Kraftmessung Flexor carpi ulnaris; passive Dorsalflexion sollte gut möglich sein sowie aktive Fingerstreckung; intakte Sensibilität; postoperatives Rehabilitationspotenzial sollte vorhanden sein

OP-Technik: Rückenlage. Beugeseitiger Schnitt von 10 cm, Aufsuchen der FCU-Sehne, Ablösen der Sehne vom Os pisiforme; zweite Inzision streckseitig über der Extensor-carpi-radialis-Sehne (ECR-Sehne); Aufsuchen der beiden ECR-Sehnen, Transfer zur Extensor-carpi-radialis-longus-Sehne (ECRL-Sehne)führt zu besserer Supination; Tunnelierung subkutan des proximalen Anteiles der beugeseitigen Inzision am medialen Rand der Ulna nach streckseitig mit einer gebogenen Klemme; Durchziehen der Sehne nach streckseitig; Sehnennaht der FCU- auf die ECRL-Sehne in 45° Dorsalflexion des Handgelenkes; allseits schichtweiser Wundverschluss

Postoperative Behandlung: Gipsschiene in maximaler Dorsalflexion und Supinationsstellung, Daumenabduktion, MCP-Gelenke 15° flektiert für 4 Wochen

Langfristige Behandlung: Physiotherapie, Lagerungsschiene für mindestens 6 Monate postoperativ

Kontrollintervalle: 4 Wochen und 3 Monate postoperativ, 6-monatlich für 2 Jahre, dann jährlich

Komplikationen: Handgelenksextensionskontraktur, N.-ulnaris-Läsion

Literatur:
Patterson et al., 2010
Bansal et al., 2016
Tachdjian's Pediatric Orthopaedics, 2001
Morrissy Pediatric Orthopaedic Surgery, 2001

7.9 OP nach Matev

Operation/Definition: Matev-Plastik bei Daumenadduktions-Flexionskontraktur

Indikation: Hemiparese (siehe 3.60, 3.61), Tetraparese (3.58, 3.59) und Plexusparese (3.13) mit Daumenadduktions-Flexionskontraktur („thumb in palm"-Stellung)

Präoperative Diagnostik/Vorbereitung: gesteigerte Spastizität und Bewegungseinschränkung

OP-Technik: Rückenlage. Operation nach Matev (Ablösung Adductor pollicis), Hautschnitt in der Thenar-Beugefalte, Spalten der Subcutis, Aufsuchen der Pars transversalis und obliquus am Metakarpale III unter Schonung der Gefäß-Nerven-Bündel; Ablösen beider Anteile

Postoperative Behandlung: Abduktionsgips für 6 Wochen, im Anschluss Abduktionslagerungsorthese für die Nacht für mind. 6 Monate

Langfristige Behandlung: Physiotherapie, Ergotherapie, Verbesserung der Greiffunktion

Kontrollintervalle: 6 Wochen postoperativ zur Gipsabnahme, 3–6-monatliche Kontrollen, dann 1 Jahr postoperativ

Komplikationen: Rezidivrisiko, Bewegungseinschränkung, Gefäß- und Nervenverletzungen

Literatur: Matev, 1991
Smeulders et al., 2005
Dussa & Lewens, 2021

7.10 Ringbandspaltung

Operation/Definition: A1-Ringbandspaltung

Indikation: Pollex flexus congenitus (siehe 3.16); Alter über 1 Jahr, da im ersten Lebensjahr Spontanremissionen von bis zu 30% zu erwarten sind

Präoperative Diagnostik/Vorbereitung: klinische Untersuchung, Flexionskontraktur Metacarpophalangealgelenk

OP-Technik: Rückenlage. Kleiner Hautschnitt im Verlauf der Beugefalten auf Höhe des A1-Ringbandes; Spalten der Subcutis, Darstellen des A1-Ringbandes, Längsspaltung des A1-Ringbandes unter Schonung beider Gefäß-Nerven-Bündel; Luxieren der Sehne, Durchbewegen derselben

Postoperative Behandlung: aktive und passive freie Bewegung möglich

Langfristige Behandlung: keine

Kontrollintervalle: 6–12 Wochen postoperativ Abschlusskontrolle

Komplikationen: Gefäß- und Nervenverletzungen, Rezidivrisiko, inkomplette Spaltung, Einschränkung interphalangealer Beweglichkeit bis zu 20%

Literatur: Hierner & Berger, 1997
Hefti, 2015

7.11 Operation nach Dao bei Syndaktylie

Operation/Definition: Operation nach Dao

Indikation: Syndaktylie (siehe 3.15); bei Akrosyndaktylie ist eine frühe Trennung notwendig, sonst im Alter von 6–18 Monaten; beidseitige Operationen sind möglich

Präoperative Diagnostik/Vorbereitung: klinische Untersuchung, Fingerbeweglichkeit, Röntgen

OP-Technik: Rückenlage. Blutsperre; Anzeichnen der Schnittführung dorsal und palmar Z-förmig, V-förmige Markierung des palmaren Lappens, U-förmige Markierung des dorsalen Lappens; unter Schonung der Gefäß-Nerven-Bündel werden die Schnitte durchgeführt und Haut und Subcutis durchtrennt; dann Adaptierung der Haut mit 5,0 resorbierbaren Fäden

Postoperative Behandlung: Verband interdigital, um erneute Verwachsungen zu vermeiden; Gipsversorgung mit Oberarm-Gipsschiene bis Wundheilung, dann eine weitere Woche Unterarm-Gipsschiene; regelmäßige Wundkontrollen und Durchblutungskontrollen der Haut

Langfristige Behandlung: Ergotherapie

Kontrollintervalle: wöchentlich bis Gipsabnahme, dann Abschlusskontrolle nach 12 Wochen

Komplikationen: bleibende Deformitäten, Hautnekrose, Bewegungseinschränkung, Nageldeformitäten

Literatur: Kvernmo & Haugstvedt, 2013
Dao et al., 2004
Hefti, 2015

7.12 Strahlresektion bei Polydaktylie

Operation/Definition: Daumen-Operation nach Bilhaut-Cloquet
Strahlresektion

Indikation: Überzähliger Strahl (siehe 3.15); Alter 6–12 Monate; Typ I–II (nach Wassel): Operation nach Bilhaut-Cloquet, Typ III–VI: Strahlresektion

Präoperative Diagnostik/Vorbereitung: Beweglichkeitsuntersuchung, Röntgen

OP-Technik: Rückenlage. Blutsperre; Anzeichnen der Schnittführung sowie Markierung der geplanten Lappen; Erhalt der Sehnen; Resektion der überschüssigen Phalangen, ggf. Verbinden der Phalangen sowie Adaptierung des Nagelbetts, ggf. Korrekturosteotomie; falls notwendig temporäre K-Drahtfixierung

Postoperative Behandlung: Gipsbehandlung, regelmäßige Wundkontrollen und Verbandwechsel

Langfristige Behandlung: Ergotherapie

Kontrollintervalle: Nahtentfernung, 6 und 12 Wochen postoperativ

Komplikationen: Nageldeformitäten, Gefäß- und Nervenverletzungen, Wachstumsfugenverletzungen

Literatur: Dao et al., 2004
Kozin & Zlotolow, 2015
Hefti, 2015

7.13 Stabilisierende Operationen bei Spondylolisthesis

Operation/Definition: dorsale Fusion, ventrale Spondylodese (Grad II–IV), Verschraubung (Grad I–II)

Indikation: Beschwerdepersistenz trotz konservativer Therapie; Spondylolisthesis Grad III–IV, in seltenen Fällen Grad I–II (siehe 3.22)

Präoperative Diagnostik/Vorbereitung: Röntgen der Lendenwirbelsäule in 2 Ebenen, MRT/CT optional, neurologischer Ausgangsbefund

OP-Technik: dorsale Fusion: Bauchlage, Setzen eines Hautschnittes über den Dornfortsätzen L5–S1; Präparation der autochthonen Rückenmuskulatur, Abschieben derselben, Freipräparation der Eintrittspunkte für die Pedikelschrauben unter Bildwandlerkontrolle; Eröffnen der Pedikel mit dem Pedikelfinder, Einbringen der Führungsdrähte in sämtliche 4 Pedikel; Lagekontrolle mittels Bildwandler; Einbringen der Pedikelschrauben mit zuvor ausgemessener Länge, Anbringen 2er vorgebogener Stäbe in die Pedikelschrauben und Fixierung derselben; die Verschraubung erfolgt in situ ohne Reposition; Abschlussbilddokumentation

Bei Spondyloptose oder Grad-III–IV-Läsionen mit Kyphose dorsoventraler Eingriff mit Reposition notwendig

Postoperative Behandlung: Röntgenkontrolle, Korsetttherapie für 3 Monate postoperativ

Langfristige Behandlung: Physiotherapie

Kontrollintervalle: 6 und 12 Wochen postoperativ, nach 6 und 12 Monaten mit Röntgenkontrollen

Komplikationen: neurologische Komplikationen, vor allem Wurzelirritation L5

Literatur: Crawford et al., 2017
Violas & Lucas, 2016
Hefti, 2015

7.14 Spondylodese bei Skoliose

Operation/Definition: Spondylodese, dorsale und ventrale Instrumentierung

Indikation: vor Wachstumsabschluss:
Skoliose thorakal > 40°, lumbal > 50° (siehe 3.20, 3.21); bei Duchenne-Muskeldystrophie ab 20° (siehe 3.52)

Nach Wachstumsabschluss: Skoliose thorakal und lumbal > 60°

Präoperative Diagnostik/Vorbereitung: Röntgendiagnostik der ganzen Wirbelsäule in 2 Ebenen und Funktionsaufnahmen

OP-Technik: dorsale Instrumentierung (siehe 7.13): bei vorwiegend thorakalen Skoliosen und S-förmigen Krümmungen; dorsale und ventrale Instrumentierung: bei sehr schweren Skoliosen; bei Notwendigkeit der operativen Versorgung der thorakalen und lumbalen Krümmung zweizeitiges Vorgehen empfohlen

Postoperative Behandlung: neurologischer Status, regelmäßige Wundkontrollen und Röntgenkontrollen

Langfristige Behandlung:
Physiotherapie, Korsetttherapie, 6 Monate Sportkarenz

Kontrollintervalle: lebenslange Kontrollen, unmittelbar postoperativ 3–6-monatlich, dann jährlich

Komplikationen: neurologische Ausfälle, Infektionen, bei ventralen Wirbelsäulenoperationen Pneumothorax, Pleuraerguss, langfristig Korrekturverlust

Literatur: Cheung et al., 2019
Sheehan & Grayhack, 2017
Hefti, 2015

7.15 Offene Reposition bei DDH-Hüftluxation

Operation/Definition: Säuglingsalter: offene Reposition
Kleinkindalter < 8 Jahre: Pfannendachplastik (Salter, Pemberton), ggf. Derotationsvarisierungsosteotomie
Grundschulalter > 8 Jahre: intertrochantäre Osteotomie, Pfannendachplastik, periazetabuläre Osteotomie

Indikation: angeborene Hüftluxation (siehe 3.23) mit frustranem Repositionsversuch mit Fettweisgips oder Pavlikbandage nach dem 3. Lebensmonat; im Kleinkind- und Grundschulalter bei Acetabulumwinkel über 25°

Präoperative Diagnostik/Vorbereitung: Röntgen Hüftvergleich, Röntgen Hüfte axial, Labordiagnostik (Blutbild, Eisenstatus, Gerinnungskontrolle)

OP-Technik: Rückenlage. Offene Reposition Säugling: vorderer Zugang, Resektion Lig. teres capitis, Ausräumung des Azetabulums, ggf. Bohrdrahtfixierung; im Anschluss Fettweisgips

Salter-Osteotomie: Rückenlage, vorderer Zugang, Präparation des Os ilium; unter Bildwandlerkontrolle Durchtrennen des Os iliums oberhalb der Spina iliaca anterior inferior; Schwenken des distalen Teils nach ventral und lateral; Einbringen eines kortikospongiösen Spans; Fixierung mittels Bordrähten

Postoperative Behandlung: Säuglingsalter: Fettweisgips, im Anschluss Pavlikbandage
Kleinkind- und Grundschulalter: Beckenbeingips für 6 Wochen postoperativ

Langfristige Behandlung: Physiotherapie

Kontrollintervalle: 6 Wochen und 3 Monate postoperativ, dann jährliche Kontrollen

Komplikationen: Infektionen, Gefäß- und Nervenverletzungen, langfristig erhöhtes Arthroserisiko

Literatur: Davids, 2018
Tang et al., 2015
Strobl, 2009
Hefti, 2015

7.16 Hüftrekonstruktion

Operation/Definition: Hüftrekonstruktion mit offener Reposition und derotierender und varisierender Femurosteotomie (DVO) sowie Beckenosteotomie nach Pemberton oder Pfannendachplastik nach Robb/Brunner bei neurogener Hüftluxation

Indikation: schmerzhafte neurogene Hüftluxation (siehe 3.24), dysplastische Pfanne, Weichteiloperation bei Reimerindex über 40% Überdachungsdefizit und neurologischer Hüftluxation; auch bei Hüftluxation nach Wachstumsabschluss

Präoperative Diagnostik/Vorbereitung: Röntgen Hüftvergleich stehend/liegend, Röntgen Hüfte axial; Abduktionslagerungsmodul für postoperativ soll vorhanden sein; Labordiagnostik (Blutbild-Kontrolle, Eisenstatus, Gerinnungskontrolle)

OP-Technik: Rückenlage. Untersuchung in Narkose in relaxiertem Zustand

Weichteilrelease falls notwendig: Schnitt in der Leiste über den Adduktoren auf 3 cm; Durchtrennen der Subcutis, Darstellen der Sehnen, Sehnenverlängerung (oder Durchtrennung je nach präoperativer Mobilität des Patienten) des M. adductor longus und gracilis, ggf. auch des M. rectus femoris, iliopsoas, gluteus medius, semimembranosus und semitendinosus

Vorderer Zugang; bei Notwendigkeit der offenen Reposition Eröffnen der Kapsel, Entfernung des Fettgewebes sowie des Ligamentum capitis femoris; lateraler Zugang für die DVO am proximalen Femur, Bestimmung der Antetorsion, Osteotomie und Entnahme eines kortikospongiösen Keils; Varisierung und Derotation über eine Platte, dann Fortführen mit der Acetabuloplastik; Osteotomiehöhe mittels Bildwandler kontrollieren und mit einem Meißel die laterale Kortikalis, sodann die mediale Kortikalis bogenförmig bis zur Y-Fuge durchtrennen; Distalisierung des Acetabulumdachs unter Bildwandlerkontrolle; Einpfalzen des kortikospongiösen Spans vom Oberschenkel

Postoperative Behandlung: Abduktionslagerungsmodul für 6 Wochen Tag und Nacht, Oberkörper schrittweise hochlagern bis 60°, Steigerung postoperativ nach 3 Wochen bis 90°; Mobilisierung aus dem Modul heraus zur Körperpflege und Physiotherapie, Flexion bis 90°, Abduktion frei, keine Rotationsbewegungen, keine Adduktionsbewegungen, Kreislauftraining

Langfristige Behandlung: Abduktionslagerungsmodul nachts zumindest für 1 Jahr postoperativ bzw. je nach Kontrollbefunden; Abduktionskeil im Rollstuhl (falls Rollstuhlmobilität gegeben)

Kontrollintervalle: 6 Wochen postoperativ, nach 3, 6 und 12 Monaten

Komplikationen: Gefäß- und Nervenverletzungen, Hämoglobin-Abfall, Infektionen, Reluxationsrisiko, Hüftkopfnekrose- und Arthroserisiko

Literatur: Davids, 2018
Tang et al., 2015
Strobl, 2009
Robb & Brunner, 2006

7.17 Muskelverkürzung des M. tibialis anterior

Operation/Definition: Muskelverkürzung M. tibialis anterior

Indikation: Fußheberschwäche (siehe 1.12) bei überdehnten Extensoren und funktionellem Spitzfuß; konservativ therapierefraktär trotz Orthesenversorgung und ggf. auch Botulinumtoxinbehandlung; eingeschränkte Mobilität bei Hemi- oder Diparese (3.59, 3.60, 3.61)

Präoperative Diagnostik/Vorbereitung: Abklärung der Fußheberschwäche (siehe 1.12); Röntgen Fuß 2 Ebenen; Ganganalyse; genaue klinische Untersuchung, um funktionellen von strukturellem Spitzfuß zu unterscheiden; ggf. Botulinumtoxin-Injektion des Triceps surae präoperativ

OP-Technik: Rückenlage. Hautschnitt an typischer Stelle am Ansatz der M. tibialis anterior; Spalten der Subcutis und Freipräparation der Sehne; Raffung der Sehne und transossäre Fixierung am Os cuneiforme mediale mit Vicrylnähten in maximal möglicher Vorspannung; ggf. in Kombination mit einer Achillessehnenverlängerung durchzuführen

Postoperative Behandlung: Unterschenkelgips für 6 Wochen postoperativ, 3 Wochen Teilbelastung, schmerzadaptierte Mobilisierung unter Vollbelastung im Gehgips nach 4 Wochen

Langfristige Behandlung: Physiotherapie, Orthesenbehandlung

Kontrollintervalle: 6 Wochen postoperativ bei Gipsabnahme, dann halbjährlich

Komplikationen: Überkorrektur (Hakenfußstellung), Rezidivrisiko

Literatur:
Tsang et al., 2016
Rutz et al., 2011
Kläusler et al., 2017
Hefti, 2015

7.18 Distale Femurextensionsosteotomie mit Patella-Ligament-Versetzung bzw. -Verkürzung

Operation/Definition: knöcherne Umstellung bei vorliegender echter Kniebeugekontraktur: suprakondyläre Extensionsosteotomie, kombiniert mit Kniestreckerverkürzung bei Überlänge desselben (Raffung Lig. patellae, Tuberositasversetzung)

Indikation: strukturelle Kniegelenk-Kapsel-Beugekontraktur (siehe 3.31)

Präoperative Diagnostik/Vorbereitung: klinische Untersuchung, ggf. Botulinumtoxin-Injektion zum Ausschluss einer beginnenden Kniebeugekontraktur, Röntgen Knie 2 Ebenen (Patella alta)

OP-Technik: Rückenlage. Schnittführung distal lateral; Spaltung des Tractus iliotibialis; Abpräparieren der Muskulatur und Freilegen des Periosts; Einbringen des Zielinstrumentariums für die Klingenplatte distal, Markierung der Osteotomie; Einbringen 2er Bohrdrähte proximal und distal; Durchführen der Osteotomie und Entnahme des Keils entsprechend der Planung; Reposition und Derotation, Fixierung der Klingenplatte, Bildwandlerkontrolle, je nach Position der Patella im seitlichen Strahlengang zusätzlich Verkürzung des M. rectus femoris oder der Patellasehne

Postoperative Behandlung: Physiotherapie, Kniestreckorthesen, ggf. Gipsbehandlung für einige Tage postoperativ

Langfristige Behandlung: Physiotherapie, Kniestreckorthesen

Kontrollintervalle: 6 und 12 Wochen postoperativ, dann jährlich

Komplikationen: Schwächung der Kniegelenksbeugung, Rezidivrisiko

Literatur: Nazareth et al., 2019
Haberfehlner et al., 2018
Hefti, 2015
Grisch & Dreher, 2021

7.19 Transfer des distalen M. rectus femoris bei Stiff-Knee-Gang

Operation/Definition: proximale Rectus-femoris-Verlängerung oder -Transfer auf den M. adductor gracilis

Indikation: Stiff-Knee-Gait-Gangstörungen bei Kindern mit Cerebralparese (siehe 3.59) aufgrund erhöhter Rectus-femoris-Aktivität

Präoperative Diagnostik/Vorbereitung: Abklärung der Stiff-Knee-Gait-Gangstörung (siehe 1.17); klinische Untersuchung, positives Duncan-Ely-Zeichen, zunehmende Einschränkung der Kniegelenksbeweglichkeit, Ganganalyse, EMG-Untersuchung

OP-Technik: Rückenlage. Hautschnitt suprapatellar über der distalen Rectus-femoris-Sehne, Freipräparation der Sehne, Unterfahren derselben mit einer gebogenen Klemme, Durchtrennung der Sehne und Armierung der Sehnenenden, Mobilisierung des proximalen Anteils stumpf, Durchführen eines weiteren Schnittes distal medial und dorsomedial, Aufsuchen der Gracilissehne (bei kaliberschwachen Gracilissehnen kann auch die Semitendinosussehne verwendet werden), Armierung der Gracilissehne, Mobilisierung derselben, Flexion im Kniegelenk, Durchtrennen der Sehne und Durchziehen derselben nach distal, dann weitere Präparation für den Sehnentransfer, Tunnelierung mit einer gebogenen Klemme epifaszial unterhalb des M. sartorius, Durchziehen der Gracilissehne nach anterior, in 30° Kniebeugung, Vernähen der Enden des M. rectus femoris und gracilis

Postoperative Behandlung: Mecronschiene für einige Tage postoperativ in Streckstellung, dann freie Beweglichkeit des Kniegelenkes möglich, schmerzadaptierte Vollbelastung grundsätzlich unmittelbar postoperativ erlaubt

Langfristige Behandlung: Physiotherapie

Kontrollintervalle: 6 Wochen postoperativ, dann halbjährliche bis jährliche Kontrollen

Komplikationen: Bewegungseinschränkung, persistierende Gangstörungen

Literatur: Dreher et al., 2013
Khouri & Desailly, 2013

7.20 Stabilisierungsoperation bei Epiphysiolysis capitis femoris

Operation/Definition: Bohrdrahtfixierung oder Verschraubung, gedeckte oder offene Reposition mit und ohne subkapitaler Keilosteotomie bei Epiphysiolysis capitis femoris (ECF)

Indikation: akute ECF (siehe 3.25) ist eine Notfallindikation zur Operation; bei einem Gleitwinkel bis 40° geschlossene Reposition und Fixierung mit Drähten oder Schrauben; über 40° Indikation zur subkapitalen Keilosteotomie und offenen Reposition und Fixierung bei intakter Durchblutung; sonst In-situ-Fixierung

Präoperative Diagnostik/Vorbereitung: Röntgen immer in 2 Ebenen des betroffenen Gelenkes und Röntgen-Hüftvergleich, ggf. MRT- oder CT-Diagnostik

OP-Technik: Rückenlage. Bildwandlerkontrolle bezüglich Gleitwinkel anterior/ posterior und axial, dann lateraler Zugang unterhalb des Trochanter majors; Durchtrennen der Subcutis und der Faszie, Darstellen des Periosts, In- situ-Fixierung mittels K-Drähten oder Verschraubung unter Bildwandlerkontrolle; die Bohrdrähte dürfen die Kopfkalotte nicht perforieren; bei einer Fixierung mittels K-Drähten sollten mindestens 3 verwendet werden; Umbiegen der Enden, um eine Traktusirritation zu vermeiden und Abzwicken der Bohrdrähte; Fixierung der Gegenseite in gleicher Art und Weise

Postoperative Behandlung: Postoperative Röntgenkontrolle, Mobilisierung im Drei-Punkt-Gang für 6 Wochen postoperativ, dann schrittweiser Belastungsaufbau

Langfristige Behandlung: Physiotherapie mit aktiver und passiver Heilgymnastik des Hüftgelenkes nach Wundheilung, Sportkarenz für 3 Monate, dann gelenksschonende Sportarten ohne Stop-and-go bis Wachstumsabschluss möglich

Kontrollintervalle: 3–6 monatlich bis Wachstumsabschluss und Metallentfernung

Komplikationen: Implantatwanderung, Femurkopfnekrose, Wachstumsstörungen mit Beinlängendifferenz, Chondrolyse

Literatur: Otani et al., 2018
Wright & Ramachandran, 2018
Hefti, 2015

7.21 Drainage und Knochen-Fenestrierung bei septischer Coxitis mit Osteomyelitis

Operation/Definition: offene oder arthroskopische Spülung des Hüftgelenkes

Indikation: positiver bildgebender Befund oder positives Punktat bei schmerzhaftem Hüftgelenk, septisches Zustandsbild (siehe 3.2)

Präoperative Diagnostik/Vorbereitung: Röntgen Hüftgelenk in 2 Ebenen, Sonografie beider Hüftgelenke, wenn möglich MRT-Diagnostik, Entzündungslabor (Leukozyten, BSG, CRP, IL 6, Procalcitonin)

OP-Technik: Rückenlage. Arthroskopie: Punktion unter Bildwandlerkontrolle, Probenentnahme, bei Kindern unter 8 Jahren mediales und anterolaterales Portal; bei älteren Kindern anterolaterales und laterales Portal; diagnostischer Rundgang, ausgiebige Spülung mit NaCl bis Spülflüssigkeit klar ist; Einlegen einer Redondrainage über das anterolaterale Portal

Arthrotomie: vorderer Zugang zum Hüftgelenk, T-förmiges Eröffnen der Gelenkkapsel, Probenentnahme (Kapsel, Punktat für Bakteriologie und PCR), falls Abszedierung intraossär vorliegend Knochenfenestrierung; ausgiebiges Spülen mit NaCl, Drainageneinlage, Beginn mit i.-v.-Antibiose nach Probenentnahme

Postoperative Behandlung: keimspektrumadaptierte i.-v.-Antibiose für zumindest 7 Tage, dann postoperativ für weitere 2 Wochen bis Entzündungsparameter im Normbereich; eine Ruhigstellung des betroffenen Hüftgelenks ist nicht notwendig, regelmäßige Kontrollen der Entzündungsparameter

Langfristige Behandlung: MRT-Kontrolle 3 Monate postoperativ, Beginn Physiotherapie ab dem 12. postoperativen Tag

Kontrollintervalle: nach 6 Wochen, 3 Monate postoperativ; dann je nach Ausheilungsstadium halbjährliche bis jährliche Kontrollen empfohlen

Komplikationen: Ausheilung in einer Defektsituation, Knorpelschaden, Femurkopfnekrose, Schädigung der Wachstumsfuge mit Entstehung einer Beinlängendifferenz, Subluxation bis Luxation des Hüftkopfes

Literatur: Agarwal & Aggarwal A, 2016; Refakis et al., 2019; Sanpera et al., 2016; Hefti, 2015

7.22 Muskelverlängerung des Tractus iliotibialis bei schnappender Hüfte

Operation/Definition: Release und Verlängerung des Tractus iliotibialis oder der Iliopsoassehne, offen oder arthroskopisch

Indikation: konservativ therapierefraktäres Schnappen der Hüfte (Coxa saltans externa) mit persistierenden Schmerzen bei Bewegung (siehe 3.27)

Präoperative Diagnostik/Vorbereitung: klinische Untersuchung, Dokumentation des präoperativen Bewegungsausmaßes, Sonografie der pelvitrochantären Muskulatur, Röntgen Hüfte der betroffenen Seite

OP-Technik: Offen: Rückenlage, Schnittführung anterolateraler Zugang zum Hüftgelenk, Darstellen des Tractus iliotibialis, Release dorsal- und ventralseitig des Tractus, Z-förmige Verlängerung oder Stichelung des Tractus möglich

Arthroskopie: Rückenlage, 2 Portale, proximal und distal, 30° Optik, dann dorsales und ventrales Release des Tractus iliotibialis, ggf. komplette Durchtrennung, Release des M. gluteus maximus

Postoperative Behandlung: frühe aktive und passive Heilgymnastik des Hüftgelenkes mit Dehnungsübungen, NSAR für 1 Woche postoperativ (Risikoreduktion für heterotope Ossifikationen)

Langfristige Behandlung: Physiotherapie, Dehnungsübungen

Kontrollintervalle: 3, 6 und 12 Monate postoperativ

Komplikationen: Verletzung des N. cutaneus femoris lateralis, Infektionen, chronische Entzündung der Bursa trochanterica, persistierende Schmerzen, persistierendes Schnappen, heterotope Ossifikationen

Literatur: Yen et al., 2015
Shrestha et al., 2017

7.23 Osteoidosteom-Resektion und -Thermokoagulation

Operation/Definition: En-Bloc-Resektion (nur noch bei Rezidiven), Herdausräumung oder Radiofrequenzablation

Indikation: Osteoidosteom (siehe 3.8) mit Schmerzen vor allem nachts, auf NSAR ansprechend, radiologisch gesichert

Präoperative Diagnostik/Vorbereitung: Dünnschicht-CT der betroffenen Region nach Goldstandard (Schichtdicke unter 3 mm), ggf. MRT und Szintigrafie

OP-Technik: Herdausräumung: Zugang je Lokalisation des Tumors, Aufsuchen des Nidus (ggf. CT-gezielt), Entnahme eines Knochendeckels über der Läsion; dann erfolgt die Curretage des Nidus, je nach Größe des Nidus ist im Anschluss an die Ausräumung eine Auffüllung mit Knochenersatzmaterial notwendig, in seltenen Fällen auch eine Osteosynthese

Radiofrequenzablation (Therapie der Wahl): Eingriff erfolgt in Sedierung oder Narkose, Zugang rechtwinkelig zur Knochenoberfläche nach einer Stichinzision, Einbringen einer Biopsiesonde; über diese kann bei Bedarf histologisches Material entnommen werden; dann Platzieren einer Ablationselektrode zentral in den Nidus; dann Ablation bei 90 °C über 360 Sekunden

Postoperative Behandlung: analgetische postoperative Therapie je nach Bedarf, Belastbarkeit je nach betroffener Region und Größe des Herdes

Langfristige Behandlung: Physiotherapie, radiologische Verlaufskontrollen

Kontrollintervalle: 6 Wochen postoperativ, 3, 6 und 12 Monate postoperativ, dann jährlich

Komplikationen: Rezidivrisiko, Infektionen, Gefäß- und Nervenverletzungen

Literatur: Lin et al., 2016
Orth & Kohn, 2017

7.24 Knochenzysten-Biopsie, -Ausräumung, -Auffüllung

Operation/Definition: Curretage, ggf. Zystenauffüllung, ggf. Stabilisierung

Indikation: frakturgefährdete Zysten oder bereits vorliegende pathologische Fraktur einer Knochenzyste (siehe z. B. 3.6)

Präoperative Diagnostik/Vorbereitung: Röntgen in 2 Ebenen; bei unsicherer nativradiologischer Zuordnung der Dignität ggf. MRT- oder CT-Diagnostik

OP-Technik: je nach Lokalisation standardisierter Zugang, Curretage der Zyste, ggf. bei unklarer Dignität Probenentnahme für Histologie, Auffüllung der Zyste mit autologem (schlechtere Ausheilungsrate) oder allogenem Knochenmaterial, bei vorliegender Fraktur oder Frakturgefährdung Stabilisierung mittels elastischer stabiler intramedullärer Nagelosteosynthese (ESINS)

Postoperative Behandlung: je nach Ausgangsbefund bei pathologischer Fraktur temporäre Ruhigstellung bis Kallusbildung ersichtlich, sonst aktiv und passiv freie Bewegung, schrittweiser Belastungsaufbau je nach Stabilität der Zyste

Langfristige Behandlung: regelmäßige Kontrollen bis Wachstumsabschluss

Kontrollintervalle: 6 Wochen, 12 Wochen postoperativ, nach 6 und 12 Monaten, dann jährlich

Komplikationen: Nichtheilen der Fraktur, Rezidivrisiko, Gefäß- und Nervenverletzungen

Literatur: Weber & Hillmann, 2018
Haß et al., 2011

7.25 Patellastabilisierende Operation bei akuter und chronischer Patellainstabilität

Operation/Definition: Arthroskopie, Fragmentfixierung oder Entfernung, ggf. Rekonstruktion des medialen patellofemoralen Ligaments (MPFL)

Indikation: akute Patellaluxation (siehe 3.32) mit osteochondralem Fragment

Präoperative Diagnostik/Vorbereitung: Röntgen des betroffenen Kniegelenkes in 2 Ebenen, Patella-Tangential-Röntgen, ggf. MRT-Diagnostik

OP-Technik: Rückenlage. Arthroskopie: anteromediales und anterolaterales Portal, Beurteilung der Möglichkeit der Fragmentrefixierung, diagnostischer Rundgang Kniegelenk

Bei Möglichkeit der Fragmentfixierung: Bergung des Fragments, anteromediale Mini-open-Arthrotomie zum Kniegelenk, Anfrischen des Fragments, Refixierung des Fragments mit Fibrinkleber und resorbierbaren Pins, Drainageneinlage, ggf. Naht des MPFL

Postoperative Behandlung: bei Fragmententfernung aktiv/passiv freie Bewegung möglich, bei Fragmentfixierung und MPFL-Naht Bewegungsorthese für 4–6 Wochen, 2 Wochen in Streckstellung dann zunehmende Beugung möglich, schmerzadaptierte Vollbelastung

Langfristige Behandlung: Physiotherapie, patellazentrierende Maßnahmen, bei chronischer Instabilität chirurgische Sanierung nach Wachstumsabschluss

Kontrollintervalle: 4–6 Wochen postoperativ, nach 3, 6 und 12 Monaten

Komplikationen: persistierende Instabilität, Fragmentdislokation, Entwicklung einer Chondropathie

Literatur: Nietosvaara et al., 2009
Nwachukwu et al., 2016
Vavken et al., 2013

7.26 Beinverlängerung mittels Kallusdistraktion

Operation/Definition: Verlängerungsosteotomie mittels Taylor-Spatial-Frame-Ring-Fixateur (TSF-Ring-Fixateur) bei offenen Wachstumsfugen oder intramedullärem Marknagel, bei geschlossenen Wachstumsfugen, bei BL-Differenzen je nach Körpergröße alternativ Verkürzungsosteotomien oder temporäre Epiphyseodesen (bei offenen Wachstumsfugen) möglich

Indikation: Beinlängendifferenzen über 1,5 cm

Präoperative Diagnostik/Vorbereitung: Abklärung der Beinlängendifferenz (siehe 1.6), Röntgendiagnostik Ganzbein beidseits, Durchführen einer Wachstumsprognose, Bestimmen des biologischen und des Skelettalters

OP-Technik: Taylor-spatial-frame (TSF): Planung mittels Computer-Tool mit Bestimmung der Pinpositionierung und Osteotomiehöhe, perkutane Einbringung sämtlicher Pins und Bohrdrähte nach Planung sowie Durchführung der Osteotomie wie präoperativ bestimmt
Marknagel (bei geschlossenen Wachstumsfugen): präoperative Planung zur Bestimmung der Osteotomiehöhe, standardisierter Zugang Femur oder Tibia, Eröffnen des Markraumes mit einem Pfriem, Einbringen des Implantates, ggf. Aufbohrung notwendig, Implantat wird bis zur Osteotomiestelle vorgeschoben, dann Durchführung einer perkutanen Osteotomie mittels Bohrer und Meißel unter Sicherung der Rotation, dann Vorschieben des Marknagels über die Osteotomie, Verriegelung, Röntgendokumentation

Postoperative Behandlung: Entlastung bis zum Erreichen der Ziellänge, bei sichtlicher Kallusbildung Beginn mit Teilbelastung, dann Übergang zu Vollbelastung, bei Distraktion mittels TSF-Pinpflege, Verlängerung 1 mm täglich bis Ziellänge, Abwarten der knöchernen Konsolidierung

Langfristige Behandlung: Physiotherapie, engmaschige Röntgenkontrollen, Metallentfernung

Kontrollintervalle: monatlich bis gewünschte Verlängerung und knöcherne Konsolidierung erzielt wird, dann Planung Metallentfernung

Komplikationen: Pseudarthrosebildung, Infektionen, Gefäß- und Nervenverletzungen, Achsenfehlstellungen

Literatur: Horn et al., 2019
Bukva et al., 2015
Horn et al., 2017
Hefti, 2015

7.27 Temporäre Hemiepiphyseodese der kniegelenknahen Wachstumsfugen

Operation/Definition: temporäre Epiphyseodese des distalen, lateralen oder medialen Femurs, temporäre Epiphyseodese der proximalen, medialen oder lateralen Tibia

Indikation: Achsfehlstellung in der Frontalebene, Varus- oder Valgusfehlstellung ab 3° (siehe 3.30)

Präoperative Diagnostik/Vorbereitung: Röntgen Ganzbein beidseits, Lokalisation des Defektes (Femur, Tibia, medial, lateral), Größenwachstumsbestimmung, Bestimmung des biologischen und des Skelettalters

OP-Technik: Rückenlage. Unter Bildwandlerkontrolle Setzen eines Führungsbohrdrahtes im Bereich der Wachstumsfuge, Lagekontrolle anterior/posterior und seitlich, dann Schnittführung über der gewünschten Fuge von 3 cm, Durchtrennen der Subcutis und Eröffnen der Faszie im Verlauf, Darstellen des Periosts, Einbringen der gewünschten Platte über den Führungsbohrdraht, Positionierung der Platte und Fixierung dieser im proximalen und distalen Schraubenloch mittels Bohrdrähten, Überbohren der Bohrdrähte und Einbringen der Schrauben über die Bohrdrähte in adäquater Länge, Röntgendokumentation

Postoperative Behandlung: Mobilisierung unter schmerzadaptierter Vollbelastung unmittelbar postoperativ, 6 Wochen Sportkarenz

Langfristige Behandlung: Physiotherapie, Röntgenkontrollen, Metallentfernung

Kontrollintervalle: 6 Wochen postoperativ, dann alle 3–6 Monate je nach Längenwachstum

Komplikationen: unzureichende Korrektur, Tractusirritation, hypertrophe Narbenbildung, Infektionen

Literatur: Ballal et al., 2010
Lawing et al., 2019

7.28 Trochanter-major-Epiphyseodese

Operation/Definition: Trochanter-major-Epiphyseodese therapeutisch oder prophylaktisch

Indikation: Abduktionseinschränkung, Beinlängendifferenz, radiologischer Trochanterhochstand, positives Trendelenburg-Zeichen, z. B. bei Morbus Perthes (siehe 3.26), Patienten unter 8 Jahren haben eine bessere Prognose

Präoperative Diagnostik/Vorbereitung: Röntgen Hüftvergleich mit zweiter Ebene der betroffenen Seite, klinische Untersuchung, Dokumentation Bewegungsausmaß, Beurteilung subkapitale Wachstumsfuge und Kopfform (schlechtere postoperative Ergebnisse bei bereits vergrößerten und entrundeten Femurköpfen)

OP-Technik: Rückenlage. Zugang über dem Trochanter major im Sinne eines anterolateralen Zuganges, Längsspaltung der Faszie, Freipräparation der Wachstumsfuge, Verödung der Fuge mit einem Bohrer durch fächerförmiges Aufbohren; Einbringen von 2 Schrauben über die Trochanter-major-Wachstumsfuge, um eine Kompression und somit einen Fugenverschluss zu erreichen; alternativ kann für die Epiphyseodese ein Knochenblock anstatt Schrauben verwendet werden; meist erfolgt dieser Eingriff mit einer varisierenden Umstellungsosteotomie des coxalen Femurendes

Postoperative Behandlung: 4-Punkt-Gang für 4 Wochen postoperativ, Sportkarenz für Stop-and-go-Sportarten und hüftgelenkbelastende Bewegungen

Langfristige Behandlung: Physiotherapie, Containment-Erhalt, radiologische Diagnostik, Metallentfernung

Kontrollintervalle: 6 Wochen postoperativ, 3, 6, 12 Monate postoperativ

Komplikationen: Über- oder Unterkorrektur nach Epiphyseodese, persistierende Beinlängendifferenz, persistierendes Trendelenburg-Zeichen

Literatur: Shah et al., 2009
McCarthy & Winer, 2008

7.29 Scheibenmeniskus-Teilresektion

Operation/Definition: Knie-Arthroskopie und Teilmeniskusresektion, ggf. Meniskusfixierung

Indikation: Scheiben- oder Plattenmeniskus (siehe 3.33); persistierendes Schnapp-Phänomen bei Flexion mit persistierender Schmerzsymptomatik, Schwellneigung, Streckdefizit

Präoperative Diagnostik/Vorbereitung: Röntgen Knie in 2 Ebenen, MRT-Diagnostik des betroffenen Kniegelenkes, klinische Untersuchung der Gegenseite, da häufig bilaterales Vorkommen

OP-Technik: Rückenlage. Eingehen über das anterolaterale Portal mit der Kamera, Setzen einer Abflussnadel, Eingehen in den medialen Gelenkspalt, Beurteilung der Notch, dann Einschwenken in den lateralen Gelenkspalt, Beurteilung der Lokalsituation, Resektion der hypermobilen Anteile, bei Rissbildung Resektion des Meniskusrisses, bei ausgeprägter Hypermobilität der verbleibenden Anteile Fixierung der verbleibenden Anteile mittels Meniskusnahtsystem

Postoperative Behandlung: bei Fixierung von Meniskusanteilen Bewegungsorthese 0–15–60° für 3 Wochen, dann 0–0–90° für weitere 3 Wochen, Teilbelastung für 3 Wochen mit 20 kg Körpergewicht, bei Arthroskopie ohne Fixierung Vollbelastung möglich, Sportkarenz für 6 Wochen postoperativ

Langfristige Behandlung: Physiotherapie

Kontrollintervalle: 3 und 6 Wochen postoperativ, nach 3 und 6 Monaten

Komplikationen: Nichtheilen der fixierten Anteile, Entstehung von Meniskusrupturen, Einklemmungsphänomene, Arthroserisiko bei Entfernung von großen Anteilen des Meniskus

Literatur: Kocher et al., 2017
Kramer et al., 2009

7.30 Operationen bei Osteochondrosis dissecans am OSG/Kniegelenk

Operation/Definition: Arthroskopie des betroffenen Gelenkes, ggf. offene Fragmentfixierung, ggf. Fragmententfernung, Defektrekonstruktion

Indikation: instabile oder stabile symptomatische Dissekate bei Osteochondrosis dissecans (OD) (siehe 3.35)

Präoperative Diagnostik/Vorbereitung: Röntgen in 2 Ebenen, MRT-Diagnostik zur Beurteilung der Stabilität der Läsion, klinische Untersuchung

OP-Technik: Arthroskopie des betroffenen Gelenkes Mittel der 1. Wahl; Standardzugänge, intraoperative Beurteilung der Stabilität des Herdes, wenn Dissekat vorhanden; wenn möglich Refixierung (nur bei frischen Dissekaten), bei unzureichender Möglichkeit der arthroskopischen Refixierung Miniarthrotomie ggf. notwendig; eine Fixierung ist mittels Fibrinkleber, resorbierbaren Pins oder Metallschrauben möglich; bei ausgeprägtem Defekt und fehlender Möglichkeit der Fixierung rekonstruktive Eingriffe ggf. auch zweizeitig notwendig wie homologe oder autologe Knorpel- und/oder Knochentransplantationen, bei Achsenfehlstellungen ist auch eine Korrektur dieser anzustreben

Postoperative Behandlung: je nach Lokalisation ggf. Schienen oder Gipsruhigstellung, entlastende Mobilisierung für 3 Wochen, dann Teilbelastung mit 20 kg Körpergewicht für weitere 3 Wochen, dann zunehmender Belastungsaufbau

Langfristige Behandlung: Physiotherapie, Kontrollen bis Wachstumsabschluss, Sportkarenz für gelenkbelastende Sportarten und Stop-and-go-Sportarten

Kontrollintervalle: 6 Wochen postoperativ, nach 3, 6 und 12 Monaten, dann halbjährlich bis jährlich

Komplikationen: Nekrosebildung, Nichtanheilen des Dissekates mit Bildung eines freien Gelenkkörpers, Arthrosebildung

Literatur: Weiss et al., 2016
Polousky, 2011
Pascual-Garrido et al., 2013
Hefti, 2015

7.31 Detorsionsosteotomien: supramalleoläre Tibia und proximales Femur

Operation/Definition: Supramalleoläre Osteotomie, Derotationsosteotomie proximales Femur bei schweren Torsionsfehlern der unteren Extremität

Indikation: posttraumatische oder angeborene Torsionsfehler (siehe 3.28 und 3.29) mit funktionellen Beschwerden, hoher Leidensdruck bei auffälligem Gangbild, persistierende Fallneigung

Präoperative Diagnostik/Vorbereitung: klinische Rotationsbestimmung, Rotations-CT oder Rotations-MRT der unteren Extremitäten beidseits, Ganganalyse

OP-Technik: Rückenlage. Supramalleoläre Osteotomie: anteromedialer Zugang ventralseitig zur distalen Tibia, Darstellung des Periosts, Durchführung der Osteotomie 2 cm proximal der Wachstumsfuge unter Weichteilschonung, Rotationskorrektur, Plattenfixierung oder K-Drahtfixierung je nach Alter des Patienten

Derotationsosteotomie proximales Femur: lateraler Zugang, Durchtrennen der Subcutis und der Faszie, Darstellen des lateralen Femurperiosts, Eröffnen des Periosts, Einbringen eines Führungsbohrdrahtes in den Schenkelhals unter Bildwandlerkontrolle anterior/posterior und axial, dann Einbringen 2er Bohrdrähte über Führungshülsen, eine Korrektur kann über eine winkelstabile Platte oder Klingenplatte erfolgen, Einbringen von 2 weiteren Bohrdrähten am proximalen Femurende distal des Trochanter minors, bei reiner Rotationskorrektur einfach Osteotomie subtrochantär und Durchführung der gewünschten Korrektur der Rotation, bei zusätzlicher Varisierung Keilentnahme, ggf. mit dem Trochanter minor, Fixierung der gewählten Platte distal

Postoperative Behandlung: supramalleoläre Osteotomie: 3 Wochen Teilbelastung, dann weitere 3 Wochen 4-Punkt-Gang, Sportkarenz für 12 Wochen postoperativ

Derotationsosteotomie proximales Femur: Entlastung für 4 Wochen postoperativ, dann Teilbelastung für weitere 2 Wochen postoperativ, dann Übergang in eine schmerzadaptierte Vollbelastung

Langfristige Behandlung: Physiotherapie, Röntgenkontrollen, Planung Metallentfernung nach Frakturheilung

Kontrollintervalle: Röntgenkontrolle 6 und 12 Wochen postoperativ, dann jährlich

Komplikationen: Pseudarthrosebildung, Gefäß- und Nervenverletzungen, Kompartmentsyndrom, Wachstumsfugenverletzungen

Literatur: Kolp et al., 2017
Westhoff et al., 2007
Gorton et al., 2009
Keppler, 2018

7.32 Wadenmuskelverlängerungsoperationen

Operation/Definition: intramuskuläre Triceps-surae-Verlängerung (Baumann), aponeurotische Gastrocnemiusverlängerung (Strayer-Thom), Achillessehnenverlängerung (offen oder perkutan)

Indikation: konservativ therapierefraktärer Spitzfuß (Schienenbehandlung, Orthesenbehandlung, Physiotherapie) mit zunehmender Bewegungseinschränkung und Schmerzsymptomatik

Präoperative Diagnostik/Vorbereitung: klinische Untersuchung, Abklärung des Zehenballengangs (siehe 1.11), Differenzierung Rückfußspitzfuß oder funktioneller Spitzfuß, Röntgendiagnostik Fuß, wenn möglich stehend in 2 Ebenen, Silfverskjöld-Test

OP-Technik: Wadenmuskulaturverlängerung (Operation nach Baumann, Vulpius oder Strayer): Rückenlage, Schnittführung längs im Bereich der Gastrocnemius-Aponeurose im mittleren Drittel des Unterschenkels, Präparation der Subcutis, Darstellung der Aponeurose, V-förmige oder quere Verlängerung der Aponeurose, Aufdehnung der Muskulatur durch passive Dorsalflexion intraoperativ, intramuskuläre Septen müssen ebenfalls durchtrennt werden, um das Rezidivrisiko zu vermindern, ggf. auch Verlängerung der M.-soleus-Aponeurose je nach intraoperativem Befund; bei der OP nach Baumann erfolgt der Eingriff weiter proximal und die Aponeurose des M. triceps surae wird mehrfach inzidiert nicht durchtrennt

Achillessehnenverlängerung offen: Rückenlage, Schnittführung am medialen Rand der Achillessehne, Freipräparation der Achillessehne unter Schonung des Gefäß-Nerven-Bündels, Unterfahren der Sehne, Lösung von Verklebungen, Z-förmige Verlängerung oder horizontale Verlängerung der Sehne, passive Dorsalflexion im OSG, Adaptierung der Sehnenenden

Postoperative Behandlung: Wadenmuskulaturverlängerung: Unterschenkelgehgips für 3 Wochen postoperativ
Achillessehnenverlängerung: 5 Wochen Unterschenkelgehgips, im Anschluss Orthesenversorgung bzw. Nachtlagerungsschienenversorgung

Langfristige Behandlung: Physiotherapie, Schienenversorgung

Kontrollintervalle: 3 bzw. 5 Wochen postoperativ zur Gipsabnahme und Schienenanpassung, 12 Wochen postoperativ, dann halbjährliche Kontrollen

Komplikationen: Überkorrektur, Hackenfußbildung, Schwächung der Muskulatur (teils irreversibel), Rezidivrisiko

Literatur: Westhoff et al., 2011
Salzmann et al., 2013
Chung et al., 2015

7.33 Korrekturoperationen bei idiopathischem Klumpfuß

Operation/Definition: Mini-open- oder perkutane Achillessehnentenotomie nach Ponseti-Gipsbehandlung, offenes dorsomediales Release, Achillessehnenverlängerung bei subtalarer Rotationsfehlstellung

Indikation: idiopathischer Klumpfuß (siehe 3.38); primäre perkutane Achillessehnentenotomie als Teil der Ponseti-Gipsbehandlung zur Korrektur des Spitzfußes, komplexere Weichteilkorrektur vor dem 4. Lebensjahr; ggf. knöcherne Korrekturen bei Rezidiven, die durch Gipsbehandlung nicht adressierbar sind, oder bei älteren Kindern mittels Taylor-spatial-frame und Osteotomien

Präoperative Diagnostik/Vorbereitung: Röntgen Fuß stehend 2 Ebenen, Ganganalyse

OP-Technik: perkutane Achillessehnentenotomie: Rückenlage, Stichinzision 0,5 cm oberhalb des Achillessehnenansatzes am Calcaneus, unter Schonung des Gefäß-Nerven-Bündels, Durchtrennen der Sehne von medial nach lateral, im Anschluss passive maximale Dorsalextension, erneut Gipsanlage in Korrekturstellung

offene Releaseoperation: Bauchlage, Cincinnati-Zugang, Verlängerung der Achillessehne, Darstellen des medialen Gefäß-Nerven-Bündels, Anschlingen desselben, Eröffnen der oberen und unteren Sprunggelenkskapsel, Durchführung eines medialen Release mittels Eröffnung der Gelenke des 1. Strahles, talocalcaneale Reposition mit temporärer K-Drahtfixierung, Gipsanlage

Postoperative Behandlung: primäre perkutane Achillessehnentenotomie: 3 Wochen Gips, dann Wechsel auf Orthese
bei offenem Release: 6 Wochen Gips mit 2–3 Gipswechseln, dann Bohrdrahtentfernung, erneut Gips für 2 Wochen, im Anschluss Schienen-Lagerungsorthesen sowie Schuhversorgung

Langfristige Behandlung: Physiotherapie, Orthesen- und Schuhversorgung

Kontrollintervalle: nach perkutaner Achillessehnentenotomie: nach 3 Wochen bei Gipsabnahme und Anpassung der Orthese, dann alle 4–6 Monate bis zum 4. Lebensjahr, dann jährlich nach offenem Release: alle 2–3 Wochen bis Gipsabnahme, dann für 1 Jahr postoperativ 3monatlich, dann halbjährlich bis zum 4. Lebensjahr

Komplikationen: Rezidivrisiko, Notwendigkeit von Re-Eingriffen, Gefäß- und Nervenverletzungen, Wachstumsstörungen

Literatur: Radler et al., 2016
Jeans et al., 2018
Halanski et al., 2010

7.34 Subtalare extraartikuläre Schrauben-Arthrorise des USG

Operation/Definition: Subtalare extraartikuläre USG-Arthrorise (SESA) mittels propriozeptiv wirkender Schraube über dem Ligamentum talocalcaneare nach De Pellegrin

Indikation: schmerzhafter Knick-Senk-Plattfuß (siehe 3.42); familiärer schmerzhafter Knick-Senk-Plattfuß, konservativ therapierefraktär

Präoperative Diagnostik/Vorbereitung: Röntgen Fuß stehend 2 Ebenen, ggf. CT- oder MRT-Diagnostik zum Ausschluss einer Coalitio bei Verdacht, ggf. Ganganalyse und Pedobarografie

OP-Technik: SESA nach De Pellegrin: Schnittführung über dem Sinus tarsi; Einbringen eines Bohrdrahtes in den Calcaneus am lateralen Rand des Sinus tarsi senkrecht, bis der Bohrdraht die plantare Corticalis überragt; Einbringen einer kanülierten Kleinfragmentschraube ohne durchgehendes Gewinde parallel dazu; bei neurogener Ätiologie Kombination mit Peroneustransfer möglich

Postoperative Behandlung: schmerzadaptierte Vollbelastung, Sportkarenz für 6 Wochen postoperativ, bei persistierenden Beschwerden ggf. Einlagenversorgung

Langfristige Behandlung: Röntgenkontrollen, Metallentfernung nach Wachstumsabschluss; Physiotherapie, bei Wadenmuskelverkürzung oder Sehnentransfer Nachtlagerungsschiene für zumindest 1 Jahr postoperativ in Überkorrekturstellung; Schuhversorgung

Kontrollintervalle: 6 Wochen postoperativ, nach 3 Monaten, dann halbjährliche bis jährliche Kontrollen

Komplikationen: Überkorrektur, Unterkorrektur, persistierende Schmerzsymptomatik, Rezidivrisiko, Dislokation der Implantate

Literatur: De Pellegrin et al., 2014
Hell et al., 2018
Thévenin-Lemoine & Khouri, 2019

7.35 Subtalare intraartikuläre Schrauben-Arthrorise des USG

Operation/Definition: intraartikuläre USG-Arthrorise mittels Schraube im Talocalcanealgelenk

Indikation: schmerzhafter Knick-Senk-Plattfuß (siehe 3.42); familiärer schmerzhafter Knick-Senk-Plattfuß, konservativ therapierefraktär

Präoperative Diagnostik/Vorbereitung: Fußröntgen stehend 2 Ebenen, ggf. CT- oder MRT-Diagnostik zum Ausschluss einer Coalitio bei Verdacht, ggf. Ganganalyse und Pedobarografie

OP-Technik: Maxwell-Brancheau-Arthrorise-(MBA)-Bolzen: Rückenlage, Inzision im Verlauf der Hautspaltlinien über dem Sinus tarsi, Einbringen des Führungsbohrdrahtes in den Sinus tarsi, Lagekontrolle mittels Röntgen anterior/posterior und seitlich, Aufbougierung auf die gewünschte Größe, Überkorrektur des Talus muss vermieden werden, Einbringen eines MBA-Bolzen

Postoperative Behandlung: feste Sohle oder Therapieschuh für 4 Wochen postoperativ, ggf. leichte Fersenerhöhung für 3–4 Wochen, schmerzadaptierte Vollbelastung, Sportkarenz für 6 Wochen postoperativ, bei persistierenden Beschwerden ggf. Einlagenversorgung

Langfristige Behandlung: Röntgenkontrollen, Metallentfernung nach Wachstumsabschluss; Physiotherapie; Schuhversorgung

Kontrollintervalle: 6 Wochen postoperativ, nach 3 Monaten, dann halbjährliche bis jährliche Kontrollen

Komplikationen: Überkorrektur, Unterkorrektur, persistierende Schmerzsymptomatik, Rezidivrisiko, Dislokation der Implantate

Literatur: Megremis et al., 2019
Hell et al., 2018
Thévenin-Lemoine & Khouri, 2019

7.36 Tibialis-anterior-Transfer beim idiopathischen Klumpfuß

Operation/Definition: Tibialis-anterior-Transfer auf Os cuneiforme laterale

Indikation: idiopathischer Klumpfuß (siehe 3.38), Verbesserung der Position des Fußes in der Schwungphase

Präoperative Diagnostik/Vorbereitung: Röntgen Fuß stehend 2 Ebenen, Ganganalyse

OP-Technik: Rückenlage. Blutsperre, zwei kleine laterale und mediale Hautschnitte, Ablösen der Sehne an der Basis des Metatarsale I, Armierung der Sehne nach Kirchmayr, Durchziehen der Sehne in der Sehnenscheide nach proximal, dann Führen der Sehne dorsal der Fibula und Tibia und ventral des Triceps surae und der neurovaskulären Strukturen, Ausleiten der Sehne unterhalb des Retinaculums nach distal und periostale oder Ankerfixierung am Os cuneiforme laterale

Postoperative Behandlung: US-Gips für 6 Wochen; Gipswechsel nur, wenn Beschwerden im Gips vorhanden sind; entlastende (bei zusätzlichen knöchernen Eingriffen), sonst vollbelastende Mobilisierung für 6 Wochen

Langfristige Behandlung: Physiotherapie, Nachtlagerungsschienen für zumindest 1 Jahr postoperativ in Überkorrekturstellung; Schuhversorgung

Kontrollintervalle: 6 und 12 Wochen postoperativ, dann nach 6 und 12 Monaten

Komplikationen: Rezidivrisiko, Ruptur der transferierten Sehnen

Literatur: Stevoska et al., 2023

7.37 Tibialis-posterior-(Split-)Transfer beim neurogenen Klumpfuß

Operation/Definition: Tibialis-posterior-Transfer auf Os cuneiforme laterale

Indikation: neurogener Klumpfuß (siehe 3.39); Komplett-Transfer als Ersatz-Operation bei Ausfall der Fußheber oder Split-Transfer als funktionelle Arthrodese zur Stabilisierung des USG in der Neutralstellung in der Standphase

Präoperative Diagnostik/Vorbereitung: Röntgen Fuß stehend 2 Ebenen, neurologischer Ausgangsbefund, klinische Untersuchung

OP-Technik: Rückenlage, Blutleere

Tibialis-posterior-Split- oder Kompletttransfer: zwei kleine laterale und mediale Hautschnitte; Armierung der Sehne nach Kirchmayr, Durchziehen der Sehne in der Sehnenscheide nach proximal, dann Führen der Sehne dorsal der Fibula und Tibia und ventral des Triceps surae und der neurovaskulären Strukturen; Ausleiten der Sehne unterhalb des Retinaculums nach distal in die Sehnenscheide des Peroneus brevis (Split-Transfer) oder Extensor-digitorum-Sehnen (Kompletttransfer); periostale oder Ankerfixierung am lateralen Calcaneus (Split-Transfer) bzw. am Os cuneiforme laterale (Kompletttransfer).

Postoperative Behandlung: US-Gips für 6 Wochen; Gipswechsel nur, wenn Beschwerden im Gips vorhanden sind; entlastende (bei zusätzlichen knöchernen Eingriffen), sonst vollbelastende Mobilisierung für 6 Wochen

Langfristige Behandlung: Physiotherapie, Nachtlagerungsschienen für zumindest 1 Jahr postoperativ in Überkorrekturstellung, Schuhversorgung

Kontrollintervalle: 6 und 12 Wochen postoperativ, dann nach 6 und 12 Monaten

Komplikationen: Rezidivrisiko, Ruptur der transferierten Sehnen

Literatur: Dussa et al., 2022
Hochstetter-Owen et al., 2023
Stevoska et al., 2023

7.38 Peroneus-Transfer beim Knick-Plattfuß

Operation/Definition: Peroneus-Transfer auf Ansatz M. tibialis posterior

Indikation: funktioneller, neurogener Knick-Plattfuß (siehe 3.42) mit zunehmender Überdehnung der Supinatoren und Verkürzung der Pronatoren

Präoperative Diagnostik/Vorbereitung: Röntgen Fuß stehend 2 Ebenen, klinische Untersuchung

OP-Technik: Rückenlage. Blutsperre, zwei kleine laterale und mediale Hautschnitte; Armierung der Sehne nach Kirchmayr, Transfer in der Sehnenscheide nach proximal, dorsal der Fibula und Tibia und ventral des Triceps surae und der neurovaskulären Strukturen; Ausleiten des Transplantats unterhalb des Retinaculums in die Sehnenscheide des M. tibialis posterior nach distal; Befestigung lokal periostal oder mittels Anker

Postoperative Behandlung: US-Gips für 6 Wochen, Gipswechsel nur, wenn Beschwerden im Gips vorhanden sind; entlastende (bei zusätzlichen knöchernen Eingriffen), sonst vollbelastende Mobilisierung für 6 Wochen

Langfristige Behandlung: Physiotherapie, Nachtlagerungsschienen für zumindest 1 Jahr postoperativ in Überkorrekturstellung, Schuhversorgung

Kontrollintervalle: 6 und 12 Wochen postoperativ, dann nach 6 und 12 Monaten

Komplikationen: Rezidivrisiko, Ruptur der transferierten Sehnen, Instabilität USG bei Peroneusschwäche selten

Literatur: Strobl et al., 2021

7.39 Tibialis-anterior-Transfer auf den Calcaneus beim neurogenen Hackenfuß

Operation/Definition: Tibialis-anterior-Transfer auf Calcaneus bei neurogenem Hackenfuß (z. B. bei Myelomeningocele (siehe 3.55)

Indikation: fehlende Plantarflexion und Instabilität des OSG

Präoperative Diagnostik/Vorbereitung: Röntgen Fuß stehend 2 Ebenen, neurologischer Ausgangsbefund, klinische Untersuchung

OP-Technik: Rückenlage. Blutsperre, Hautschnitt Ansatz Tibialis anterior und Triceps surae; Ablösen der Sehne, Armieren der Sehne und Durchziehen derselben zwischen Fibula und Tibia nach dorsal; Verankerung periostal oder mittels Anker am Achillessehnenansatz

Postoperative Behandlung: US-Gips für 6 Wochen in max. Spitzfußstellung; Gipswechsel nur, wenn Beschwerden im Gips vorhanden sind; entlastende (bei zusätzlichen knöchernen Eingriffen) sonst vollbelastende Mobilisierung für 6 Wochen

Langfristige Behandlung: Physiotherapie, Nachtlagerungsschienen für zumindest 1 Jahr postoperativ in max. Spitzfuß-Überkorrekturstellung, Schuhversorgung

Kontrollintervalle: 6 und 12 Wochen postoperativ, dann nach 6 und 12 Monaten

Komplikationen: Rezidivrisiko, Ruptur der transferierten Sehnen

Literatur: Strobl et al., 2021
Park et al., 2008

7.40 Chopart-Arthrodese mit Sehnentransfer beim strukturellen Klumpfuß/Knick-Plattfuß

Operation/Definition: Calcaneo-Cuboid-Arthrodese mit Sehnentransfer bei strukturellem Klumpfuß (siehe 3.39); Talonavikular-Arthrodese mit Sehnentransfer bei strukturellem Knick-Plattfuß (siehe 3.43)

Indikation: strukturell fixierte Klumpfuß- oder Knick-Plattfußdeformität bei Kindern, Jugendlichen und Erwachsenen mit einer neurologischen Grunderkrankung; Revisionseingriffe

Präoperative Diagnostik/Vorbereitung: Röntgen Fuß 2 Ebenen

OP-Technik: Rückenlage. Immer in Kombination mit Sehnentransfer (Sehnentransferoperationen siehe 7.37 und 7.38).

Calcaneo-Cuboid-Arthrodese: Schnittführung lateral über dem Calcaneo-Cuboidgelenk; Darstellen des Gelenks, Entfernung des Gelenkknorpels der Gelenkpartner mit dem Meißel; Durchführen der korrigierenden Osteotomie; Reposition und Fixierung mit Klammern

Talonavikular-Arthrodese: Schnittführung medial über dem Talonavikular-Gelenk, Präparation der Tibialis-posterior-Sehne und Weghalten derselben, Darstellen des Gelenks, Entfernung des Gelenkknorpels der Gelenkpartner mit dem Meißel, Osteotomie, Reposition und Fixierung mit Bohrdrähten temporär oder Schrauben

Postoperative Behandlung: Unterschenkelgips für 6–8 Wochen, Entlastung für 4 Wochen

Langfristige Behandlung: Physiotherapie, Orthesenversorgung, Schuhversorgung je nach postoperativem Ergebnis

Kontrollintervalle: 6 Wochen postoperativ, nach 3, 6 und 12 Monaten

Komplikationen: Über- und Unterkorrektur, Pseudarthrosen

Literatur: Chu et al., 2014
Bacaksiz et al., 2023
Turriago et al., 2009

7.41 Open-Wedge-Osteotomie des Os cuneiforme mediale beim Pes adductus

Operation/Definition: Open-Wedge-Osteotomie des Cuneiforme mediale, metatarsale Osteotomien, ggf. Closed- wedge-Osteotomie des Cuboids

Indikation: persistierender, idiopathischer Sichelfuß (siehe 3.37) oder Sichelfuß nach Klumpfuß (siehe 3.38), Schuhversorgungsproblem, Alter über 6 Jahre

Präoperative Diagnostik/Vorbereitung: Röntgen Fuß stehend anterior/posterior und seitlich

OP-Technik: Rückenlage. 1 Hautschnitt am medialen Fußrand, 2 weitere über Metatarsale I und III dorsalseitig; Durchführung der Osteotomien am Cuneiforme mediale sowie den metatarsalen Knochen; Einbringen eines Knochenblocks (z. B. Beckenkammspann) in den Osteotomiespalt des Cuneiforme mediale; Einbringen von 2 Bohrdrähten vom Metatarsale I in den Mittelfuß sowie vom Metatarsale V in den Mittelfuß zur Repositionssicherung; je nach Lokalsituation eine weiterführende Weichteiloperation notwendig (Verlängerung des Abductor hallucis, Tibialis-anterior-Transfer, Plantarfaszienrelease)

Postoperative Behandlung: Unterschenkelgips für 4–6 Wochen unter Entlastung, nach Bohrdrahtentfernung Anlage eines Unterschenkelgehgipses für weitere 2–4 Wochen

Langfristige Behandlung: Einlagenversorgung, Schuhversorgung, ggf. Nachtlagerungsschiene

Kontrollintervalle: 4, 8 und 12 Wochen postoperativ, dann halbjährlich bis Wachstumsabschluss

Komplikationen: Nekrosen, Knorpelschaden, Wachstumsstörungen, Bohrdrahtdislokation, Rezidivrisiko

Literatur: Feng et al., 2016
Napionetk et al., 2003
Heft, 2015

7.42 Perkutanes Plantarfaszienrelease (Operation nach Steindler)

Operation/Definition: Operation nach Steindler

Indikation: geringe bis mittelgradige symptomatische, nicht strukturelle Hohlfußdeformität (siehe 3.40)

Präoperative Diagnostik/Vorbereitung: klinische Untersuchung, Röntgen Fuß stehend in 2 Ebenen, neurologische Abklärung

OP-Technik: Rückenlage. Stichinzision medialseitig am Ansatz der Plantarfaszie am Calcaneus, Ablösen der Faszie

Postoperative Behandlung: Unterschenkelgehgips für 3 Wochen

Langfristige Behandlung: Einlagenversorgung, Nachtlagerungsschienenversorgung in maximaler Korrekturstellung

Kontrollintervalle: 3 und 12 Wochen postoperativ, dann nach 6 und 12 Monaten

Komplikationen: unzureichende Korrektur, Rezidiv, Gefäß- und Nervenverletzungen

Literatur: Kiskaddon et al., 2018
Dreher et al., 2015

7.43 Verkürzungsarthrodese mit Operation nach Jones beim Pes cavus

Operation/Definition: Weichteilrelease mit knöcherner Korrektur des Hohlfußes

Indikation: schmerzhafter Hohlfuß (siehe 3.40), zunehmendes subjektives Instabilitätsgefühl

Präoperative Diagnostik/Vorbereitung: Pedobarografie, Röntgen Fuß 2 Ebenen, klinische Untersuchung (ggf. Untersuchung von Familienmitgliedern bei hereditär motorisch-sensorischen Neuropathien).

OP-Technik: Rückenlage. Plantarfaszienrelease nach Steindler, dann erweitertes medioplantares Weichteilrelease; bogenförmiger Schnitt über dem Innenknöchel; unter Schonung des Gefäß-Nerven-Bündels Durchtrennung des Lig. laciniatum, Ablösung des M. abductor hallucis ansatznah, ggf. Ablösen der kurzen Fußmuskulatur ansatznah am Calcaneus; dann Verlängerung der Tibialis-posterior-Sehne oder Transfer möglich; anschließend erfolgt ein Kapselrelease der talonavikularen und ggf. subtalaren Kapsel; Open-wedge-Osteotomie cuneiforme mediale oder Metatarsale I; Längsinzision im Bereich des Os cuneiforme mediale; Darstellung des Ansatzes des M. tibialis anterior unter Schonung des Muskelansatzes; Durchführung der Osteotomie; Sicherung mit einem K-Draht, ggf. je nach Ausprägung des Cavus weitere Osteotomien oder sogar Arthrodesen im Rückfußbereich notwendig. Rückverlagerung der Strecksehnenansätze mit ossärer Verankerung an den MT-Köpfchen.

Postoperative Behandlung: 6 Wochen Unterschenkelgips mit Entlastung, dann Gehgips nach K-Drahtentfernung für weiteren 2 Wochen, ggf. Unterschenkel-Walker

Langfristige Behandlung: bei jüngeren Kindern Lagerungsorthese nachts, Einlagen- und Schuhversorgung

Kontrollintervalle: 3, 6 und 8–12 Wochen postoperativ, dann halbjährlich

Komplikationen: Rezidivrisiko, persistierende Schmerzsymptomatik, Pseudarthrosebildung, Arthrosebildung

Literatur: Hamel, 2017; Mubarak & Van Valin, 2009; Sanpera et al., 2018

7.44 Strahlresektion bei Hexadaktylie der Zehen

Operation/Definition: Entfernung der überschüssigen Zehe

Indikation: bei Wunsch der kosmetischen Korrektur; bei Druckkonflikten; zwischen dem 9. und 12. Lebensmonat empfohlen bei einfacher Polydaktylie

Präoperative Diagnostik/Vorbereitung: Röntgen betroffener Fuß in 2 Ebenen

OP-Technik: Rückenlage. Schnittführung nicht am medialen oder lateralen Fußrand, um Druckschmerzen und störende Narbenbildung zu vermeiden; Präparation der überschüssigen Zehe; bei gleichangelegten doppelten Zehen Resektion des medialen Strahles empfohlen (bessere Statik des Fußes postoperativ, bei doppelt angelegten Großzehen häufig Begleitosteotomien mit K-Drahtung zur Korrektur des Metatarsale I-Gelenkes notwendig)

Postoperative Behandlung: postoperatives Röntgen, bei reinem Weichteileingriff keine weitere Nachbehandlung notwendig, bei Osteotomien mit K-Drahtung ggf. Gipsruhigstellung

Langfristige Behandlung: keine, bei Osteotomien ggf. Metallentfernung, Röntgenkontrolle

Kontrollintervalle: 2 Wochen postoperativ Wundkontrolle, bei Osteotomien nach 4 Wochen mit ggf. Metallentfernung und Gipsabnahme

Komplikationen: Wundheilungsstörung, störende Narbenbildung, bleibende Fußfehlstellung

Literatur: Rampal & Giuliano, 2020
Kubat & Antičević, 2018
Hefti, 2015

7.45 Perkutane Beugesehnen-Tenotomie bei Krallenzehen

Operation/Definition: perkutane Tenotomie des Flexor digitorum longus und brevis

Indikation: Druckkonflikt im Schuh, Clavusbildung, Pflegeproblematik

Präoperative Diagnostik/Vorbereitung: Röntgen Fuß stehend 2 Ebenen

OP-Technik: Rückenlage. Plantare Stichinzision über der proximalen Phalanx, Schonung der medialen und lateralen Gefäß-Nerven-Bündel, Durchtrennung der Flexorensehnen, passives Strecken der betroffenen Zehe, je nach Größe der Inzision ggf. eine Hautnaht, Zügelverband

Postoperative Behandlung: Mobilisierung unter Vollbelastung im festen Schuhwerk, Zügelverband für 1 Woche postoperativ

Langfristige Behandlung: keine

Kontrollintervalle: einmalige Kontrolle 6 Wochen postoperativ

Komplikationen: Rezidivrisiko, Nachblutung, Gefäß- und Nervenverletzungen

Literatur: Baker et al., 2013
Smith et al., 2007

7.46 Juvenile Hallux-valgus-Operation

Operation/Definition: knöcherne und weichteilige Korrektur je nach Wachstumsstadium und Ausgangsbefund, Operation nach McBride (Weichteileingriff)

Indikation: schmerzhafter juveniler Hallux valgus (siehe 3.47), Druckschmerzhaftigkeit, Bewegungsschmerz, Interphalangealwinkel über 15°; eine knöcherne Korrektur ist je nach Wachstumsstadium anzupassen; grundsätzlich ist eine Korrektur nach Wachstumsabschluss anzustreben

Präoperative Diagnostik/Vorbereitung: Röntgen Fuß stehend 2 Ebenen

OP-Technik: Rückenlage. Blutleere; medialer Zugang je nach Osteotomiehöhe, Osteotomie, Kapselraffung, schichtweiser Wundverschluss

Mögliche Osteotomien:

- medial aufklappende Osteotomie des Os cuneiforme mediale (eingeschränkte Korrekturmöglichkeit)
- Chevron-Osteotomie
- Akin-Osteotomie
- Scarf-Osteotomie

Operation nach McBride: Ablösung der Sehne des M. abductor pollicis von der Basis der Grundphalanx und transossäre Refixierung medial am Metatarsale I-Köpfchen

Postoperative Behandlung: Mobilisierung im Therapieschuh für 4–6 Wochen postoperativ, Sportkarenz 3 Monate postoperativ, ggf. Zügelverband für 4 Wochen postoperativ

Langfristige Behandlung: regelmäßige Röntgenkontrollen

Kontrollintervalle: 6 Wochen postoperativ, 3 Monate und 1 Jahr postoperativ

Komplikationen: Rezidivrisiko, Überkorrektur, Pseudarthroserisiko bei Osteotomien, Arthroserisiko, bei noch offenen Wachstumsfugen Verletzungsrisiko der Fuge

Literatur: Hefti, 2015
Faldini et al., 2016
Fuhrmann, 2013

7.47 Operation bei Hallux valgus interphalangeus

Operation/Definition: Exostosenabtragung, Weichteilraffung, ggf. Akin-Osteotomie

Indikation: symptomatischer Hallux valgus interphalangeus, persistierende Schmerzsymptomatik, Druckkonflikt im Schuh, Interphalangealwinkel über 30°

Präoperative Diagnostik/Vorbereitung: Röntgen des Fußes stehend 2 Ebenen

OP-Technik: Rückenlage. Mediale Inzision über dem Interphalangealgelenk der betroffenen Großzehe, Präparation der Kapsel, Eröffnen derselben, bei vorhandenen Exostosen Abtragung der Exostose, Reposition der distalen Phalanx, varisierende Kapselraffung, ggf. K-Drahtfixierung, Röntgenkontrolle, je nach Ausgangsbefund und Weichteilreposition ggf. Akin-Osteotomie, Schnitterweiterung, Freipräparation der Basis der proximalen Phalanx, Bestimmung der Osteotomiehöhe, Durchführen einer medial zuklappenden Keilosteotomie, Fixierung der Osteotomie mittels Osteosynthesematerial (K-Draht, Schraube)

Postoperative Behandlung: Mobilisierung unter Vollbelastung schmerzadaptiert mit harter Sohle oder Therapieschuh für 4 Wochen, Sportkarenz für 3 Monate postoperativ, bei Patienten mit durchgeführter Osteotomie Freigabe erst nach knöcherner Konsolidierung

Langfristige Behandlung: keine, ggf. Einlagenversorgung

Kontrollintervalle: 4 Wochen und 3 Monate postoperativ, bei durchgeführter Osteotomie Abschlusskontrolle und Röntgen auch 6 Monate postoperativ

Komplikationen: Wachstumsfugenverletzung, Arthrosebildung, Rezidiv

Literatur: Grawe et al., 2012

8. Verzeichnisse

8.1 Abkürzungen

ABD Abduktion
ADD Adduktion
ADL Activities of Daily Life
AFO Ankle Foot Orthosis
a.p. anterior-posterior
AMC Arthrogryposis multiplex congenita
ASK Arthroskopie
ASV Achillessehnenverlängerung
AT Antetorsion
atakt. ataktisch
ATNR Asymmetrisch tonischer Nackenreflex
AZ Allgemeinzustand
BDM Bone Densitometry (Knochendichtemessung)
ben. benigne (gutartig)
BLD Beinlängendifferenz
BoNT Botulinum-Neurotoxin
BSCP bilaterale spastische Cerebralparese
BWS Brustwirbelsäule
C 1-7 cervikal 1-7
CaPh Kalziumphosphat
chron. chronisch
CIMT Constraint Induced Movement Therapy
CMT Charcot-Marie-Tooth-Erkrankung
CO Cervical Orthosis
CO-OP Cognitive Orientation to daily Occupational Performance (CO-OP-Therapie)
CP Cerebralparese
CRMO Chronic Regional Multifocal Osteomyelitis
CRP C-reaktives Protein (Entzündungsparameter)
CRPS Chronic Regional Pain Syndrome
CT Computertomografie
CTLSO Cervico-Thoraco-Lumbo-Sacral Orthosis
CTO Cervico-Thoracic Orthosis
DAFO Dynamic Ankle-Foot Orthosis
DDH Developmental dysplasia of hip (sog. angeborene Hüftdysplasie)
diab. diabetisch (bei Diabetes mellitus)
Diagn. Diagnose/diagnostisch
d.p. dorso-plantar
DVO derotierende varisierende/valgisierende Femurosteotomie
dyn. dynamisch
EBM Evidence Based Medicine
ECF Epiphysiolysis capitis femoris
ECR Musculus extensor carpi radialis
ECU Musculus extensor carpi ulnaris
EMG Elektromyografie
epiphys. epiphysär
EXT Extension
FCR Musculus flexor carpi radialis
FCU Musculus flexor carpi ulnaris
FES funktionelle Elektrostimulation
FRAFO Floor Reaction Ankle Foot Orthosis
FrO Finger Orthosis
FtO Foot Orthosis
fkt. funktionell
gen. generalisiert
genet. genetisch
GMFCS Gross Motor Function Classification System (grobmotorische Klassifikation)
GRAFO Ground Reaction Ankle Foot Orthosis
hered. hereditär (familiär angeboren)
HKAFO Hip Knee Ankle Foot Orthosis
HMSN hereditäre motorisch sensorische Neuropathie
HSSP hereditäre spastische Spinalparalyse
HWS Halswirbelsäule
ICD International Classification of Diseases
ICF International Classification of Functions
idiopath. idiopathisch
IR Innenrotation
JRA Juvenile Rheumatische Arthritis
KAFO Knee Ankle Foot Orthosis
KB Kreuzband
KLF Klumpfuß
kongen. kongenital (angeboren)
L 1-5 lumbal 1-5
Lig. Ligamentum
LSO Lumbo Sacral Orthosis
LWS Lendenwirbelsäule
M. Morbus (in Verbindung mit Eigennamen)
M. Musculus (in Verbindung mit Muskelbezeichnung)
mal. maligne (bösartig)
MMC Myelomeningocele
MPFL mediales patellofemorales Ligament
MRT Magnetresonanztomografie
MT Metatarsale (Mittelfußknochen)
MTT medizinische Trainingstherapie
musk. muskulär
NF Neurofibromatose
NLG Nervenleitgeschwindigkeit

NSAR	nicht-steroidale Antirheumatika
OA	Oberarm
OD	Osteochondritis dissecans
off. Rep.	offene Reposition (eines Gelenkes)
OP	Operation
OS	Oberschenkel
OSG	oberes Sprunggelenk
Os nav. corn.	Os naviculare cornutum
Os tib. ext.	Os tibiale externum
OUS	Ober-Unterschenkel
PAST	perkutane Achillessehnentenotomie
pathol.	pathologisch
PDP	Pfannendachplastik
PFFD	proximaler fokaler Femurdefekt
physiol.	physiologisch
PLS-AFO	Posterior Leaf Spring Ankle Foot Orthosis
PNF	propriozeptive neuromuskuläre Fazilitation
postop.	postoperativ
präop.	präoperativ
prim.	primär
progred.	progredient (fortschreitend)
RGO	reziproke Gehorthese
Rö	Röntgen
ROM	Range of Movement
RPh Abszess	Retropharyngealabszess
S 1-5	sakral 1-5
SAFO	Solid Ankle Foot Orthosis
SCFE	Slipped Capital Femoral Epiphysis
seitl.	seitlich
sek.	sekundär
sept.	septisch
SESA	subtalare extraartikuläre Schraubenarthrorise
SH	Schenkelhals
SMO	Supramalleolar Orthosis
spast.	spastisch
Spo.Disz.	Spondylodiszitis
St. p.	Status post ... (Zustand nach ...)
strukt.	strukturell
Stw.	Stoffwechsel
sympt.	symptomatisch
Sy.	Symptom
Syn.	Syndrom
teratol.	teratologisch (fehlgebildet)
Th 1-12	thorakal 1-12
Th.	Therapie
THKAFO	Thoracal Hip Knee Ankle Foot Orthosis
TLSO	Thoraco Lumbo Sacral Orthosis
tox.	toxisch
TSF	Taylor-Spatial-Frame-Ring-Fixateur
TVE	Transversalebene
UA	Unterarm
US	Unterschenkel
USG	unteres Sprunggelenk
valg.	valgisch („X-Fehlstellung")
var.	varisch („O-Fehlstellung")
VEPTR	Vertical Expandable Prosthetic Titanium Ribs (vertikal expandierbare Titan-Rippenprothese)
WS	Wirbelsäule
WT-OP	Weichteil-Operation
ZNS	Zentralnervensystem
Zust. n.	Zustand nach ... (Status post ...)

8.2 Literatur

Buchempfehlungen

1. Breusch S., Clarius M., Mau H., Sabo D. (Hrsg.), Klinikleitfaden Orthopädie Unfallchirurgie, 10. Auflage 2023, Elsevier
2. Campbell's Operative Orthopaedics, 12. Auflage 2012, Mosby
3. Döderlein L., Infantile Cerebralparese, 2007, Steinkopff
4. Hefti F., Kinderorthopädie in der Praxis, 3. Auflage 2015, Springer
5. Jenni O., Die kindliche Entwicklung verstehen, 2021 Springer
6. Morrissy Pediatric Orthopaedic Surgery, 3. Auflage 2001, Lippincott
7. Niethard F.U. (Hrsg.), Kinderorthopädie, 2. Auflage 2009, Thieme
8. Strobl W., Schikora N., Pitz E., Abel C. (Hrsg.), Neuroorthopädie - Disability Management, 1. Auflage 2021, Springer
9. Tachdjian's Pediatric Orthopaedics, 3. Auflage 2001, W.B.: Saunders Company

Literatur zu Kapitel 1–4 (Walter Strobl)

1. Abel C und Strobl W. Frühkindliche Asymmetrien Was ist normal? Wann ist Prävention und wann welche Therapie erforderlich? Paediatr. Paedolog. 2023 · 58:168–175 https://doi.org/10.1007/s00608-023-01118-9
2. Abel R., Breusch S., Wiedenhöfer B. und Mau H. Wirbelsäule. In: Breusch S, Clarius M, Mau H., Sabo D. (Hrsg.). Klinikleitfaden Orthopädie Unfallchirurgie. 10. Auflage 2023, Elsevier
3. Alexander F, Iris F Brouze, Guoyan Zheng, Angela M Moosmann, Joseph M Schwab, Moritz Tannast, Corinne A Zurmühle. Pelvic tilt after Bernese periacetabular osteotomy-a long-term follow-up study J Hip Preserv Surg 2023 Sep 9;10(3-4):214-219. doi: 10.1093/jhps/hnad030.
4. Artioli E, Mazzotti A, Langone L, Zielli SO, Arceri A, Bonelli S, Faldini C. First Metatarsal Hemiepiphysiodesis for the Treatment of Juvenile Hallux Valgus: A Systematic Review. J Pediatr Orthop. 2023 Oct 1;43(9):584-589. doi: 10.1097/BPO.0000000000002485.
5. Au KS, Ashley-Koch A, Northrup H. Epidemiologic and genetic aspects of spina bifida and other neural tube defects. Dev Disabil Res Rev. 2010;16(1):6-15. doi: 10.1002/ddrr.93.
6. Auer-Grumbach M. Hereditary sensory neuropathy type I. Orphanet J Rare Dis. 2008 Mar 18;3:7. doi: 10.1186/1750-1172-3-7.
7. Bahm J. Obstetric brachial plexus palsy--clinics, pathophysiology and surgical treatment. Handchir Mikrochir Plast Chir. 2003 Mar;35(2):83-97. doi: 10.1055/s-2003-40770
8. Beird HC, Bielack SS, Flanagan AM, Gill J, Heymann D, Janeway KA, Livingston JA, Roberts RD, Strauss SJ, Gorlick R. Osteosarcoma. Nat Rev Dis Primers. 2022 Dec 8;8(1):77. doi: 10.1038/s41572-022-00409-y
9. Blauth W. und S Pede.. Pollex flexus congenitus. Z Orthop Ihre Grenzgeb1992 May-Jun;130(3):169-74. doi: 10.1055/s-2008-1040134.
10. Breusch S, Mau H., Sabo D., Schneidmüller D., Clarius M., Hofer K., von Stillfried E. Untere Extremität. In: Breusch S, Clarius M, Mau H., Sabo D. (Hrsg.). Klinikleitfaden Orthopädie Unfallchirurgie. 10. Auflage 2023, Elsevier

11. Brunner R. Neuroorthopädie. In: Heft F. Kinderorthopädie in der Praxis. 3. Auflage 2015 Springer

12. Büttner, W., Finke, W., Hilleke, M., Reckert, S., Vsianska, L., & Brambrink, A. (1998). Entwicklung eines Fremdbeobachtungsbogens zur Beurteilung des postoperativen Schmerzes bei Säuglingen. AINS-Anästhesiologie· Intensivmedizin· Notfallmedizin· Schmerztherapie, 33(06), 353-361.

13. Cabral J., Duart J. Osteochondritis dissecans of the knee in adolescents: How to treat them? J Child Orthop 2023 Feb;17(1):54-62. doi: 10.1177/18632521231152269.

14. Carr JB 2nd, Yang S, Lather LA. Pediatric Pes Planus: A State-of-the-Art Review. Pediatrics. 2016 Mar;137(3):e20151230. doi: 10.1542/peds.2015-1230.

15. García Aguilar Catalina E, Cristina García-Muñoz, Ines Carmona-Barrientos, Maria Jesus Vinolo-Gil, Francisco Javier Martin-Vega, Gloria Gonzalez-Medina. Rehabilitation in Patients Diagnosed with Arthrogryposis Multiplex Congenita: A Systematic Review. Children (Basel) 2023 Apr 24;10(5):768. doi: 10.3390/children10050768.

16. Catena N, Baldrighi C, Jester A, Soldado F, Farr S. Microsurgery in pediatric upper limb reconstructions: An overview. J Child Orthop. 2022 Aug;16(4):241-255. doi: 10.1177/18632521221106390.

17. Chell J, Dhar S. Pediatric hallux valgus. Foot Ankle Clin2014 Jun;19(2):235-43. doi: 10.1016/j.fcl.2014.02.007.

18. Cheng JC, Tang SP, Chen TM. Sternocleidomastoid pseudotumor and congenital muscular torticollis in infants: a prospective study of 510 cases. J Pediatr. 1999 Jun;134(6):712-6. doi: 10.1016/s0022-3476(99)70286-6.

19. Chi Wang Ip. S1-Leitline Dystonie der Deutschen Gesellschaft für Neurologie 2021

20. de Matos MA, Souto DO, Soares BA, de Oliveira VC, Leite HR, Camargos ACR. Effectiveness of Physical Therapy Interventions in Children with Brachial Plexus Birth Injury: A Systematic Review. Dev Neurorehabil. 2023 Jan;26(1):52-62. doi: 10.1080/17518423.2022.2099995.

21. Döderlein L. Neuroorthopädische Operation am Fuß. In: Strobl W., Schikora N., Pitz E., Abel C. (Hrsg.). Neuroorthopädie - Disability Management, 1. Auflage 2021, Springer

22. Dussa C. und Lewens D. Neuroorthopädische Operationen an der oberen Extremität. In: Strobl W., Schikora N., Pitz E., Abel C. (Hrsg.). Neuroorthopädie - Disability Management, 1. Auflage 2021, Springer

23. Eberhardt O, Fernandez FF, Wirth T. Treatment of vertical talus with the Dobbs method. Z Orthop Unfall. 2011 Apr;149(2):219-24. doi: 10.1055/s-0030-1270822

24. Finsterer J. ZNS-Erkrankungen beim Erwachsenen. In: Strobl W., Schikora N., Pitz E., Abel C. (Hrsg.). Neuroorthopädie - Disability Management, 1. Auflage 2021, Springer

25. Geiger F. Neuroorthopädische Wirbelsäulenoperationen. In: Strobl W., Schikora N., Pitz E., Abel C. (Hrsg.). Neuroorthopädie - Disability Management, 1. Auflage 2021, Springer

26. Grisch D. und Dreher T. Operationen am Kniegelenk in der Neuroorthopädie. In: Strobl W., Schikora N., Pitz E., Abel C. (Hrsg.). Neuroorthopädie - Disability Management, 1. Auflage 2021, Springer

27. Hamel J., Nell M., Rist C. Operative Behandlung der Coalitio talocalcanearis. Erfahrungen aus 80 Fällen kindlich-jugendlicher Patienten. Orthopaede 2016 Dec;45(12):1058-1065. doi: 10.1007/s00132-016-3299-9.

28. Höglinger G und Trenkwalder C. S2k-Leitline Parkinson-Krankheit der Deutschen Gesellschaft für Neurologie 2023

29. Jaakko Sinikumpu, Nicolas Nicolaou. Current concepts in the treatment of first-time patella dislocation in children and adolescents. J Child Orthop 2023 Feb;17(1):28-33. doi: 10.1177/18632521221149060.

30. Kastrinis A, Koumantakis G, Tsekoura M, Nomikou E, Katsoulaki M, Theodosopoulos E, Strimpakos N, Dimitriadis Z. The Effect of Schroth Method on Postural Control and Balance in Patients with Adolescent Idiopathic Scoliosis: A Literature Review. Adv Exp Med Biol. 2023;1425:469-476. doi: 10.1007/978-3-031-31986-0_45.

31. Kiani SN, Gornitzky AL, Matheney TH, Schaeffer EK, Mulpuri K, Shah HH, Yihua G, Upasani V, Aroojis A, Krishnamoorthy V, Sankar WN; Global Hip Dysplasia Registry. A Prospective, Multicenter Study of Developmental Dysplasia of the Hip: What Can Patients Expect After Open Reduction? J Pediatr Orthop. 2023 May-Jun 01;43(5):279-285. doi: 10.1097/BPO.0000000000002383.

32. Kitsoulis P, Galani V, Stefanaki K, Paraskevas G, Karatzias G, Agnantis NJ, Bai M. Osteochondromas: review of the clinical, radiological and pathological features. In Vivo. 2008 Sep-Oct;22(5):633-46.PMID: 18853760

33. Koch VH, Lopes M, Furusawa E, Vaz K, Barroso U. Multidisciplinary management of people with spina bifida across the lifespan. Pediatr Nephrol. 2024 Mar;39(3):681-697. doi: 10.1007/s00467-023-06067-w.

34. Kölbel H. und Müller-Felber W. S1-Leitlinie Spinale Muskelatrophie 2021

35. Koukoulithras I, Alkhazi A, Gkampenis A, Stamouli A, Plexousakis M, Drousia G, Xanthi E, Roussos C, Kolokotsios S. A Systematic Review of the Interventions for Management of Pain in Patients After Spinal Cord Injury. Cureus 2023 Jul 29;15(7):e42657. doi: 10.7759/cureus.42657. eCollection 2023 Jul.

36. Laerke Ragborg, Casper Dragsted, Benny Dahl,, Martin Gehrchen. Scheuermann's Kyphosis: a 39-year follow-up from diagnosis in non-operated patients. Eur Spine J 2020 Aug;29(8):2091-2099. doi: 10.1007/s00586-020-06384-w.

37. Landauer Franz, Gerda Huber, Katharina Paulmichl, Grace O'Malley, Harald Mangge, Daniel Weghuber. Timely diagnosis of malalignment of the distal extremities is crucial in morbidly obese juveniles. Obes Facts 2013;6(6):542-51. doi: 10.1159/000357280.

38. Landauer F. Grundlagen der Orthetik, Senso-Orthetik und Hilfsmittelversorgung. In: Strobl W., Schikora N., Pitz E., Abel C. (Hrsg.). Neuroorthopädie - Disability Management, 1. Auflage 2021, Springer

39. Leibovic SJ, Ehrlich MG, Zaleske DJ Sprengel deformity. J Bone Joint Surg Am. 1990 Feb;72(2):192-7.

40. Lynch B, Botros D, Halanski M, Barsi J. What is New in Pediatric Orthopaedic: Basic Science. J Pediatr Orthop. 2023 Feb 1;43(2):e174-e178. doi: 10.1097/BPO.0000000000002297.

41. Mahindroo S. und Tabaie S. Syndactyly in the Pediatric Population: A Review of the Literature. Cureus 2023 Mar 14;15(3):e36118. doi: 10.7759/cureus.36118

42. Medina J., Lorea P., Marcos A, Martin F., Reboso L., Foucher G.. Flexion deformities of the thumb: clasped thumb and trigger thumb]. Chir Main. 2008 Dec;27 Suppl 1:S35-9. doi: 10.1016/j.main.2008.07.012

43. Mengyuan Chang, Yong Cai, Zihui Gao, Xin Chen, Boya Liu, Cheng Zhang, Weiran Yu, Qianqian Cao, Yuntian Shen, Xinlei Yao, Xiaoyang Chen, Hualin Sun. Duchenne muscular dystrophy: pathogenesis and promising therapies. J Neurol 2023 Aug;270(8):3733-3749. doi: 10.1007/s00415-023-11796-x. Epub 2023 Jun 1.

44. Micciulli Enrico, Ruzzini Laura , Gorgolini Giulio, Pier Francesco Costici, Fernando De Maio, Ernesto Ippolito. Changing Treatment Philosophy of Slipped Capital Femoral Epiphysis (SCFE) after Introduction of the Modified Dunn Procedure (MDP): Our Experience with MDP and Its Complications. Children (Basel) 2023 Jul 3;10(7):1163. doi: 10.3390/children10071163.

45. Molina-García C, Banwell G, Rodríguez-Blanque R, Sánchez-García JC, Reinoso-Cobo A, Cortés-Martín J, Ramos-Petersen L. Efficacy of Plantar Orthoses in Paediatric Flexible Flatfoot: A Five-Year Systematic Review. Children (Basel). 2023 Feb 13;10(2):371. doi: 10.3390/children10020371

46. Mousafeiris V, Dreyer MA, Thomas A. Pediatric Foot Alignment Deformities. In: StatPearls Publishing 2024. Treasure Island (FL) StatPearls

47. Negrini S, Donzelli S, Aulisa AG, Czaprowski D, Schreiber S, de Mauroy JC, Diers H, Grivas TB, Knott P, Kotwicki T, Lebel A, Marti C, Maruyama T, O'Brien J, Price N, Parent E, Rigo M, Romano M, Stikeleather L, Wynne J, Zaina F. 2016 SOSORT guidelines: orthopaedic and rehabilitation treatment of idiopathic scoliosis during growth. Scoliosis Spinal Disord. 2018 Jan 10;13:3. doi: 10.1186/s13013-017-0145-8.

48. Nelles G. und Platz T. S2k-Leitlinie Rehabilitation von sensomotorischen Störungen der Deutschen Gesellschaft für Neurologie 2023

49. Noordin S et al Unicameral bone cyst: Current concepts. Ann Med Surg (Lond) 2018 Jun 28; 34:43-49 doi: 10.1016/j.amsu.2018.06.005. eCollection 2018 Oct. PMID: 30224948

50. Novais EN, Millis MB. Slipped capital femoral epiphysis: prevalence, pathogenesis, and natural history. Clin Orthop Relat Res. 2012 Dec;470(12):3432-8. doi: 10.1007/s11999-012-2452-y.

51. Nowak Dennis A., Grefkes Christian, Dafotakis Manuel, Eickhoff Simon, Küst Jutta, Karbe Hans, Fink Gereon R. Effects of Low-Frequency Repetitive Transcranial Magnetic Stimulation of the Contralesional Primary Motor Cortex on Movement Kinematics and Neural Activity in Subcortical Stroke. Arch Neurol. 2008; 65(6):741-747. doi:10.1001/archneur.65.6.741

52. Orth P, Kohn D. Diagnostics and treatment of osteoid osteoma. Orthopade. 2017 Jun;46(6):510-521. doi: 10.1007/s00132-017-3428-0

53. Per Reidar Høiness, Anja Medbøe. Surgical Treatment of Congenital Muscular Torticollis: Significant Improvement in Health-related Quality of Life Among a 2-year Follow-up Cohort of Children, Adolescents, and Young Adults. J Pediatr Orthop 2023 Oct 1;43(9):e769-e774. doi: 10.1097/BPO.0000000000002480.

54. Roenneberg C., Hausteiner-Wiehle C., Schäfert R., Heribert Sattel H. Peter Henningsen P. S3-Leitlinie Funktionelle Körperbeschwerden 2018

55. Sluga M , R Windhager, M Pfeiffer, P Ofner, S Lang, M Dominkus, S Nehrer, A Zoubek, R Kotz. Osteosarcoma and Ewing's sarcoma--The most frequent malig-

nant bone tumors in children--therapy and outcome. Z Orthop Ihre Grenzgeb 2002 Nov-Dec;140(6):652-5. doi: 10.1055/s-2002-36040.

56. Spencer J, Wolf SL, Kesar TM. Biofeedback for Post-stroke Gait Retraining: A Review of Current Evidence and Future Research Directions in the Context of Emerging Technologies. Front Neurol. 2021 Mar 30;12:637199. doi: 10.3389/fneur.2021.637199.

57. Staheli L.T. Practice of Pediatric Orthopedics. 2001 Lippincott Williams & Wilkins

58. Strobl W.M. Das Hüftgelenk bei neuromotorischen Erkrankungen. Orthopäde 2009 Jul;38(7):643-5; quiz 654. doi: 10.1007/s00132-009-1423-9

59. Strobl W.M. Seating. J Child Orthop 2013 Nov;7(5):395-9. doi: 10.1007/s11832-013-0513-8.

60. Strobl W.M. Diagnostik und Therapie des Morbus Perthes. Monatsschr Kinderheilkd 2020 168:363–375 doi.org/10.1007/s00112-020-00872-5

61. Strobl W.M. Krankheitsbilder, Deformitätenentwicklung, Prinzipien der Prävention und Behandlung. In: Strobl W., Schikora N., Pitz E., Abel C. (Hrsg.). Neuroorthopädie - Disability Management, 1. Auflage 2021, Springer

62. Strobl W.M. Kinder-Neuroorthopädie. In: Klinikleitfaden Orthopädie Unfallchirurgie 10. Auflage: Kapitel 17. Elsevier - Urban und Fischer 2023

63. Tepelenis K, Papathanakos G, Kitsouli A, Troupis T, Barbouti A, Vlachos K, Kanavaros P, Kitsoulis P. Osteochondromas: An Updated Review of Epidemiology, Pathogenesis, Clinical Presentation, Radiological Features and Treatment Options. In Vivo. 2021 Mar-Apr;35(2):681-691. doi: 10.21873/invivo.12308.PMID: 33622860

64. Thallinger C, Pospischill R, Ganger R, Radler C, Krall C, Grill F. Long-term results of a nationwide general ultrasound screening system for developmental disorders of the hip: the Austrian hip screening program. J Child Orthop. 2014 Feb;8(1):3-10. doi: 10.1007/s11832-014-0555-6.

65. Wachowsky M. Orthopädie bei peripheren Nervenerkrankungen. In: Strobl W., Schikora N., Pitz E., Abel C. (Hrsg.). Neuroorthopädie - Disability Management, 1. Auflage 2021, Springer

66. Westhoff B. Orthopädie bei spinalen Erkrankungen. In: Strobl W., Schikora N., Pitz E., Abel C. (Hrsg.). Neuroorthopädie - Disability Management, 1. Auflage 2021, Springer

67. Wiedenhöfer B., Mau H., Breusch S. Thorax. In: Breusch S, Clarius M, Mau H., Sabo D. (Hrsg.). Klinikleitfaden Orthopädie Unfallchirurgie. 10. Auflage 2023, Elsevier

68. von Stillfried E. und Strobl W.M. Pädiatrie. In: Klinikleitfaden Orthopädie Unfallchirurgie 10. Auflage: Kapitel 17. Elsevier - Urban und Fischer 2023

69. Xu AL, Suresh KV, Gomez JA, Emans JB, Larson AN, Cahill PJ, Andras LM, White KK, Miller DJ, Murphy JS, Groves ML, Belzberg AJ, Hwang SW, Rosser TL, Staedtke V, Ullrich NJ, Sato AA, Blakeley JO, Schorry EK, Gross AM, Redding GJ, Sponseller PD; Pediatric Spine Study Group. Consensus-Based Best Practice Guidelines for the Management of Spinal Deformity and Associated Tumors in Pediatric Neurofibromatosis Type 1: Screening and Surveillance, Surgical Intervention, and Medical Therapy. J Pediatr Orthop. 2023 Aug 1;43(7):e531-e537. doi: 10.1097/BPO.0000000000002431.

Literatur zu Kapitel 5 (Claudia Abel)

1. Abel C. Neurophysiologische Therapiemethoden. In: Strobl W., Schikora N., Pitz E., Abel C. (Hrsg.). Neuroorthopädie - Disability Management, 1. Auflage 2021, Springer
2. Ackermann/Espei in: Strobl/Abel et al., Therapeutisches Arbeiten in der Neuroorthopädie, 1. Auflage 2021, Springerverlag
3. Bock et al in: Strobl/Abel et al., Therapeutisches Arbeiten in der Neuroorthopädie, 1. Auflage 2021, Springerverlag
4. Fröhlich: Basale Stimulation – das Konzept, 2008, Verlag Selbstbestimmtes Lernen
5. Fuchs/Bock in: Strobl/Abel et al., Therapeutisches Arbeiten in der Neuroorthopädie, 1. Auflage 2021, Springerverlag
6. Grunau RE, Whitfield MF, Petrie-Thomas J, Synnes AR, Cepeda IL, Keidar A, Rogers M, Mackay M, Hubber-Richard P, Johannesen D. Neonatal pain, parenting stress and interaction, in relation to cognitive and motor development at 8 and 18 months in preterm infants. Pain. 2009 May;143(1-2):138-46. doi: 10.1016/j.pain.2009.02.014. PMID: 19307058; PMCID: PMC2836793.
7. Harvey LA, Katalinic OM, Herbert RD, Moseley AM, Lannin NA, Schurr K. Stretch for the treatment and prevention of contractures. Cochrane Database of Systematic Reviews 2017, Issue 1. Art. No.: CD007455. DOI: 10.1002/14651858.CD007455.pub3. Accessed 26 September 2023.
8. Hebestreit et al (2002). Kinder- und Jugendsportmedizin. Thieme-Verlag
9. Heitling/Ackermann in: Strobl/Abel et al., Therapeutisches Arbeiten in der Neuroorthopädie, 1. Auflage 2021, Springerverlag
10. Herrmann C. in Ebinger F., Schmerzen bei Kindern und Jugendlichen, Thieme-Verlag, Stuttgart, 2011, S. 20
11. Latash ML. Stages in learning motor synergies: a view based on the equilibrium-point hypothesis. Hum Mov Sci. 2010;29:642-654. doi:10.1016/j.humov.2009.11.002.
12. Merino-Andrés J, García de Mateos-López A, Damiano DL, Sánchez-Sierra A. Effect of muscle strength training in children and adolescents with spastic cerebral palsy: A systematic review and meta-analysis. Clin Rehabil. 2022 Jan;36(1):4-14. doi: 10.1177/02692155211040199. Epub 2021 Aug 18. PMID: 34407619; PMCID: PMC9639012.
13. Morton, Sam K., et al. "Resistance training vs. static stretching: effects on flexibility and strength." The Journal of Strength & Conditioning Research 25.12 (2011): 3391-3398.
14. Newell KM, Liu YT, Mayer-Kress G. Time scales in motor learning and development. Psychol Rev. 2001 Jan;108(1):57-82. doi: 10.1037/0033-295x.108.1.57. PMID: 11212633.
15. Nieuwboer A, Rochester L, Muncks L, Swinnen SP. Motor learning in Parkinson's disease: limitations and potential for rehabilitation. Parkinsonism Relat Disord. 2009 Dec;15 Suppl 3:S53-8. doi: 10.1016/S1353-8020(09)70781-3. PMID: 20083008.
16. Novak et al, State of the Evidence Traffic Lights 2019: Systematic Review of Interventions for Preventing and Treating Children with Cerebral Palsy. Curr

Neurol Neurosci Rep. 2020 Feb 21;20(2):3. doi: 10.1007/s11910-020-1022-z. PMID: 32086598; PMCID: PMC7035308.

17. Østergaard, C., Pedersen, N., Thomasen, A., Mechlenburg, I. and Nordbye-Nielsen, K., 2020. Pain is frequent in children with cerebral palsy and negatively affects physical activity and participation. Acta Paediatrica, 110(1), pp.301-306.
18. Rousseau MC, Guillotel B. Risk factors for deep venous thrombosis in tetraparesic mentally retarded patients. Brain Inj. 2001 Dec;15(12):1041-4. doi: 10.1080/02699050110088236. PMID: 11712950
19. Schmidt, SM, Hägglund, G, Alriksson-Schmidt, AI. Bone and joint complications and reduced mobility are associated with pain in children with cerebral palsy. Acta Paediatr. 2020; 109: 541–549. https://doi.org/10.1111/apa.15006
20. Shilesh K, Karthikbabu S, Rao PT. The Impact of Functional Strength Training on Muscle Strength and Mobility in Children with Spastic Cerebral Palsy - A Systematic Review and Meta-Analysis. Dev Neurorehabil. 2023 May;26(4):262-277. doi: 10.1080/17518423.2023.2218905. Epub 2023 May 30. PMID: 37254274.
21. Shumway-Cook, A., & Woollacott, M. H. (2012). Motor control: translating research into clinical practice (4th ed). Philadelphia: Wolters Kluwer Health/ Lippincott Williams & Wilkins
22. Simão, Roberto, et al. "The influence of strength, flexibility, and simultaneous training on flexibility and strength gains." The Journal of Strength & Conditioning Research 25.5 (2011): 1333-1338.

Literatur zu Kapitel 6 (Franz Landauer)

1. Attia A., Das Rennen im manuellen Rollstuhl, Verlag: Unser Wissen. ISBN 9786204443768
2. Austrian Standards Institute (HRSG.), Normensammlung Mobilitätshilfen – Rollstühle und Gehhilfen, Technische Hilfen für Menschen mit Behinderung 2016, 416 Seiten, ISBN 978-3-85402-328-9
3. AWMF Leitlinienregister; S2k-Leitlinie Kindlicher Knick-Senkfuß; Nr. 187 – 053; Version 4.0 2022
4. AWMF Leitlinienregister; S3-Leitlinie Nationale VersorgungsLeitlinie (NVL) Typ-2-Diabetes; 2021
5. Bartonek Å., Eriksson M., Physical function and activity, pain, and health status in adults with myelomeningocele after orthotic management from childhood: a descriptive study, BMC Musculoskelet Disord. 2023 Jul 3;24(1):545.
6. Baumgartner R., Möller M., Stinus H. Orthopädie-Schuhtechnik; C. Maurer-Verlag. ISBN 978-3-87517-042-9
7. Bertoncelli C.M., Bertoncelli D., Bagui S.S., Bagui S.C., Costantini S., Solla F.; Identifying Postural Instability in Children with Cerebral Palsy Using a Predictive Model: A Longitudinal Multicenter Study; Diagnostics (Basel); 2023 Jun 20;13(12):2126.
8. Cady R., Hennessey TA., Schwend RM. Diagnosis and Treatment of Idiopathic Congenital Clubfoot. Pediatrics; 2022 Feb 1;149(2)73-81
9. DIN EN ISO 11199-2:2021-11: Technische Hilfen zum Gehen für beidarmige Handhabung - Anforderungen und Prüfverfahren – Teil 2: Rollatoren (ISO 11199-2:2021); Deutsche Fassung EN ISO 11199-2:2021

10. Dobbs MB., Frick SF., Mosca VS., Raney E., VanBosse HJ., Lerman JA., Talwalkar VR., Steger-May K., Gurnett CA.; Design and descriptive data of the randomized Clubfoot Foot Abduction Brace Length of Treatment Study (FAB24) Randomized Controlled Trail; J Pediatr Orthop B; 2017 Mar;26(2):101-107.

11. Döderlein L., Infantile Zerebralparese, Springer Verlag, ISBN 978-3-642-35318-5

12. Fuchs A. Steh- und Gehorthesen. In: Strobl W, Schikora N, Pitz E, Abel C (Hrsg.) Neuroorthopädie – Disability Management, 1. Auflage 2021, Springer Verlag

13. Gaston M.S., Wordie S.J., Wagner P., Hägglund G., Robb J.E.; The CPUP Hip Score predicts displacement of the hip in children with cerebral palsy; Bone Joint J 2022;104-B(5):640–644.

14. Graham H.K., Thomason P., Willoughby K., Hastings-Ison T., Van Stralen R., Dala-Ali B., Wong P., Rutz E.; Musculoskeletal Pathology in Cerebral Palsy: A Classification System and Reliability Study (Basel); Children 2021 Mar 23;8(3):252

15. Greitemann B., Baumgartner R.; Technische Orthopädie; Thieme Verlag; 2017; ISBN 978-3-13-125074-2

16. Hägglund G., Pettersson K., Czuba T., Persson-Bunke M., Rodby-Bousquet E., Incidence of scoliosis in cerebral palsy: A population-based study of 962 young individuals; Acta Orthopaedica 2018; 89 (4): 443–447

17. Hefti F.; Kinderorthopädie in der Praxis: Springer Verlag ISBN 10 3642449948,

18. Hochmann D., Prüf- und Bewertungsmethoden für Knieorthesen; De Gruyter Verlag; 2012; ISBN-10:3110267764

19. Hohmann D., Uhlig R.; Orthopädische Technik; Thieme Verlag; 2004; ISBN-10: 3131359293

20. Landauer Franz, Klemens Trieb. An Indication-Based Concept for Stepwise Spinal Orthosis in Low Back Pain According to the Current Literature. J. Clin. Med. 2022, 11, 510

21. Landauer F., Wimmer C., Behensky H., Estimating the final outcome of brace treatment for idiopathic thoracic scoliosis at 6-month follow-up. Pediatr Rehabil. 2003;6:201–7.

22. Landauer F., Grundlagen der Orthetik, Senso-Orthetik und Hilfsmittelversorgung. In: Strobl W., Schikora N., Pitz E., Abel C. (Hrsg.), Neuroorthopädie - Disability Management, 1. Auflage 2021, Springer Verlag

23. Lange ML, Minkel JL, Seating and Wheeled Mobility – A Clinical Resource Guide, SLACK Incorporated. ISBN 978-1-63091-396-0

24. Le Granse M., Kinébanian A., van Hartingsveldt M., Grundlagen der Ergotherapie, Thieme Verlag 2019 ISBN 978-3-13-241794-6

25. Martinsson C, Himmelmann K. Abducted Standing in Children With Cerebral Palsy: Effects on Hip Development After 7 Years. Pediatr Phys Ther 2021 33(2):101-107. doi: 10.1097/PEP.0000000000000789.

26. Medical devices reforms: Personalised medical devices; update 21 March 2024; tga.gov.au

27. NA 176 DIN-Normenausschuss Gesundheitstechnologien; NAGesuTech-Jahresbericht 2023

28. Nachemson AL., Peterson LE; Effectivity of brace treatment. J. Bone and Joint Surg. 1995;77-A: 815–822.

29. Sarmiento A., Latta LL.; Functional Fracture Bracing, 1995 Springer Verlag ISBN 978-3-540-55356-4

30. Schliermann R, Anneken V, Abel T, Scheuer T, Froböse I. Sport von Menschen mit Behinderungen. Verlag Urban & Fischer in Elsevier. 2013; ISBN 978-3-437-45071-6

31. Shishodia, Bhagwat Singh. Bio-Mechanics of Wheelchair Bound Patient. Verlag LAP LAMBERT Academic Publishing 2017; ISBN 9786202071581

32. Strobl W.M., Abel C., Pitz E., Schikora N.; Therapeutisches Arbeiten in der Neuro-orthopädie; Springer Verlag; ISBN 978-3-662-60492-2

33. Strobl WM, Das Sitzen aus kinderorthopädischer Sicht, Orthopädie Technik 02/2014 1-7

34. Strobl WM. Geräte zur selbstbestimmten Gehtherapie mit reziproker Beinführung – neuroorthopädische Empfehlungen; Orthopädie Technik 01/2019 2-8

35. Thaler M, Biedermann R, Lair J, Krismer M, Landauer F., Cost-effectiveness of universal ultrasound screening compared with clinical examination alone in the diagnosis and treatment of neonatal hip dysplasia in Austria, Bone Joint Surg [Br] 2011;93-B:1126-30.

36. Vialle R., Thévenin-Lemoine C., Mary P.; Neuromuscular scoliosis; Orthop Traumatol Surg Res. 2013 Feb;99(1 Suppl): S.124-39.

37. Wang L., Zhang N., Fang L, Cui Z., Niu H., Lv F., Hu D., Wu D.; Effect of hip CPM on gross motor function and development of the hip joint: a single-center randomized controlled study on spastic cerebral palsy children with hip dysplasia; Front Pediatr; 2023 May 9;11:1090919.

38. Weinstein SL, Dolan LA, Wright JG, Dobbs MB. Effects of bracing in adolescents with idiopathic scoliosis. N Engl J Med. 2013; 369:1512–21.

39. Weiss HR, Negrini S, Rigo M, Kotwicki T., Hawes M.C., Grivas T.B., Maruyama T., Landauer F.; Indications for conservative management of scoliosis (guidelines) SOSORT guideline committee. Scoliosis. 2006; 1:5.

40. Winter RB, The pendulum has swung too far. Bracing for adolescent idiopathic scoliosis in the 1990s, Orthop Clin North Am. 1994; 25:195–204.

Literatur zu Kapitel 7 (Martina Hübner)

1. Ackermann W. und Espei A. Therapie und Hilfsmittelversorgung bei Hauptproblem Stehen In: Strobl W., Schikora N., Pitz E., Abel C. (Hrsg.). Neuroorthopädie - Disability Management, 1. Auflage 2021, Springer
2. Agarwal A., Aggarwal A., Bone and joint infections in children: Septic Arthritis, Indian Journal of Pediatrics 2016, 83 (8): 825-833
3. Bacaksiz T., Akan I., Kazimoglu C., Split transfer ot the Tibialis Anterior Tendon Combined With Calcaneocuboid Fusion vs Split Transfer of the Tibialis Anterior Tendon Alons to Treat Equinovarus Foot Deformity in Children With Cerebral Palsy, Foot and Ankle International 2023, 44(6): 528-538
4. Baker J., O'Toole P., Medani A., Kelly P., An oblique plantar incision aids deformity correction in surgical treatment of paediatric curly toes, Foot and Ankle Surgery 2013, 19: 139-140
5. Ballal M., Bruce C., Nayagam S., Correcting genu varum and genu valgum in children by guided growth, Journal of Bone and Joint Surgery Br. 2010, 92-B: 273-276
6. Bansal A., Wall L., Goldfarb C., Cerebral palsy tendon transfers: Flexor carpi ulnaris to extensor carpi radialis brevis and extensor pollicis longus reroutement, Hand Clinics 2016, 32 (3): 423-430
7. Bock et al. in: Strobl/Abel et al., Therapeutisches Arbeiten in der Neuroorthopädie, 1. Auflage 2021, Springerverlag.
8. Brahm J., Ocampo-Pavez C., Disselhorst-Klug C., Sellhaus B., Weis J., Die Plexusparese beim Kind, Behandlungsstrategie, Langzeitergebnisse und Prognose, Deutsches Ärzteblatt International 2009, 106 (6): 83-90
9. Bukva B., Vrgoc G., Rakovac I., Ducic S., Sindik J., Coklo M., Marinovic M., Bakota B., Complications in leg lengthening using an ilizarov external fixator and intramedullary alignment in children: comparative study during a fourteen-year period, Injury 2015: S48-S51
10. Cheng J., Wong M., Tang S., Chen T., Shum S., Wong E., Clinical determinants of the outcome of manual tretching in the treatment of congenital muscular torticollis in infants. A prospective study of eight hundred and twenty-one cases, Journal of Bone and Joint Surgery Am. 2001, 83: 679-687
11. Cheung Z., Selverian S., Cho B., Ball C., Cho S., Idiopathic scoliosis in children and adolescents: Emerging Techniques in surgical treatment, World Neurosurgery 2019, 130: e737-e742
12. Chu A., Chaudhry S., Sala DA., Atar D., Lehman WB., Calcaneocuboid arthrodesis for recurrent clubfeet: what is the outcome at 17-year follo-up?, Journal of Children's Orthopaedics 2014, 8: 43-48
13. Chung C., Sung K., Lee K., Lee S., Choi I., Cho T., Yoo W., Park M., Recurrence of equinus foot deformity after tendoachilles lengthening in patients with cerebral palsy, Journal of Pediatric Orthopaedics 2015, 35: 419-425
14. Čobeljić G., Rajković S., Bajin Z., Lešić A., Bumbaširević M., Aleksić M., Atkinson H., The results of surgical treatment for pronation deformities of the forearm in cerebral palsy after a mean follow-up of 17.5 years, Journal of Orthopaedic Surgery and Research 2015, 10_106
15. Crawford C., Larson A., Gates M., Bess R., Tenner J., Kim H., Oetgen M., Ledonio C., Sanders J., Burton D., Current evidence regarding the treatment of pediatric

lumbar spondylolisthesis: a report from the scoliosis research society evidence based medicine committee, Spine Deformity 2017, 5 (5): 284-302

16. Dao K., Shin A., Billings A., Oberg K., Wood V., Surgical treatment of congenital syndactyly of the hand, Journal of the American Academy of Orthopaedic Surgeons 2004, 12 (1): 39-48
17. Davids J., Management of neuromuscular hip dysplasia in children with cerebral palsy: lessons and challenges, Journal of Pediatric Orthopaedics 2018, 38 (1): 21-27
18. Dreher T., Beckmann NA., Wenz W., Surgical Treatment of Severe Cavovarus Foot Deformity in Charcot-Marie-Tooth Disease, Journal of Bone and Joint Surgery Essential surgical techniques 2015, 5(2): e11
19. Dreher T., Braatz F., Wolf S., Ewerbeck V., Heitzmann D., Wenz W., Döderlein L., Distal rectus femoris tendon transfer for the correction of stiff-knee gait in cerebral palsy, Journal of Bone and Joint Surgery Am., 2013, 3 (1): e5
20. Dussa CU., Böhm H., Döderlein L., Fujak A., Treatment of spastic varus/equinovarus foot with split-tendon transfers in cerebral palsy: How does it affect the hindfoot motion?, Gait Posture 2022, 92: 343-350
21. Eisenberger/Marsico in: Strobl/Abel et al., Therapeutisches Arbeiten in der Neuroorthopädie, 1. Auflage 2021, Springerverlag.
22. Elzohairy M., Salama A., Sprengel's deformity of the shoulder joint treated by woodward operation, European Journal of Orthopaedic Surgery and Traumatology 2019, 29 (1): 37-45
23. Faldini C., Nanni M., Traina R., Fabbri D., Borghi R., Giannini S., Surgical treatment of hallux valgus associated with flexible flatfoot during growing age, International Orthopaedics 2016, 40: 737-743
24. Feng L., Sussman M., Combined medial cuneiform osteotomy and multiple metatarsal osteotomies for correction of persistent metatarsus adductus in children, Journal of Pediatric Orthopaedic 2016, 36/7: 730-735
25. Fuhrmann R., Therapie des kindlichen Hallux valgus, Orthopäde 2013, 42: 38-44
26. Gonen E., Simsek U., Solak S., Bektaser B., Ates Y., Aydin E., Long-term results of modified green method in sprengel's deformity, Journal of Children's Orthopaedics 2010, 4 (4): 309-314
27. Gong H., Cho H., Chung C., Park M., Lee H., Baek G., Early results of anterior elbow release with and without biceps lengthening in patients with cerebral palsy, Journal of Hand Surgery Am. 2014, 39 (5): 902-909
28. Gorton G., Abel M., Oeffinger D., Bagley A., Rogers S., Damiano D., Romness M., Tylkowski C., A prospectice cohort study of the effects of lower extremity orthopaedic surgery on outcome measures in ambulatory children with cerebral palsy, Journal of Pediatric Orthopaedics 2009, 29(8): 903-909
29. Grawe B., Parikh S., Crawford A., Tamai J., Hallux valgus interphalangeus deformity: A case series in the pediatric population, Foot and Ankle Surgery 2012, 18: e4-e8
30. Grunau R., Whitfield M., Petrie-Thomas J., Synnes A., Cepeda I., Keidar A., Rogers M., Mackay M., Hubber-Richard P., Johannesen D., Neonatal pain, parenting stress and interaction, in relation to cognitive and motor development at 8 and

18 months in preterm infants. Pain. 2009 May; 143(1-2):138-46. doi: 10.1016/j.pain.2009.02.014. PMID: 19307058; PMCID: PMC2836793.

31. Gschind C., Surgical management of forearm pronation, Hand Clinics 2003, 19 (4): 649-655

32. Haberfehlner H., Jaspers R., Rutz E., Harlaar J., Van der Sluijs J., Witbreuk M., Van Hutten K., Romkes J., Freslier M., Brunner R., Becher J., Maas H., Buizer A., Outcome of medial hamstring lengthening in children with spastic paresis: A biomechanical and morphological oberservational study, PLoS One 2018, 13 (2): 1-19

33. Halanski M., Davison J., Nzrgon, Huang J., Walker C., Walsh S., Crawford H., Ponseti method compared with surgical treatment of clubfoot, Jounal of Bone and Joint Surgery 2010, 92: 270-278

34. Hamel J., Korrekturen und Indikationen einer Pes-cavovarus-Deformität bei Kindern und Jugendlichen, Operative Orthopädie und Traumatologie 2017, 29: 473-482

35. Haninec P., Szeder V., Reconstruction of elbow flexion by transposition of pedicled long head of triceps brachii muscle, Acta Chirurgiae Plasticae 1999, 41 (3): 82-86

36. Harvey E., Bernstein M., Desy N., Saran N., Ouellet J., Sprengel deformity: pathogenesis and management, Journal of the American Academy of Orthopaedic Surgeons 2012, 20 (3): 177-186

37. Harvey L., Katalinic O., Herbert R., Moseley A., Lannin N., Schurr K., Stretch for the treatment and prevention of contractures. Cochrane Database of Systematic Reviews 2017, Issue 1. Art. No.: CD007455. DOI: 10.1002/14651858.CD007455.pub3. Accessed 26 September 2023.

38. Haß H., Krause H., Bhligen U., Juvenile Knochenzysten aktueller Stand der Behandlungsmöglichkeiten 6. Regionaltagung Kindertraumatologie Mitteldeutschlands, eine Nachlese, Zentralbibliothek Chirurgie 2011, 136: 2-3

39. Heitling A. und Ackermann W. Therapie und Hilfsmittelversorgung bei Hauptproblem Gehen. In: Strobl W., Schikora N., Pitz E., Abel C. (Hrsg.). Neuroorthopädie - Disability Management, 1. Auflage 2021, Springer

40. Hell A., Döderlein L., Eberhardt O., Hösl M., Von Kalle T., Mecher F., Simon A., Stinus H., Wilken B., Wirth T., S2-Leitlinie: der kindliche Knick-Senk-Fuß, Zeitschrift für Orthopädie und Unfallchirurgie 2018, 156: 306-315

41. Herrmann C. in Ebinger F., Schmerzen bei Kindern und Jugendlichen, Thieme-Verlag, Stuttgart, 2011, 20

42. Hierner R., Berger A., Tendovaginitis stenosans des Daumens beim Kleinkind (Pollex flexus congenitus) Eigene Ergebnisse und Literaturübersicht), Der Chirurg 1997, 68: 1190-1193

43. Ho J., Wang T., Shieh J., Wu K., Huang S., Kuo K., Pronator teres transfer for forearm and wrist deformity in cerebral palsy children 2015, Journal of Pediatric Orthopaedics 2015, 35 (4): 412-418

44. Hochstetter-Owen J., Stott S., Williams SA., The efficacy of split tibial tendon transfers on functional gait outcomes for children and youth with cerebral palsy and spastic equinovarus foot deformities, Bone and Joint Open 2023, 4(5): 283-298

45. Horn J., Hvid I., Huhnstock S., Breen A., Steen H., Limb lengthening and deformity correction with externally controlled motorized intramedullary nails: evaluation of 50 consecutive lengthenings, Acta Orthopaedica 2019, 90 (1): 81-87

46. Horn J., Stehen H., Huhnstock S., Hvid I., Gunderson R., Limb lengthening and deformity correction of congenital and acquired deformities in children using the Taylor Spatial Frame, Acta Orthopaedica 2017, 88(3): 334-340

47. Jeans K., Karol L., Erdman A., Stevens W., Funcional outcomes following treatment for clubfoot Ten-year follow-up, Journal of Bone and Joint Surgery 2018, 100:2015-2023

48. Kaplan S., Coulter C., Sargent B., Physical therapy management of congenital muscular torticollis: a 2018 evidence-based clinical practice guideline from the APTA Academy of Pediatric Physical Therapy, Pediatric Physical Therapy 2018, 30 (4): 240-290

49. Keppler P., Behandlung von Torsionsabweichungen am Unterschenkel, Unfallchirurg 2018, 121: 191-198

50. Khouri N., Desailly E., Rectus femoris transfer in multilevel surgery: Technical details and gait outcome assessment in cerebral palsy patients, Orthopaedic and Traumatology Surgery and Research 2013, 99: 333-34

51. Kim H., Ahn H., Yim S., Effectiveness of surgical treatment for neglected congenital muscular torticollis: a systematic review and meta-analysis, Plastic and Reconstructive Surgery 2015, 136 (1): 67e-77e

52. Kiskaddon EM., Meeks BD., Roberts JG., Laughlin RT., Plantar Fascia Release Through a Single Lateral Incision in the Operative Management of a Cavovarus Foot: A Cadaver Model Analysis of the Operative Technique, Journal of Foot and Ankle Surgery 2018, 57(4): 681-684

53. Kläusler M., Spetz B., Brunner R., Tirosh O., Camathias C., Rutz E., Long-Term follow-up after tibialis anterior tendon shortening in combination with achilles tendon lengthening in spastic equinus in cerebral palsy, Gait and Posture 2017, 58: 457-462

54. Kocher M., Logan C., Kramer D., Discoid laterale meniscus in children, diagnosis, management and outcomes, Journal of the American Academy of Orthopaedic Surgeons 2017, 25: 736-743

55. Kolp D., Ziebarth K., Slongo T., Rotations-oder Derotationsosteotomie der Tibia, Operative Orthopädie und Traumatologie 2017, 29: 163-172

56. Kozin S., Zlotolow D., Common pediatric congenital conditions of the hand, Plastic and Reconstructive Surgery 2015, 241e-257e

57. Kramer D., Micheli L., Meniscal Tears and Discoid Meniscus in Children: Diagnosis and Treatment, Journal of the American Academy of Orthopaedic Surgeons 2009, 17: 698-707

58. Kubat O., Antičević D., Does timing of surgery influence the long-term results of foot polydactyly treatment?, Foot and Ankle Surgery 2018, 24: 353-358

59. Kvernmo H., Haugstvedt J., Treatment of congenital syndactyly of the fingers, Tidsskrift for Den norske Legeforening 2013, 133 (15): 1591-1595

60. Latash M., Stages in learning motor synergies: a view based on the equilibrium-point hypothesis. Hum Mov Sci. 2010; 29:642-654. doi:10.1016/j.humov.2009.11.002.

61. Lawing C., Margalit A., Ukwuani G., Sponseller P., Predicting Late Follow-up and Understanding ist consequences in growth modulation for pediatric lower limb deformities, Journal of Pediatric Orthopaedics 2019, 39/6: 295-301

62. Lee K., Chung E., Lee B., A comparison of outcomes of asymmetry in infants with congenital muscular torticollis according to age upon starting treatment, Journal of Physical Therapy Science 2017, 29 (3): 543-547

63. Lin N., Ye Z., Qu H., Yan X., Pan W., Huang X., Liu M., Open Surgery for Osteoid Osteoma with Three Dimensional C-arm Scan under the Guidance of Computer Navigation, Orthopaedic Surgery 2016, 8: 205-211

64. Louden E., Broering C., Mehlman C., Lippert W., Pratt J., Kind E., Meta-analysis of function after secondary shoulder surgery in neonatal brachial plexus palsy, Journal of Pediatric Orthopaedics 2013, 33 (6): 656-663

65. Manske P., Langewisch K., Strecker W., Albreecht M., Anterior elbow release of spastic elbow flexion deformity in children with cerebral palsy, Journal of Pediatric Orthopaedics 2001, 21 (6): 7723-777

66. Matev I., Surgery of the spastic thumb-in-palm deformity, Journal of Hand Surgery Br. 1991, 16 (2): 127-132

67. Mc Carthy J., Winer D., Greater trochanteric epiphysiodesis, International Orthopaedics 2008, 32: 531-534

68. Megremis P., Megremis O., Arthroereisis for symptomatic flexible flatfoot deformity in young children, radiological assessment and short-term follow-up, Journal of Foot and Ankle Surgery 2019, 58: 904-915

69. Merino-Andrés J., García de Mateos-López A., Damiano D., Sánchez-Sierra A., Effect of muscle strength training in children and adolescents with spastic cerebral palsy: A systematic review and meta-analysis. Clin Rehabil. 2022 Jan; 36(1):4-14. doi: 10.1177/02692155211040199. Epub 2021 Aug 18. PMID: 34407619; PMCID: PMC9639012.

70. Morrissy Pediatric Orthopaedic Surgery, 3. Auflage 2001, Lippincott

71. Morton S., Whitehead J., Brinkert R., Caine D., "Resistance training vs. static stretching: effects on flexibility and strength." The Journal of Strength & Conditioning Research 25.12 (2011): 3391-3398.

72. Mubarak S., Van Valin S., Osteotomies of the foot for cavus deformities in children, Journal of Pediatric Orthopaedics 2009, 29:294-299

73. Naidu S., Lim A., Poh L., Kumar V., Long head of the triceps transfer for elbow lexion, Plastic and Reconstructive Surgery 2007, 119 (3): 45e-47e

74. Napionetk M., Kotwicki T., Tomaszewski M., Opening wedge osteotomy of the medial cuneiform before age 4 years in the treatment of forefoot adduction, Journal of Pediatric Orthopaedics 2003, 23: 65-69

75. Nazareth A., Rethlefsen S., Sousa TC., Mueske NM., Wren TAL, Kay RM., Journal of Pediatric Orthopaedics 2019, 39 (7): 366-371

76. Newell K., Liu Y., Mayer-Kress G., Time scales in motor learning and development. Psychol Rev. 2001 Jan; 108(1):57-82. doi: 10.1037/0033-295x.108.1.57. PMID: 11212633.Nieuwboer A, Rochester L, Muncks L, Swinnen SP. Motor learning in Parkinson's disease: limitations and potential for rehabilitation. Parkinsonism Relat Disord. 2009 Dec; 15 Suppl 3:S53-8. doi: 10.1016/S1353-8020(09)70781-3. PMID: 20083008.

77. Nietosvaara Y., Paukku R., Palmu S., Donell S., Acute Patellar Dislocation in Children and Adolescents, Journal of Bone and Joint Surgery Am. 2009, 91 Suppl. 2 (Part1): 139-45

78. Novak et al., State of the Evidence Traffic Lights 2019: Systematic Review of Interventions for Preventing and Treating Children with Cerebral Palsy. Curr Neurol Neurosci Rep. 2020 Feb 21;20(2):3. doi: 10.1007/s11910-020-1022-z. PMID: 32086598; PMCID: PMC7035308.

79. Nwachukwu B., So C., Schairer W., Green W., Dodwell E., Surgical versus conservative management of acute patellar dislocation in children and adolescents: a systematic review, Knee Surgery Sports Traumatology, Arthroscopy 2016, 24: 760-767

80. Orth P., Kohn D., Diagnostik und Therapie des Osteoidosteoms, Orthopäde 2017, 46: 510-521

81. Østergaard C., Pedersen N., Thomasen A., Mechlenburg I. und Nordbye-Nielsen K., 2020. Pain is frequent in children with cerebral palsy and negatively affects physical activity and participation. Acta Paediatrica, 110(1), 301-306.

82. Otani T., Kawaguchi Y., Marumo K., Diagnosis and treatment of slipped capital femoral epiphysis: Recent trends to note, Journal of Orthopaedic Science 2018, 23 (2): 220-228

83. Park KB., Park HW., Joo SY., Kim HW., Surgical Treatment of Calcaneal Deformity in a Select Group of Patients with Myelomeningocele, The Journal of Bone and Joint Surgery 2008, 90(10): 2149-2159

84. Pascual-Garrido C., Moran C., Green D., Cole B., Osteochondritis dissecans of the knee in children and adolescents, Current Opinion in Pediatrics 2013, 25: 46-51

85. Patterson J., Wang A., Hutchinson D., Late deformities following the transfer of the flexor carpi ulnaris to the extensor carpi radialis brevis in children with cerebral palsy, Journal of Hand Surgery Am. 2010, 35 (11): 1774-1778

86. Pehlivanoglu T., Ersen A., Bayram S., Atalar A., Demirhan M., Arthroscopic versus open release of internal rotation contracture in the obstetrical brachial plexus paralysis (OBPP) sequela, Journal of Shoulder and Elbow Surgery 2019, 28 (1): 28-35

87. Polousky J., Juvenile osteochindritis dissecans, Sports Medicine and Arthroscopy Review 2011, 19: 56-63

88. Radler C., Mindler B., Kindlicher Klumpfuß Rezidivbehandlung, Orthopäde 2016, 45: 909-924

89. Rampal V., Giuliano F., Forefoot malformations, deformities and other congenital defects in children, Orthopaedics and Traumatology Surgery and Research 2020, 106: 115-123

90. Refakis C., Arkader A., Baldwin K., Spiegel D., Sankar W., Predicting periarticular infection in children with septic arthritis of the hip: Regionally derived criteria may not apply to all populations, Journal of Pediatric Orthopaedics 2019, 39 (5): 268-274

91. Robb JE, Brunner R., A Dega-type osteotomy after closure of the triradiate cartilage in non-walking patients with severe cerebral palsy. J Bone Joint Surg Br. 2006 Jul; 88(7):933-7. doi: 10.1302/0301-620X.88B7.17506.

92. Rousseau M., Guillotel B., Risk factors for deep venous thrombosis in tetraparesic mentally retarded patients. Brain Inj. 2001 Dec; 15(12):1041-4. doi: 10.1080/02699050110088236. PMID: 11712950

93. Rutz E., Baker R., Tirosh O., Romkes J., Haase C., Brunne R., Tibialis anterior tendon shortening in combination with achilles tendon lengthening in spastic equinus in cerebral palsy, Gait and Posture 2011, 33 (2): 152-157

94. Sabapathy S., Bhardwaj P., Venkatramani H., Value of soft tissue release procedure around the shoulder to improve shoulder abduction in birth brachial plexus palsy and analysis of the factors affecting outcome, Journal of Hand Surgery Asian Pacific 2017, 22 (2): 174-183

95. Salzmann M., Berger N., Rechl H., Döderlein L., Spastische Fußdeformitäten im Kinderalter Operatives Management, Orthopäde 2013, 42: 434-441

96. Sanpera I., Frontera-Juan G., Sanpera-Iglesias J., Corominas-Frances L., Innovative treatment for pes cavovarus: a pilot study of 13 children, Acta Orthopaedica 2018, 89 (6): 668-673

97. Sanpera I., Raluy-Collado D., Sanpera-Iglesias J., Arthroscopy for hip septic arthritis in children, Orthopaedics and Traumatology Surgery and Research 2016, 102 (1): 87-89

98. Schmidt S., Hägglund G., Alriksson-Schmidt A., Bone and joint complications and reduced mobility are associated with pain in children with cerebral palsy. Acta Paediatr. 2020; 109: 541–549

99. Seruya M., Johnson J., Surgical treatment of pediatric upper limb spasticity: the shoulder, Serminars in Plastic Surgery 2016, 30 (1): 45-50

100. Shah H., Siddesh N., Joseph B., Nair S., Effect of prophylactic torchanteric Epiphyseodesis in older children with Perthes´ Disease, Journal of Pediatric Orthopaedics 2009, 29: 889-895

101. Sheehan D., Grayhack J., Pediatric Scoliosis and Kyphosis: An overview of diagnosis, management, and surgical treatment, Pediatric Annals 2017, 46 (12): e472-e480

102. Shilesh K., Karthikbabu S., Rao P., The Impact of Functional Strength Training on Muscle Strength and Mobility in Children with Spastic Cerebral Palsy - A Systematic Review and Meta-Analysis. Dev Neurorehabil. 2023 May; 26(4):262-277. doi: 10.1080/17518423.2023.2218905. Epub 2023 May 30. PMID: 37254274.

103. Shrestha A., Wu P., Ge H., Cheng B., Clinical outcomes of arthroscopic surgery for external snapping hip, Journal of Orthopaedic Surgery and Research 2017; 12:81 s

104. Shumway-Cook, A. & Woollacott, M., 2012. Motor control: translating research into clinical practice (4th ed). Philadelphia: Wolters Kluwer Health/Lippincott Williams & Wilkins.

105. Simão R. et al., "The influence of strength, flexibility, and simultaneous training on flexibility and strength gains." The Journal of Strength & Conditioning Research 25.5 (2011): 1333-1338.

106. Smeulders M., Coester A., Kreulen M., Surgical treatment for the thumb-in-palm deformity in patients with cerebral palsy, Cochrane Database of Systematic Review 2005, 19 (4): CD004093

107. Smith W., Seki J., Smith R., Prospective study of a noninvasive treatment for two common congenital toe abnormalities (curly/varus/underlapping toes and overlapping toes), Paediatrics and Child Health 2007, 12: 755-759

108. Stevoska S., Pisecky L., Stadler C., Gahleitner M., Klasan A., Klotz MC., Tendon transfer in foot drop: a systematic review, Archives of Orthopaedic and Trauma Surgery 2023, 143(2): 773-784

109. Strobl W., Hüftgelenk bei neuromuskulären Erkrankungen, Orthopäde 2009, 38: 643-654

110. Tachdjian's Pediatric Orthopaedics, 3. Auflage 2001, W.B: Saunders Company

111. Tang H., Lee W., Kao H., Yang W., Chang C., Surgical outcomes of developmental dysplasia of the hip with or without prior failed closed reduction, Journal of Pediatric Orthopaedics 2015, 35 (7): 703-707

112. Thévenin-Lemoine C., Khouri N., Surgical treatment of idiopathic pes plano-valgus in paediatric patients, Orthopaedics and Traumatology: Surgery and Research 2019, 105: 187-198

113. Tsang STJ., McMorran D., Robinson L., Herman J., Robb JE., Gaston MS., A cohort study of tibialis anterior tendon shortening in combination with calf muscle lengthenin in spastic equinus in cerebral palsy, Gait and Posture 2016, 50: 23-27

114. Turriago CA., Arbeláez MF., Becerra LC., Talonavicular joint arthrodesis for the treatment of pes planus valgus in older children and adolescents with cerebral palys, Journal of Children's Orthopaedics 2009, 3(3): 179-183

115. Vavken P., Wimmer M., Camathias C., Quidde J., Valderrabano V., Pagenstert G., Treating Patella Instability in Skeletally Immature Patients, Arthroscopy: The Journal of Arthroscopic and Related Surgery 2013, Vol. 29 No 8: 1410-1422

116. Violas P., Lucas G., L5S1 spondylolisthesis in children and adolescents, Orthopaedics and Traumatology Surgery and Research 2016, 102 (1): 141-147

117. Waters P., Bae D., The effect of derotational humeral osteotomy on global shoulder function in brachial plexus birth palsy, Journal of Bone and Joint Surgery Am. 2006, 88 (5): 1035-42

118. Weber M, Hillmann A., Knochenzysten-Differenzialdiagnose und therapeutisches Vorgehen, Orthopäde 2018, 47:607-618

119. Weiss J., Nikizad H., Shea K., Gyurdzhyan S., Jacobs J., Cannamela P., Kessler J., The incidence of surgery in osteochondritis dissecans in children and adolescents, The Orthopaedic Journal of Sports Medicine 2016, 4(3): 1-7

120. Westhoff B., Jäger M., Krauspe R., Kindliche Beinachsen, Orthopäde 2007, 36: 485-500

121. Westhoff B., Weimann-Stahlschmidt K., Krauspe R., Spastischer Spitzfuß, Orthopäde 2011, 40: 637-648

122. Wright J., Ramachandran M., Slipped Capital femoral epiphysis: The European Perspective, Journal of Pediatric Orthopaedics 2018, 38 (1): S1-S4

123. Yen Y., Lewis C.L., Kim Y., Unterstanding and Treating the Snapping Hip, Sports Medicine and Arthroscopy Review 2015; 23(4): 194-199

8.3 Abbildungen

8.4 Tabellen

1) Tabelle 5.0 Therapieansätze, Therapieprinzipien und ICF-Komponenten
2) Tabelle 6.0 Gebräuchliche Abkürzungen für Orthesen
3) Tabelle 6.5 Ankle Foot Orthosis (AFO)

Copyright der Abbildungen 1–91:

1–2, 8–12, 14–18, 20–58, 60–69, 71–73 W. Strobl
3) Montage mit Elementen aus: Alla16 - Depositphotos; Bezvershenko - Depositphotos; interactimages - Depositphotos
4) Montage mit Fotos von: traimakivan - Envato Elements; Prostock-studio - Envato Elements; haveseen - Envato Elements; westend61 - Envato Elements; buregina - Envato Elements
5) Montage mit Grafik von: k.intarapong.gmail.com - Depositphotos
6) Montage mit Foto von: shotprime - Envato Elements
7) Montage mit Fotos von: traimakivan - Envato Elements; buregina - Envato Elements
13) Montage mit GMFCS Logos: © Schuchmann GmbH; zaynyinyi – Depositphotos
19) Eleonoraos – Depositphotos
59) AGLPhotoproduction – Depositphotos
70) NeuroKiZ Anna Biedermann
74) Montage mit GMFCS Logos: © Schuchmann GmbH
75-76) C. Abel
77, 79, 81, 82, 85, 86, 88, 90 F. Landauer
78 W. Jansohn
80, 83 F. Landauer und A. Biedermann
84, 87 A. Biedermann
89, 91 A. Drehmann und F. Landauer

8.5 Index

N

O

P/Q

R

S

T

U

V

W

Z

Raum für Notizen

Raum für Notizen